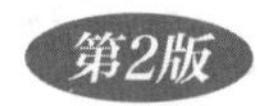

医学检验

项目选择与临床应用路径手册

主　编　王兰兰　蔡　蓓

副主编　李贵星　石运莹　谢　轶

编　者（以姓氏笔画为序）

干　伟　马　莹　王　军　王　霞　王兰兰　王远芳　王旻晋
王婷婷　牛　倩　毛志刚　石运莹　叶远馨　付　阳　代　波
白杨娟　冯伟华　刘　雅　刘超男　江　虹　安云飞　安振梅
严　琳　苏真珍　巫丽娟　李　壹　李冬冬　李立新　李贵星
李潇涵　杨　欢　杨　滨　肖玉玲　吴思颖　何　訸　余　江
邹远高　应斌武　宋兴勃　宋昊岚　张　玫　张　蕾　张为利
张可依　张君龙　张春莹　陈　捷　武永康　苗　强　罗政莲
罗俐梅　罗通行　周　易　周　娟　周　静　周汶静　周燕虹
郑　沁　赵珍珍　赵艳华　胡　静　钟慧钰　贺　勇　秦　莉
聂　鑫　贾成瑶　高雪丹　郭　靓　唐江涛　唐思诗　陶传敏
陶昕彤　黄亨建　黄卓春　黄春妍　黄曦悦　康　梅　梁珊珊
彭　武　蒋能刚　粟　军　曾婷婷　谢　轶　蔡　蓓　谭　斌
戴鑫华　魏　彬　魏曾珍

人民卫生出版社

·北　京·

图书在版编目（CIP）数据

医学检验项目选择与临床应用路径手册 / 王兰兰，蔡蓓主编．—2 版．—北京：人民卫生出版社，2024.3

ISBN 978-7-117-35700-5

Ⅰ.①医… Ⅱ.①王…②蔡… Ⅲ.①临床医学 —医学检验 —手册 Ⅳ.①R446.1-62

中国国家版本馆 CIP 数据核字（2023）第 239141 号

医学检验项目选择与临床应用路径手册

Yixue Jianyan Xiangmu Xuanze yu Linchuang Yingyong Lujing Shouce

第 2 版

主　　编：王兰兰　蔡　蓓
出版发行：人民卫生出版社（中继线 010-59780011）
地　　址：北京市朝阳区潘家园南里 19 号
邮　　编：100021
E - mail：pmph @ pmph.com
购书热线：010-59787592　010-59787584　010-65264830
印　　刷：北京盛通印刷股份有限公司
经　　销：新华书店
开　　本：889 × 1194　1/32　**印张**：13　**插页**：1
字　　数：338 千字
版　　次：2013 年 11 月第 1 版　2024 年 3 月第 2 版
印　　次：2024 年 3 月第 1 次印刷
标准书号：ISBN 978-7-117-35700-5
定　　价：59.00 元

打击盗版举报电话：010-59787491　E-mail：WQ @ pmph.com
质量问题联系电话：010-59787234　E-mail：zhiliang @ pmph.com
数字融合服务电话：4001118166　E-mail：zengzhi @ pmph.com

前　言

《医学检验项目选择与临床应用路径手册》(第2版)是《医学检验项目选择与临床应用》(第3版)的配套用书,是为了方便临床工作者在临床诊疗工作中快速查阅的一本实用性手册。本书结合临床诊断与疗效评估的需求,从实验室角度配合临床诊疗路径的实施,规范了相关的实验项目选择与诊断路径。手册以临床检验路径为主要思路,紧密结合检验医学的发展,针对临床常见疾病或症状的诊断需求,结合临床医生和临床检验工作者的专业需求,以简明、易懂的临床分析流程图方式对医学检验项目选择与临床应用内容进行了归纳,对临床青年医生、检验技师、医学生、基层医务工作者和社区卫生中心的医生与检验人员在掌握检验项目的应用原则与结果分析上有所帮助,在临床实践中对医学检验项目进行快速选择和正确应用。

手册第1版出版后受到广大临床医务人员、临床检验人员和医学检验学生的好评。本书第2版在修订更新原有章节内容的同时,新增了"血液系统恶性肿瘤的实验诊断、常见病毒感染性疾病与实验诊断、常见感染性疾病的实验诊断、炎性标志物的实验室检测、代谢性骨病与实验诊断、恶性淋巴细胞增殖性疾病的实验诊断、药物代谢相关基因的分子诊断"7章内容。希望本手册能够为临床医务工作者在医学检验项目选择和应用提供更多帮助,成为不可缺少的应用手册。

本书由我科具有丰富经验的高级检验技师、临床医师以及部分青年员工共同编写完成，同时也邀请了临床专科医生从临床角度分析检验路径与临床诊治的关联性。本书的编写内容汇集了集体的智慧与经验。在此，向辛勤付出的全体编者，以及在本书文稿整理、校对过程中做出大量细致工作的同事致以衷心的感谢。由于医学知识与技术的快速发展与更新，在本书的编写过程中难免存在不足之处，真诚希望各位前辈与同行在应用中提出宝贵意见，以便今后修订时不断完善。

王兰兰　蔡　蓓

四川大学华西临床医学院 / 华西医院

2022 年 12 月 26 日

目　录

第一章
贫血的实验诊断

红细胞疾病是泛指红细胞数量、形态、性能、组分的变化引起机体发生的相关异常。红细胞疾病可分为红细胞数量减少性疾病(贫血)和红细胞数量增加性疾病(红细胞增多症)。本章主要介绍贫血的实验诊断,红细胞增多症见骨髓增殖性疾病。贫血的诊断包括疾病的确定和疾病病因或性质的明确。血常规、网织红细胞检查、骨髓涂片等实验室检查对疾病的诊断及病因的明确有重要价值。

一、贫血的诊断

贫血的正确诊断需要综合分析临床症状、体征和各种实验室检查才能确定。而实验室检查在疾病诊断、病因学研究、治疗决策和评价中起重要作用。诊断贫血常应用的实验室检查有血细胞分析检查、红细胞形态观察、网织红细胞计数、骨髓细胞形态学及病理组织学检查等。其诊断应包括三个重要步骤:①确定有无贫血及贫血的严重程度;②贫血的类型;③查明贫血的原因或原发病(图 1-1)。

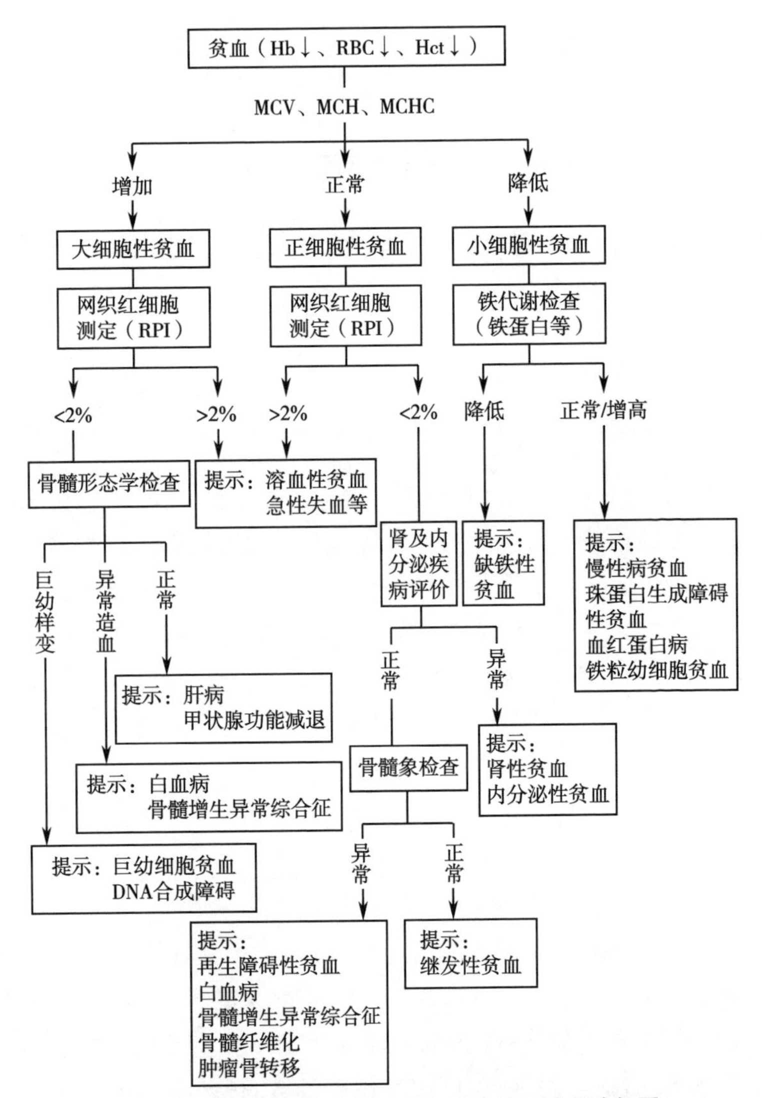

图 1-1 贫血的实验诊断形态学分类及病因诊断路径图

注：Hb. 血红蛋白；RBC. 红细胞；Hct. 血细胞比容；MCV 平均红细胞体积；MCH 平均红细胞血红蛋白含量；MCHC 平均红细胞血红蛋白浓度。

1. 确定有无贫血及贫血的严重程度时，血红蛋白（Hb）和血细胞比容（Hct）为最常用的诊断指标，诊断标准见表 1-1。

表 1-1　贫血的诊断标准（适用于海拔 1 000m 以下，结合我国卫生行业标准及各地区正常参考值制定）

项目	Hb/（$g \cdot L^{-1}$）	Hct	RBC/（$\times 10^{12} \cdot L^{-1}$）
15 岁儿童 ~ 成年男性	130	0.40	4.3
15 岁儿童 ~ 成年女性	115（孕妇低于 110）	0.35	3.8
1 个月内新生儿	145	—	—
1~4 个月新生儿	90	—	—
4~6 个月生儿	100	—	—
6 个月 ~5 岁儿童	110	0.33	—
5~12 岁儿童	115	0.34	—
12~15 岁儿童	120	0.36	—

血红蛋白值受长期生活地区海拔高度的影响，并随海拔高度上升，在 1 000m 以上海拔地区生活半年以上人群应进行血红蛋白校正，见表 1-2。

表 1-2　不同海拔高度人群血红蛋白和血细胞比容的校正值

海拔高度 /m	血红蛋白校正值 /（$g \cdot L^{-1}$）	血细胞比容校正值
<1 000	+0	+0
1 000~1 500	+2	+0.005
1 500~2 000	+5	+0.015
2 000~2 500	+8	+0.025
2 500~3 000	+13	+0.040
3 000~3 500	+19	+0.060
3 500~4 000	+27	+0.085
4 000~<4 500	+35	+0.110
≥4 500	+45	+0.140

根据血红蛋白浓度,成人贫血的程度可划分为4级。轻度为相应组别Hb参考值下限至91g/L,症状轻微;中度为60~90g/L,体力劳动时心慌气短;重度为31~60g/L,休息时感心慌气短;极重度为≤30g/L,常合并贫血性心脏病。

2. 基于不同的临床特点的贫血分类,主要有按细胞形态学变化、骨髓增生程度和据病因及发病机制进行的分类(表1-3)。

表1-3 贫血的分类

贫血分类方法	贫血类型	分类依据
按照形态学类型分类	正常细胞性贫血 小细胞低色素性贫血 单纯小细胞性贫血 大细胞性贫血	外周血检测
按照骨髓造血反应的类型分类	增生性贫血 增生不良性贫血 骨髓红系成熟障碍性贫血	网织红细胞计数 骨髓涂片检测
按照贫血的病因及发病机制分类	骨髓生成减少 红细胞破坏过多 红细胞丢失增加	病因及发病机制

根据红细胞形态学指标平均红细胞体积(mean corpuscular volume,MCV)、平均红细胞血红蛋白含量(mean corpuscular hemoglobin,MCH)、平均红细胞血红蛋白浓度(mean corpuscular hemoglobin concentration,MCHC)划分的贫血类型是最常用的分类方法(表1-4)。

Bessman于1983年提出了MCV和红细胞体积分布宽度(red cell volume distribution width,RDW)对贫血的形态学分类方法(表1-5)。

3. 贫血的诊断思路为分析各项实验室检查结果确定贫血的类型,并紧密结合临床资料,进行综合分析,寻找贫血病因。表1-6为常见贫血的病因分类。

表 1-4　贫血的红细胞形态学分类（MCV、MCH、MCHC 分类法）

贫血形态学类型	MCV/fL	MCH/pg	MCHC/($g \cdot L^{-1}$)	常见疾病举例
大细胞性贫血	>100	>34	320~360	DNA 合成障碍性贫血，骨髓增生异常综合征
正常细胞性贫血	80~100	27~34	320~360	急性失血，双相性贫血，部分再生障碍性贫血，白血病
单纯小细胞性贫血	<80	<27	320~360	慢性炎症性贫血，尿毒症
小细胞低色素性贫血	<80	<27	<320	缺铁性贫血，慢性失血，地中海贫血

表 1-5　贫血的红细胞形态学分类（MCV、RDW 分类法）

贫血类型	MCV	RDW	常见疾病举例
小细胞均一性贫血	减低	正常	慢性病，轻型地中海贫血
小细胞不均一性贫血	减低	增加	缺铁性贫血，镰状细胞贫血
正常细胞均一性贫血	正常	正常	急性失血，某些慢性病，骨髓浸润，部分再生障碍性贫血
正常细胞不均一性贫血	正常	增加	早期缺铁性贫血，双相性贫血，部分铁粒幼细胞贫血
大细胞均一性贫血	增加	正常	部分再生障碍性贫血，骨髓增生异常综合征
大细胞不均一性贫血	增加	增加	巨幼细胞贫血，部分溶血性贫血

表 1-6 贫血的病因分类

红细胞	引起贫血的原因	常见疾病
红细胞生成减少	骨髓造血功能障碍	
	干细胞增殖分化障碍	骨髓增生异常综合征、再生障碍性贫血、单纯红细胞再生障碍性贫血等
	骨髓被异常组织侵害	骨髓病性贫血(白血病、骨髓瘤、癌转移、骨髓纤维化等)
	骨髓造血功能低下	继发性贫血(肾病、肝病、感染性疾病、内分泌疾病等)
	造血物质缺乏或利用障碍	
	铁缺乏和铁利用障碍	缺铁性贫血、铁粒幼细胞贫血等
	维生素 B_{12} 或叶酸缺乏	巨幼细胞贫血等
红细胞破坏过多	红细胞内在缺陷	
	膜异常	阵发性睡眠性血红蛋白尿症遗传性椭圆形红细胞增多症遗传性球形红细胞增多症等
	酶异常	葡萄糖-6-磷酸脱氢酶(G6PD)缺乏症、丙酮酸激酶缺乏症等
	Hb 异常	地中海贫血、异常血红蛋白病、不稳定血红蛋白病
	红细胞外在缺陷	
	免疫因素	自身免疫性、药物诱发、新生儿同种免疫性、血型不合输血等
	非免疫因素	微血管病性溶血性贫血、脾功能亢进 化学、物理、生物因素致溶血 脾功能亢进
红细胞丢失过多		急性失血性贫血
		慢性失血性贫血

参考范围:

- 红细胞计数:成年男性,$(4.3 \times 10^{12}) \sim (5.8 \times 10^{12})$/L;成年女性,$(3.8 \times 10^{12}) \sim (5.1 \times 10^{12})$/L。
- 血红蛋白测定:成年男性,130~175g/L;成年女性,115~150g/L。
- 血细胞比容测定:成年男性,0.4~0.5;成年女性,0.35~0.45。
- 红细胞平均指数:MCV,82~100fL;MCH,27~34pg;MCHC,316~354g/L。
- 红细胞体积分布宽度标准差(RDW-SD):37.0~54.0fL。
- 红细胞体积分布宽度变异系数(RDW-CV):11.5%~14.5%。
- 网织红细胞(reticulocyte,Ret):$(0.024 \sim 0.084) \times 10^{12}$/L。
- 成年人网织红细胞比例:0.005~0.015。绝对数:$(24 \sim 84) \times 10^{9}$/L。
- 检测网织红细胞荧光强度(fluorescent reticulocyte,FR):高荧光强度(HFR)为0.4%~4.2%;中荧光强度(MFR)为13.6%~23.8%;低荧光强度(LMR)为72.2%~85.4%。
- 网织红细胞成熟指数(reticulocyte maturity index,RMI):定量表达外周血中网织红细胞相对成熟度,指全部网织红细胞中高RNA含量细胞的相对比例。
- 网织红细胞生成指数(reticulocyte production index,RPI):生成指数正常值为1。
- 骨髓细胞学检查:骨髓铁染色是贫血诊断常用的检查。

二、小细胞性贫血

小细胞性贫血分为小细胞低色素性贫血和单纯小细胞性贫血,临床多见及不易鉴别诊断的为小细胞低色素性贫血,其主要包括缺铁性贫血、地中海贫血、铁粒幼细胞贫血和慢性病贫血。缺铁性贫血是最为常见的小细胞低色素性贫血，根据铁蛋白、血清铁、总铁结合力等反映体内铁缺乏的实验室指标可对其进行初步的实验诊断。血红蛋白电泳等检测异常血红蛋白存在的指标和红细胞的形态分析可进一步对小细胞低色素性贫血进行鉴别(图 1-2)。

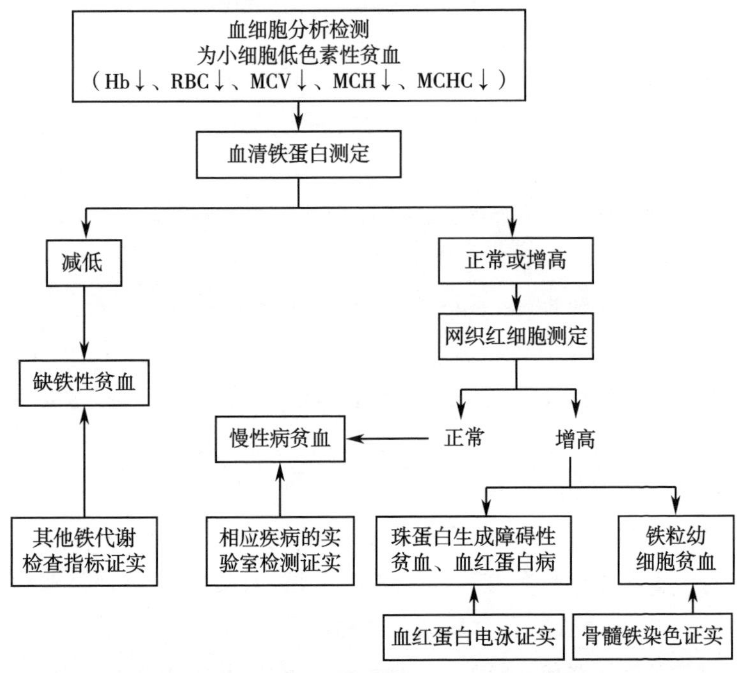

图 1-2 小细胞低色素性贫血的实验诊断路径图

参考范围：

- 血清铁蛋白(serum ferritin, SF)：成年男性(20~60 岁)，30~400ng/mL；成年女性(17~60 岁)，13~150ng/mL；小儿低于成人；青春期至中年，男性高于女性(电化学发光免疫法检测铁蛋白值)。
- 血清铁(serum iron, SI)：成年男性，11.6~31.3μmol/L；成年女

性，9.0~30.4μmol/L。

- 总铁结合力(TIBC)及转铁蛋白饱和度(TSAT)：不饱和铁结合力(UIBC)，25.1~51.9μmol/L；TIBC，男性 50~77μmol/L，女性 54~77μmol/L；铁饱和度(IS)，20%~55%。
- 血清转铁蛋白(TRF)(免疫散射比浊法)：2.5~4.3g/L。
- 可溶性转铁蛋白受体(sTfR)(免疫散射比浊法)：0.76~1.76mg/L。
- 血红蛋白电泳(毛细管电泳)：HbA，96%~97.6%；HbA_2，2.4%~3.2%；HbF<0.9%。
- 骨髓铁染色：出现蓝色颗粒为阳性反应，在镜下观察其出现的多少可对细胞外铁分级和铁粒幼细胞分型。

三、正常细胞性贫血

红细胞形态无明显改变的贫血，常见的有再生障碍性贫血、继发性贫血、急性失血等，根据网织红细胞计数、全血细胞分析、骨髓象检测可对各类正细胞正色素性贫血进行初步鉴别。急性失血可有明显的临床表现和体征，网织红细胞明显增加且生成指数大于 2 多为溶血性贫血，除外溶血性贫血的正细胞正色素性贫血的实验诊断步骤如图 1-3 所示。

参考范围：

- 红细胞计数：成年男性，4.3×10^{12}/L~5.8×10^{12}/L；成年女性，3.8×10^{12}/L~5.1×10^{12}/L。
- 血红蛋白测定：成年男性，130~175g/L；成年女性，115~150g/L。
- 血细胞比容测定：成年男性，0.4~0.5；成年女性，0.35~0.45。
- 红细胞平均指数：MCV，82~100fL；MCH，27~34pg；MCHC，316~354g/L。

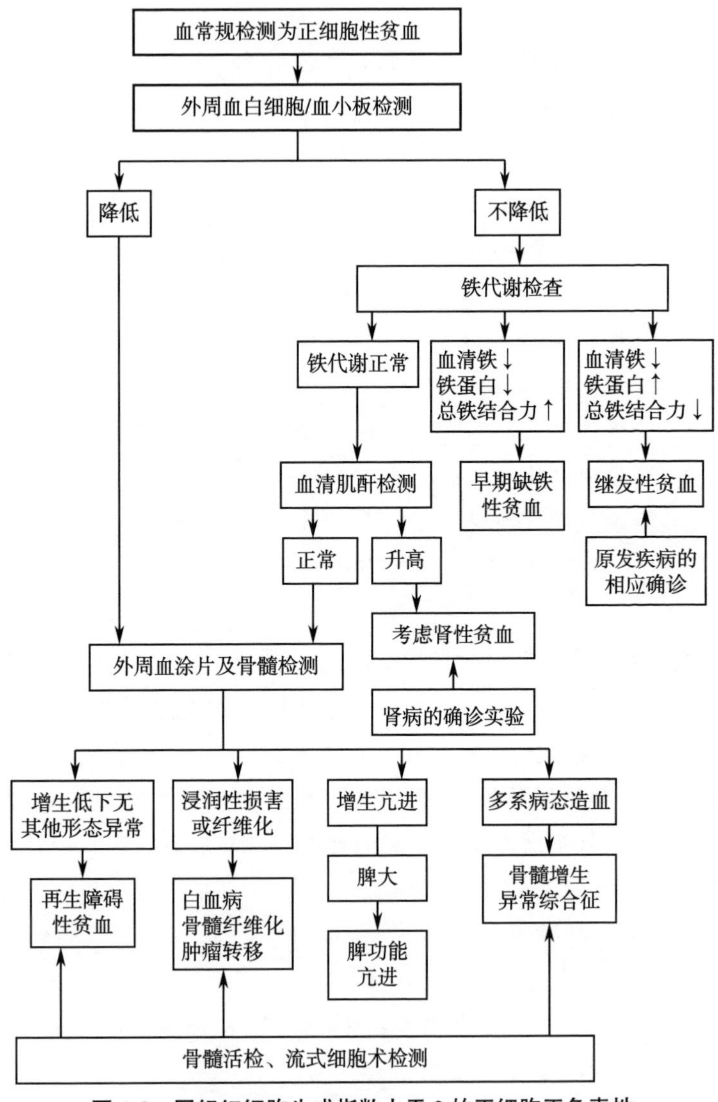

图 1-3　网织红细胞生成指数小于 2 的正细胞正色素性贫血的实验诊断路径图

- 红细胞体积分布宽度标准差（RDW-SD）：37.0~54.0fL。
- 红细胞体积分布宽度变异系数（RDW-CV）：11.5%~14.5%。

- 网织红细胞(reticulocyte,Ret):(0.024~0.084) $\times 10^{12}$/L。
- 成年人网织红细胞比例:0.005~0.015;绝对数(24~84) $\times 10^{9}$/L。
- 检测网织红细胞荧光强度(fluorescent reticulocyte,FR):高荧光强度(HFR),0.4%~4.2%;中荧光强度(MFR),13.6%~23.8%;低荧光强度(LMR)为72.2%~85.4%。
- 网织红细胞成熟指数(reticulocyte mature index,RMI):定量表达外周血中网织红细胞相对成熟度,指全部网织红细胞中高RNA含量细胞的相对比例。
- 网织红细胞生成指数(reticulocyte production index,RPI):生成指数正常值为1。
- 骨髓细胞分类计数及骨髓小粒造血细胞增生程度评估对再生障碍性贫血有确诊意义,结合骨髓活检可提高诊断符合率。骨髓病性贫血进行骨髓涂片和活检可查见异常细胞和某些与原发病有关的骨髓改变。

四、大细胞性贫血

大细胞性贫血常见的有巨幼细胞贫血、骨髓增生异常综合征、某些急性失血、某些溶血性贫血、肝病和甲状腺功能减退等。根据网织红细胞计数和骨髓幼红细胞增生的情况,可对大细胞性贫血进行鉴别诊断。除外溶血性贫血的大细胞性贫血的检验步骤如图1-4所示。

参考范围:

- 维生素 B_{12}(微粒子化学发光法):成人参考范围为180~914pg/mL。
- 血清叶酸测定(微粒子化学发光法):成年人血清叶酸大于11.81nmol/L。
- 血清内因子阻断抗体测定:阴性。

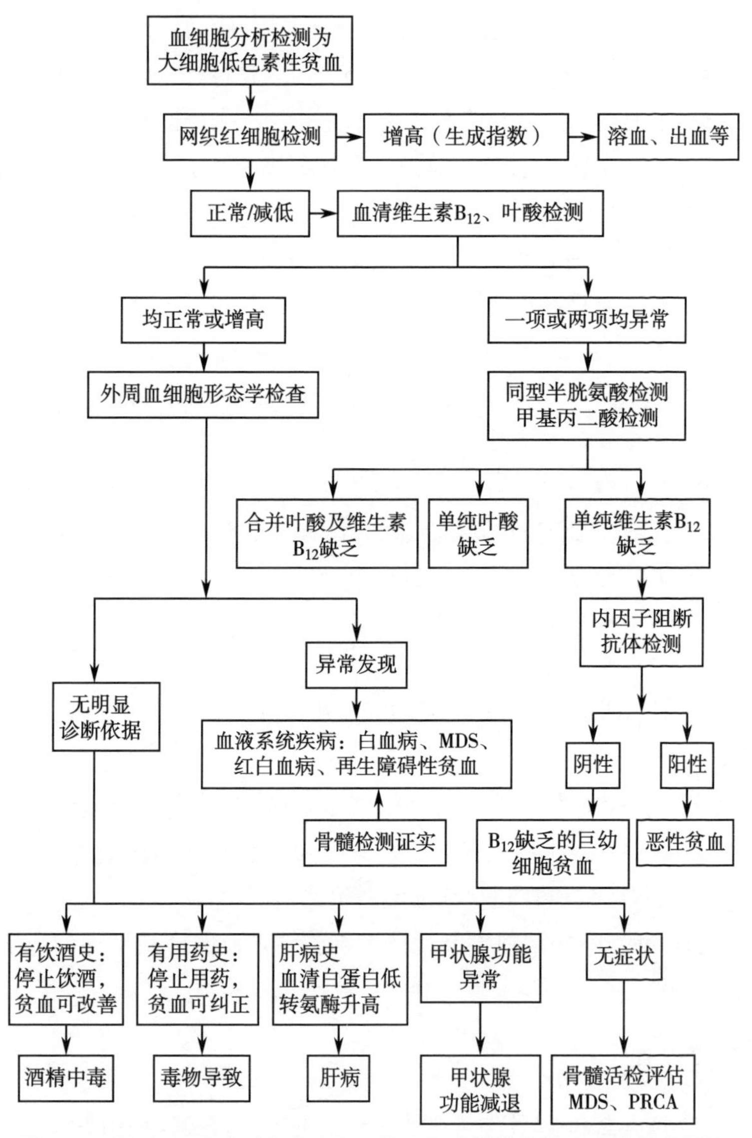

图 1-4 网织红细胞生成指数小于 2 的大细胞性贫血的实验诊断路径图

注：MDS. 骨髓增生异常综合征；PRCA. 纯红细胞再生障碍性贫血。

五、溶血性贫血

溶血性贫血(hemolytic anemia, HA)是指由于某种原因导致红细胞病理性破坏增加,寿命缩短,骨髓代偿能力不能补偿所引起的一类贫血。溶血性贫血属于增生性贫血,骨髓对贫血的刺激有强大的代偿功能,可增加到正常的6~8倍,故本病是以红细胞的破坏增加和红细胞生成活跃同时并存为特征的一组疾病。

按溶血的场所分为血管内溶血(红细胞主要在血液循环中破坏)和血管外溶血(红细胞主要在组织巨噬细胞胞质中被破坏);根据发病机制将溶血性贫血分为遗传性和获得性两大类。

由于溶血性贫血是非常复杂的一类综合征,其病种繁多,发病机制和病因各异,对其进行诊断和鉴别诊断都较困难。一定要明确溶血的病种,通过实验室的检查可对不同的溶血性贫血进行诊断和鉴别诊断(图1-5,图1-6)。

参考范围:

- 血浆游离血红蛋白检测:正常参考范围为0~40mg/L。
- 血清结合珠蛋白(haptoglobin, Hp):500~2 200mg/L。
- 血浆高铁血红素白蛋白检测:正常人呈阴性。
- 尿含铁血黄素试验(又称Rous试验):正常人为阴性。
- 红细胞形态:溶血性贫血患者外周血红细胞形态主要以裂红细胞增多为主,可见泪滴形红细胞,椭圆形红细胞,球形红细胞、嗜碱性点彩红细胞等,异形红细胞比例可高达50%。
- 红细胞渗透脆性试验及渗透脆性孵育试验:正常情况开始溶血,3.8~4.6g/L NaCl溶液;完全溶血,2.8~3.2g/L NaCl溶液。
- 葡萄糖-6-磷酸脱氢酶缺乏症确诊实验:红细胞葡萄糖-6-磷酸脱氢酶活性为8~18U/gHb。

- *G6PD* 基因检测：*G1388A*、*G1376T* 和 *A95G* 是中国人常见的突变型。
- 丙酮酸激酶（pyruvate kinase，PK）荧光斑点筛检试验：正常者 25min 内荧光消失；中等缺乏者（杂合子型）25~60min 荧光消失；严重缺乏者（纯合子型）60min 荧光仍不消失。
- 丙酮酸激酶活性定量测定：参考区间为（15.00 ± 1.99）U/gHb（Blume 法）；中等缺乏者（杂合子型）为正常活性的 25%~35%，严重缺乏者（纯合子型）为正常活性的 25% 以下。

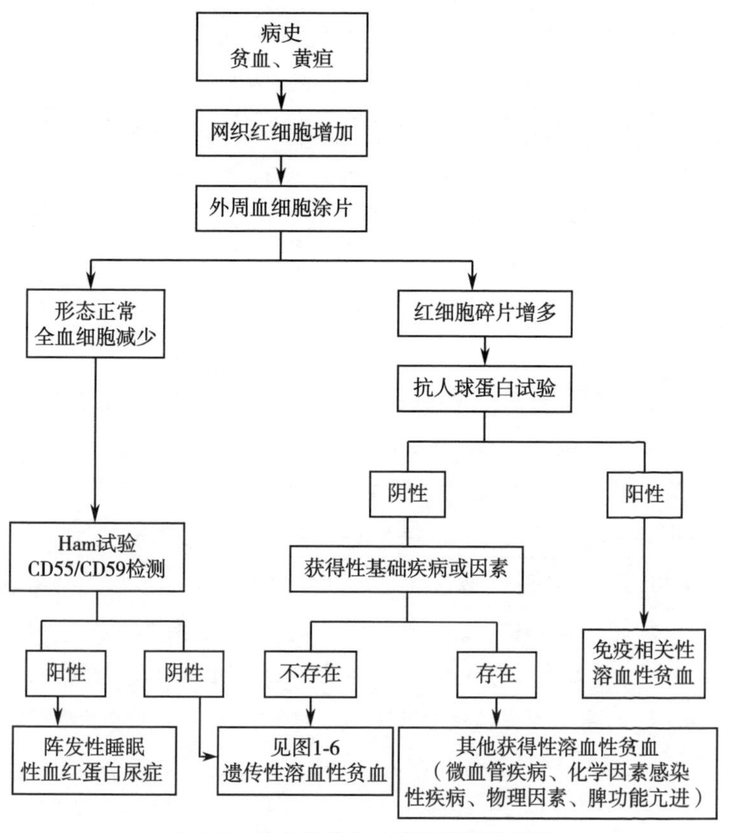

图 1-5 溶血性贫血的实验诊断路径图

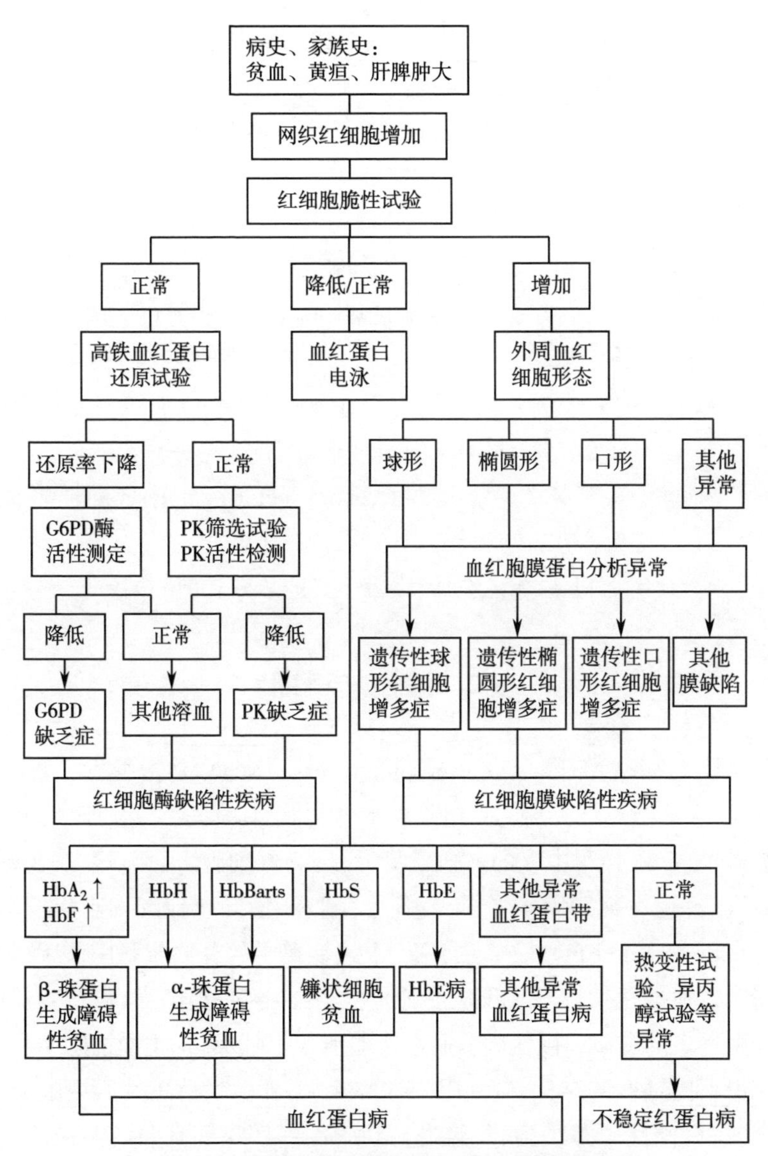

图 1-6 遗传性溶血性贫血的实验诊断路径图

G6PD. 葡萄糖 -6- 磷酸脱氢酶；PK. 丙酮酸激酶。

- ATP 测定：参考范围(4.32 ± 0.29)μmol/gHb，PK 缺乏时低于正常 2 个标准差以上。
- 血红蛋白电泳(pH=8.6 TEB 缓冲液醋酸纤维膜电泳)：正常血红蛋白电泳区带为 HbA>95%、HbF<2%、HbA2 为 1.00%~3.12%。
- 酸化血清溶血试验：正常人为阴性。
- 蔗糖溶血试验：正常人定性试验为阴性，定量试验溶血率<5%。
- CD55、CD59 检测：正常人红细胞 CD55、CD59 及粒细胞 CD55、CD59 表现为单一阳性峰，低表达群应小于 3%。
- 蛇毒因子溶血试验(cobra venom factor hemolysis test)：正常人溶血率<5%，溶血率>10% 为阳性。
- 血细胞 Flaer 测定分析：健康人 Flaer 呈 100% 阳性。

六、慢性病贫血

慢性病贫血(anemia of chronic disease，ACD)是指继发于慢性感染、炎症及恶性肿瘤的一组临床常见贫血，其发病率仅次于缺铁性贫血，临床以轻至中度的贫血常见，表现为红细胞寿命缩短、铁代谢障碍、炎症性细胞因子增多，炎症性免疫激活导致促红细胞生成素(erythropoietin，EPO)敏感性下降，干扰铁离子的释放与利用，以及骨髓对贫血的代偿性增生反应受抑。故 ACD 为一类储存铁足够但铁利用不良的贫血。慢性病贫血常伴随下列基础疾病：①慢性感染，如肺炎、肺脓肿、肺结核、慢性阻塞性肺疾病、亚急性感染性心内膜炎、骨髓炎、慢性尿路感染、盆腔炎、脑膜炎、慢性深部真菌病及艾滋病等；②慢性非感染性炎症性疾病，自身免疫性疾病如类风湿关节炎、系统性红斑狼疮、风湿热、血管炎，以及严重外伤、烧伤等；③恶性肿瘤，如癌症、淋巴瘤、白血病、骨髓瘤等(图 1-7)。

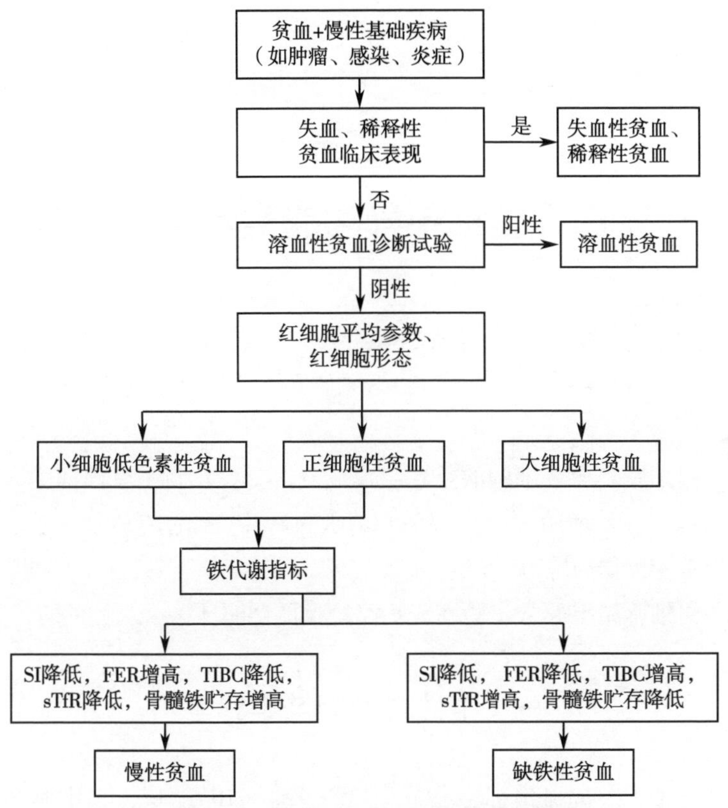

图 1-7　慢性病贫血的实验诊断路径图

注：SI. 血清铁；FER. 铁蛋白；TIBC. 总铁结合力；sTfR. 可溶性转铁蛋白受体。

参考范围：

- 血红蛋白检测：成年男性 130~175g/L；成年女性 115~150g/L。
- 铁代谢指标：见本章“小细胞性贫血”。
- 血清促红细胞生成素（化学发光法）：3.7~29.5mIU/mL。

（曾婷婷　付 阳　江 虹）

第二章

白细胞结果异常的实验诊断

白细胞是血液细胞的重要组成成分，包括粒细胞、单核细胞和淋巴细胞。在其增殖、分化、成熟和释放过程中，无论是其数量或质量的异常，都可导致疾病发生。

白细胞结果异常实验室分析路径见图 2-1。

一、中性粒细胞结果异常

正常人外周血白细胞总数为(3.5~9.5) $\times 10^9$/L，成人白细胞超过 10.0 $\times 10^9$/L 为白细胞增多，中性粒细胞超过 7.0 $\times 10^9$/L，为中性粒细胞增多，临床上以粒细胞增多最为常见。粒细胞起源于骨髓造血干细胞，在骨髓多种造血生长因子的调控下，经历原始粒细胞、早幼粒细胞、中幼粒细胞、晚幼粒细胞、杆状核粒细胞和分叶核粒细胞阶段而发育成熟，并释放到外周血液。临床上普遍应用的白细胞计数，实际上是循环池的粒细胞数量。正常情况下，边缘池及循环池之间保持着动态平衡，任何生理性或病理性因素，都可以打破这种平衡，反映在白细胞计数，则是计数值的大幅度波动。

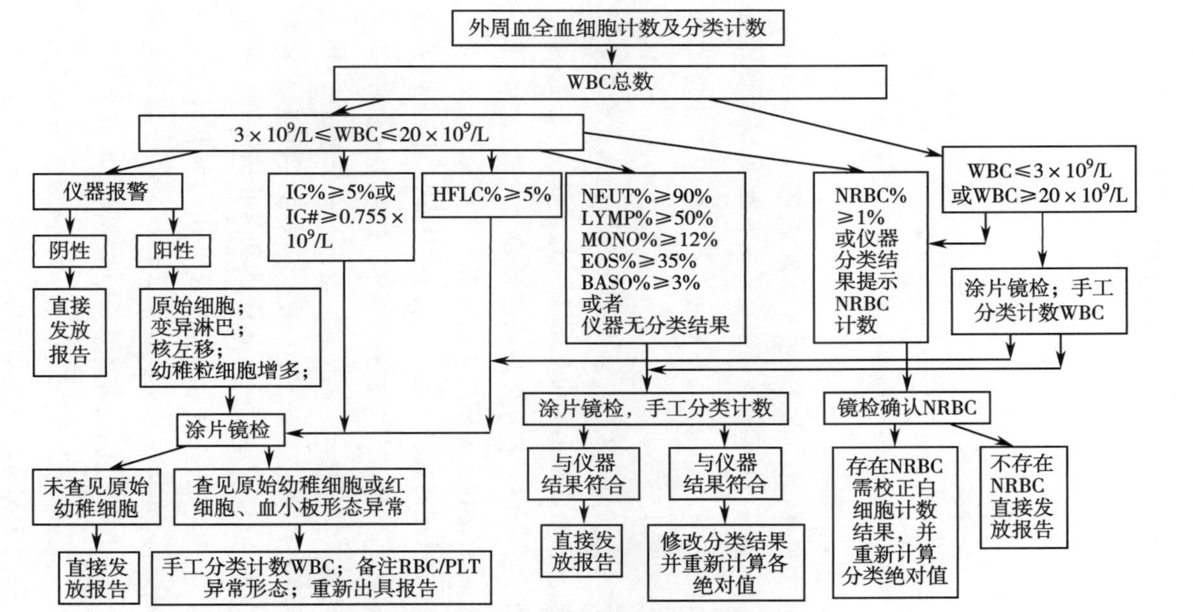

图 2-1　白细胞结果异常实验室分析路径图

注：HFLC. 高荧光强光淋巴细胞；IG. 未成熟粒细胞；WBC. 白细胞；NEUT. 中性粒细胞；LYMP. 淋巴细胞；MONO. 单核细胞；EOS. 嗜酸性粒细胞；BASO. 嗜碱性粒细胞；NRBC. 有核红细胞；RBC. 红细胞；PLT. 血小板。

多种因素可以引起中性粒细胞增多，如感染、物理和情绪刺激、炎症及组织坏死、肿瘤、代谢和内分泌紊乱、中毒和变态过敏反应、急性失血和溶血、血液病、其他如手术术后等。因此，确定中性粒细胞增多后，可依据相关实验室检查寻找原因（图 2-2，图 2-3）。

参考范围：

- 白细胞五项分类计数：中性粒细胞 40%~75%；嗜酸性粒细胞 0.4%~8.0%；嗜碱性粒细胞 0~1%；淋巴细胞 20%~50%；单核细胞 3%~10%。
- 血涂片形态观察：外周血液经涂片制备、染色后，由于不同细胞其不同成分对酸性和碱性染料结合的程度不一，呈现出各自特有的形态特点。除了白细胞的形态观察，还需观察红细胞、血小板形态。
- 细胞化学染色：以细胞形态学为基础，结合运用化学反应原理对血细胞内的各种化学物质进行定性、定位、半定量分析。
- 骨髓细胞形态检查：包括骨髓病理活检和骨髓涂片细胞形态检查。骨髓活检主要依赖组织病理学技术完成检测，是判断骨髓增生程度的最佳方法。骨髓涂片细胞形态检查，是将经瑞氏染色的骨髓片置显微镜下观察，如果取材良好，其骨髓颗粒的增生程度接近骨髓活检。增生程度分为 5 级：增生极度活跃（有核细胞显著增多）；增生明显活跃（有核细胞量增多）；增生活跃（有核细胞中等量）；增生减低（有核细胞减少）；增生极度减低（有核细胞显著减少）。根据细胞发育特点和形态特征，在显微镜下识别并分类有核细胞，得到各系细胞比例，计算粒红比值，并观察细胞形态是否有异常。
- 细胞免疫分型：外周血或骨髓的流式细胞免疫表型分析是判断血细胞克隆性增生及分化程度的有效辅助诊断方法。

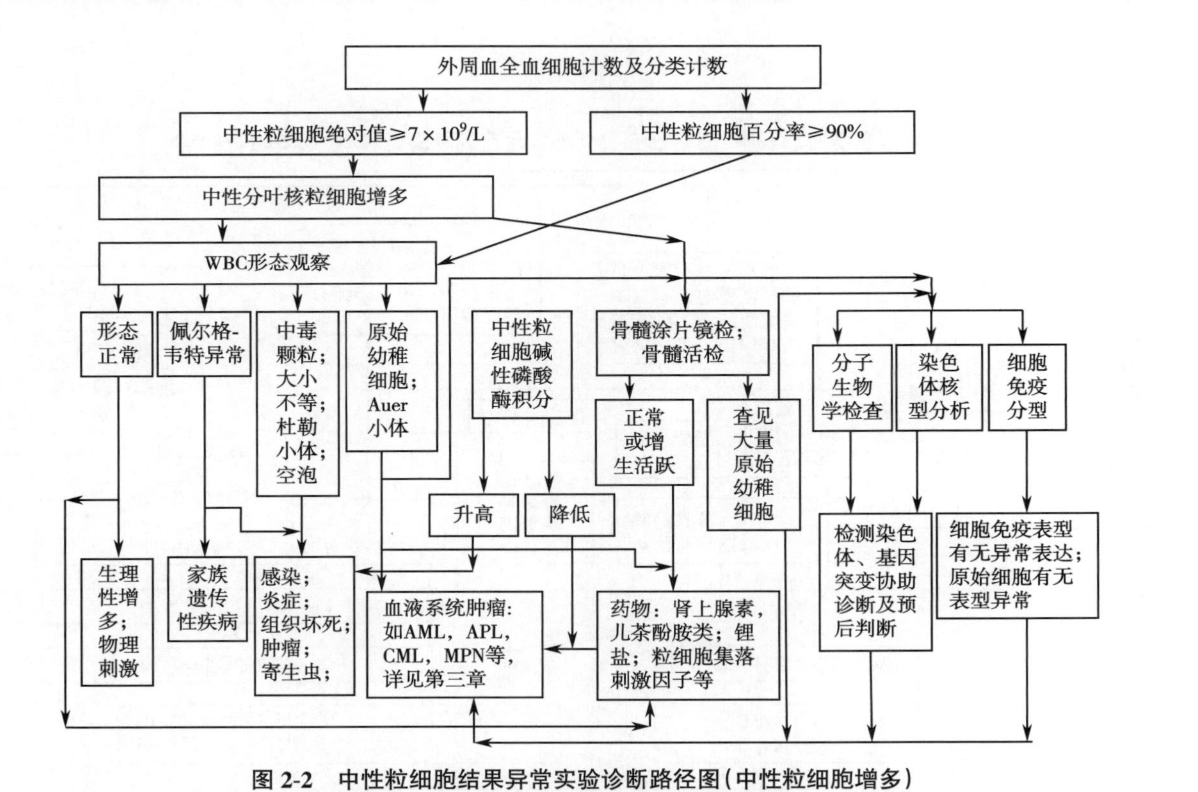

图 2-2 中性粒细胞结果异常实验诊断路径图（中性粒细胞增多）

注：AML. 急性髓系白血病；APL. 急性早幼粒细胞白血病；CML. 慢性髓细胞性白血病；MPN. 骨髓增殖性肿瘤。

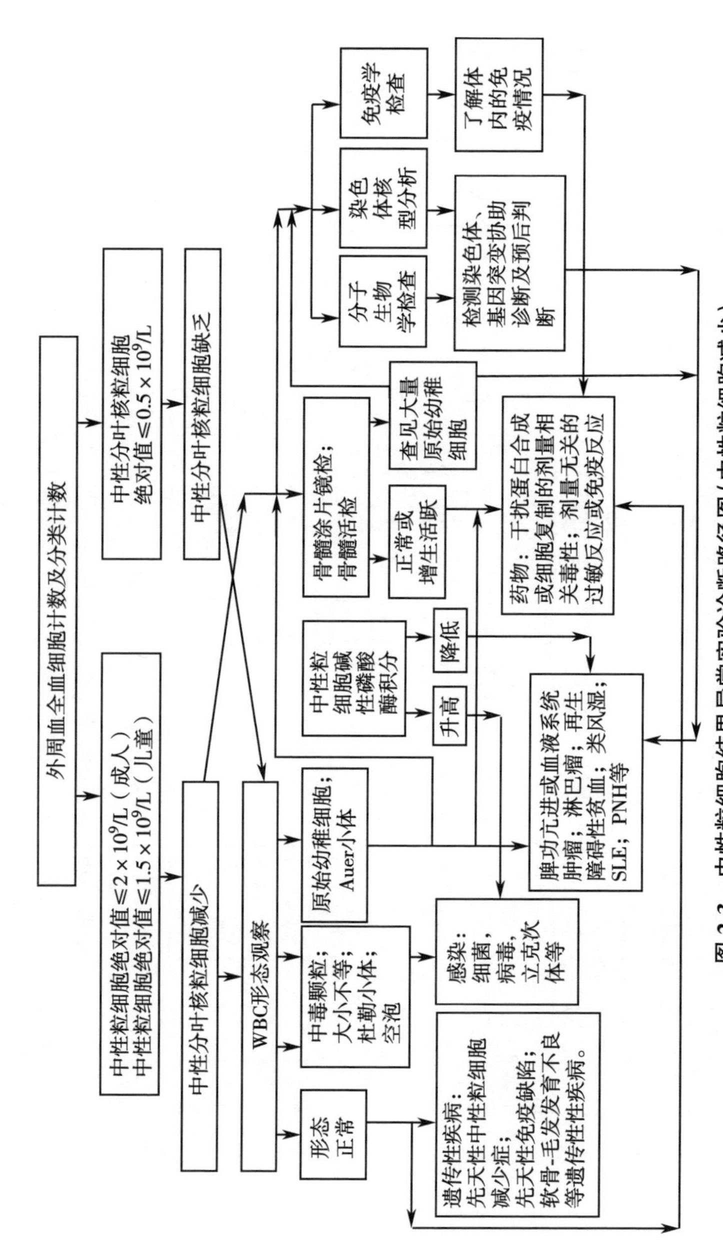

图 2-3 中性粒细胞结果异常实验诊断路径图（中性粒细胞减少）

SLE. 系统性红斑狼疮；PNH. 阵发性睡眠性血红蛋白尿症。

二、淋巴细胞结果异常

正常人外周血白细胞中，淋巴细胞数量次于粒细胞，比例为20%~40%，绝对值为(0.80~4.00)×10^9/L。成年人淋巴细胞绝对值超过4.0×10^9/L、4岁以上儿童绝对值超过7.2×10^9/L、4岁以下儿童绝对值超过9.0×10^9/L，称为淋巴细胞增多(lymphocytosis)。淋巴细胞增多按病因可分为生理性增多和病理性增多(图2-4)。成年人淋巴细胞绝对值低于1.0×10^9/L，2岁以下儿童低于3.0×10^9/L称为淋巴细胞减少(lymphopenia)。淋巴细胞减少按病因可分为遗传性淋巴细胞减少、获得性淋巴细胞减少、医源性淋巴细胞减少以及自身免疫性相关的全身性疾病(图2-5)。此外，引起中性粒细胞显著增高的各种病因，均可导致淋巴细胞相对减少。当确定淋巴细胞增多或减少后，可依据相关实验室检查寻找原因。

三、单核细胞结果异常

外周血单核细胞>0.8×10^9/L，为单核细胞增多(monocytosis)。单核细胞<0.2×10^9/L，为单核细胞减少。很少有单独导致单核细胞异常的疾病，这使得单核细胞疾病分类比较困难，但单核细胞减少症或单核细胞增多症的出现是相关疾病的重要诊断特征或导致患者生理功能异常的重要原因。例如：遗传性疾病，如家族性噬血细胞性淋巴组织细胞增生症；炎症性疾病，如感染性噬血细胞综合征；肿瘤性疾病，如朗格汉斯细胞组织细胞增生症；贮积性疾病，如Gaucher病(戈谢病)；血液肿瘤疾病，如急性粒-单核细胞白血病或急性单核细胞白血病都会出现单核细胞数量与形态的改变(图2-6)。

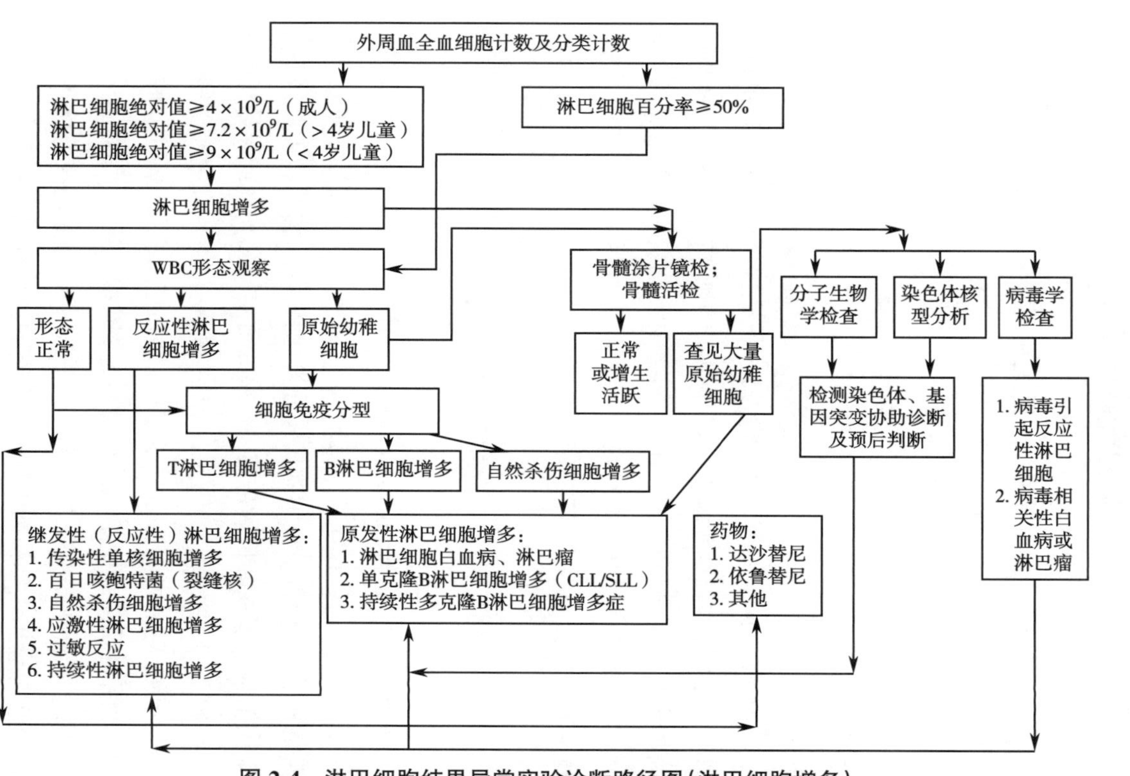

图 2-4 淋巴细胞结果异常实验诊断路径图（淋巴细胞增多）

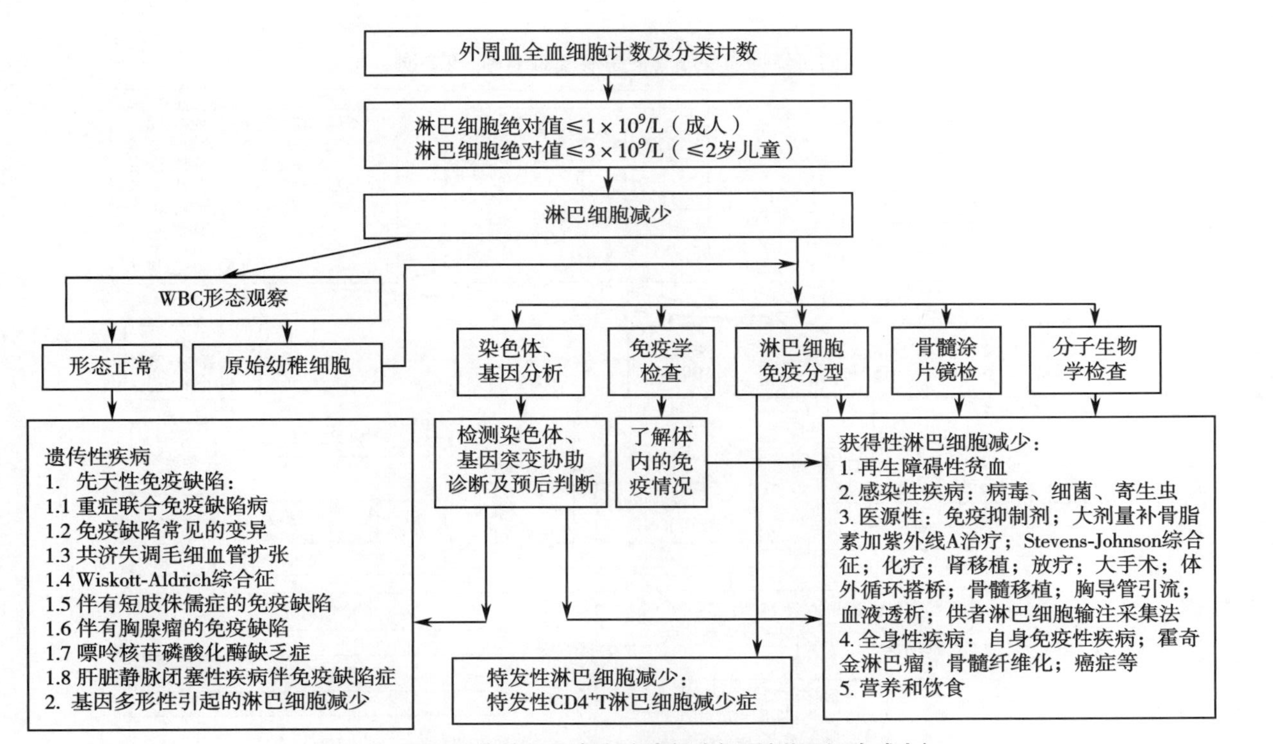

图 2-5　淋巴细胞结果异常实验诊断路径图（淋巴细胞减少）

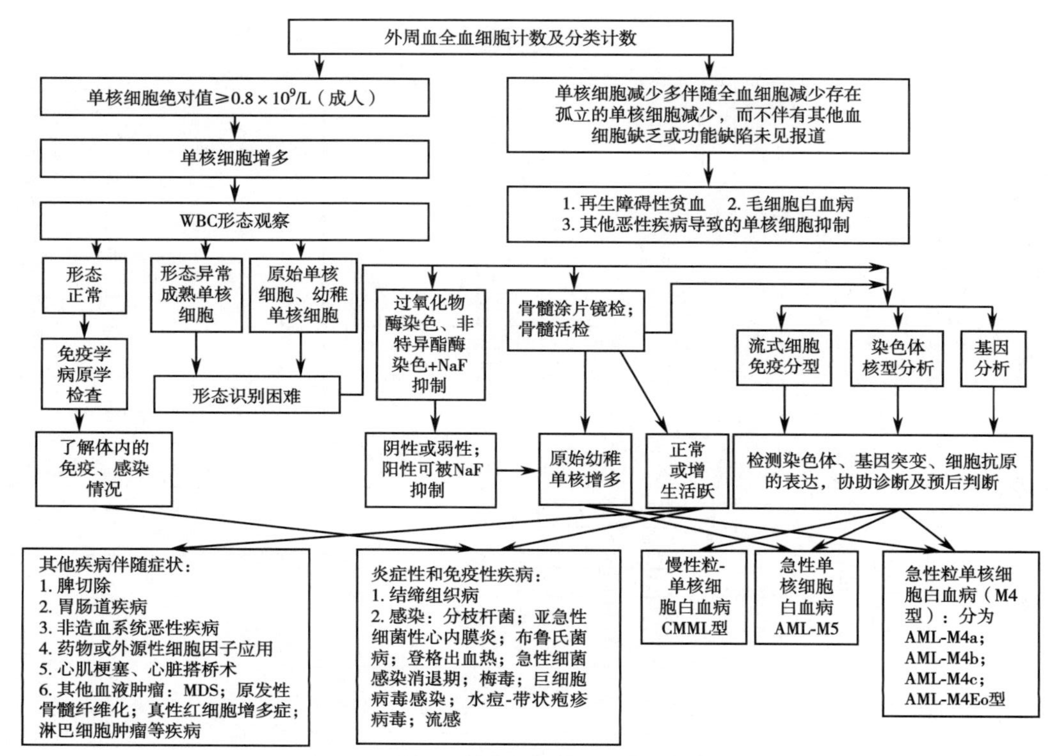

图 2-6 单核细胞结果异常实验诊断路径图

四、嗜酸性粒细胞结果异常

嗜酸性粒细胞（eosinophil，E）起源于骨髓多能造血干细胞，为髓系干细胞分化而来的嗜酸性粒细胞祖细胞所产生。嗜酸性粒细胞集落形成因子主要由受抗原刺激的淋巴细胞产生。因此，嗜酸性粒细胞与人体免疫系统之间存在着密切联系。嗜酸性粒细胞主要存在于骨髓和组织中，外周血中量很少，仅占全身嗜酸性粒细胞总数的1%左右。正常人外周血中嗜酸性粒细胞占白细胞总数的0.5%~5%［绝对值(0.05~0.50) $\times 10^9$/L］。当成年人外周血嗜酸性粒细胞超过 0.5×10^9/L 称为嗜酸性粒细胞增多症(eosinophilia)，依程度可分为3度：①轻度增多，$0.5\times 10^9/L \leqslant$ 绝对值 $<1.5\times 10^9$/L；②中度增多，$1.5\times 10^9/L \leqslant$ 绝对值 $<5.0\times 10^9$/L；③重度增多，绝对值 $>5.0\times 10^9$/L。成人外周血嗜酸性粒细胞绝对值低于 $<0.05\times 10^9$/L 称为嗜酸性粒细胞减少症(eosinopenia)，是一种不常见的检查结果，容易被临床忽视(图2-7)。

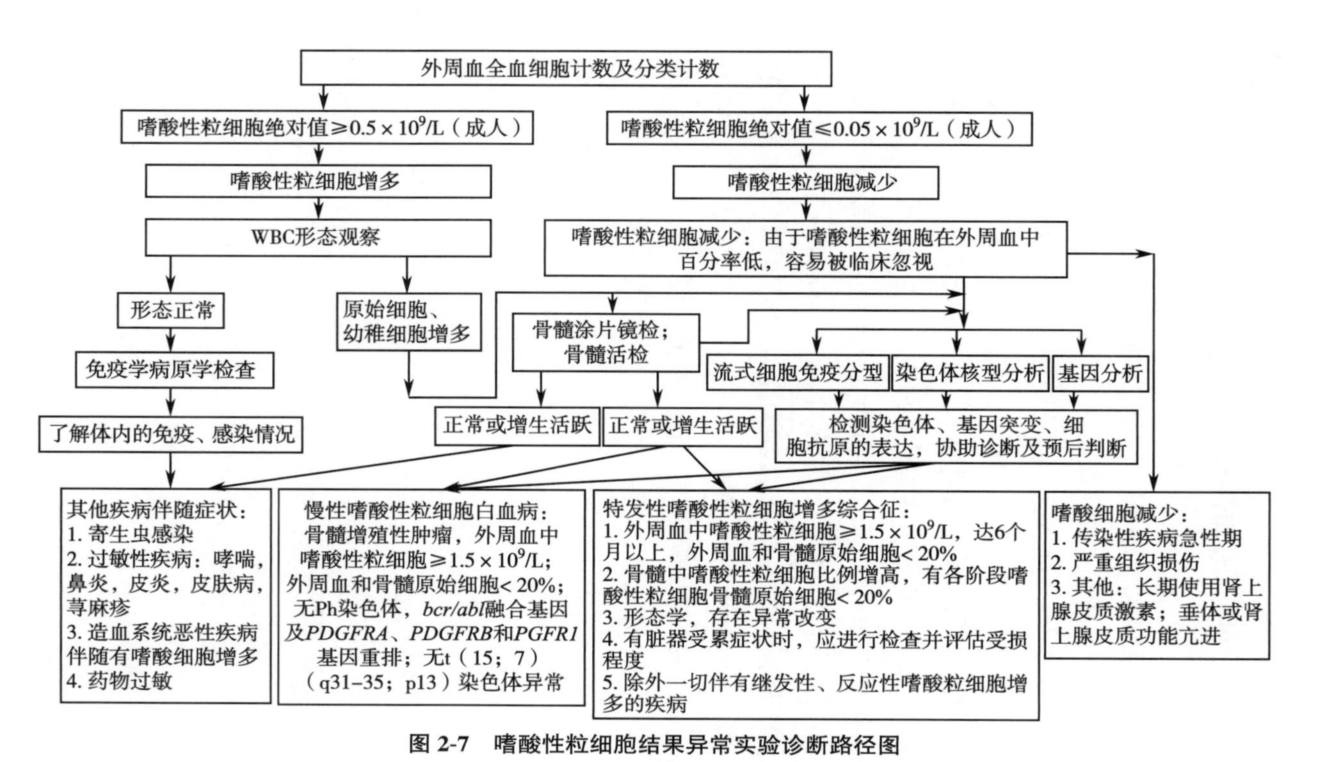

图 2-7 嗜酸性粒细胞结果异常实验诊断路径图

（毛志刚 栗 军）

第三章

血液系统恶性肿瘤的实验诊断

血液系统恶性肿瘤主要是指造血系统与淋巴系统的肿瘤，其准确的诊断和分型是精准治疗的必要前提。本章讨论的血液系统恶性肿瘤主要包括骨髓增殖性肿瘤、骨髓增生异常综合征、骨髓增生异常综合征/骨髓增殖性肿瘤、急性白血病以及淋巴增殖性肿瘤。由于肿瘤病因的未知性和肿瘤特征的异质性，WHO分型需整合细胞形态学(cell morphology)、免疫学(immunology)、细胞遗传学(cytogenetics)、分子生物学(molecular biology)，即MICM的实验室检查结果及患者的临床信息等来定义疾病实体。目前尚没有单一的金标准来诊断所有的血液系统恶性肿瘤，MICM中每一种检查手段的相对重要性因疾病种类而异，取决于目前对疾病的认知水平。

一、骨髓增殖性肿瘤

骨髓增殖性肿瘤(myeloproliferative neoplasm，MPN)是指一组来源于造血干细胞的血液系统克隆性疾病，以骨髓中分化成熟相对正常的一系或多系髓系(如粒系、红系和巨核系)细胞持续性异常增殖为特征(图3-1)。本节主要包括的骨髓增殖性肿瘤包括：*BCR-ABL1*阳性的慢性髓细胞性白血病(chronic myelogenous leukaemia，

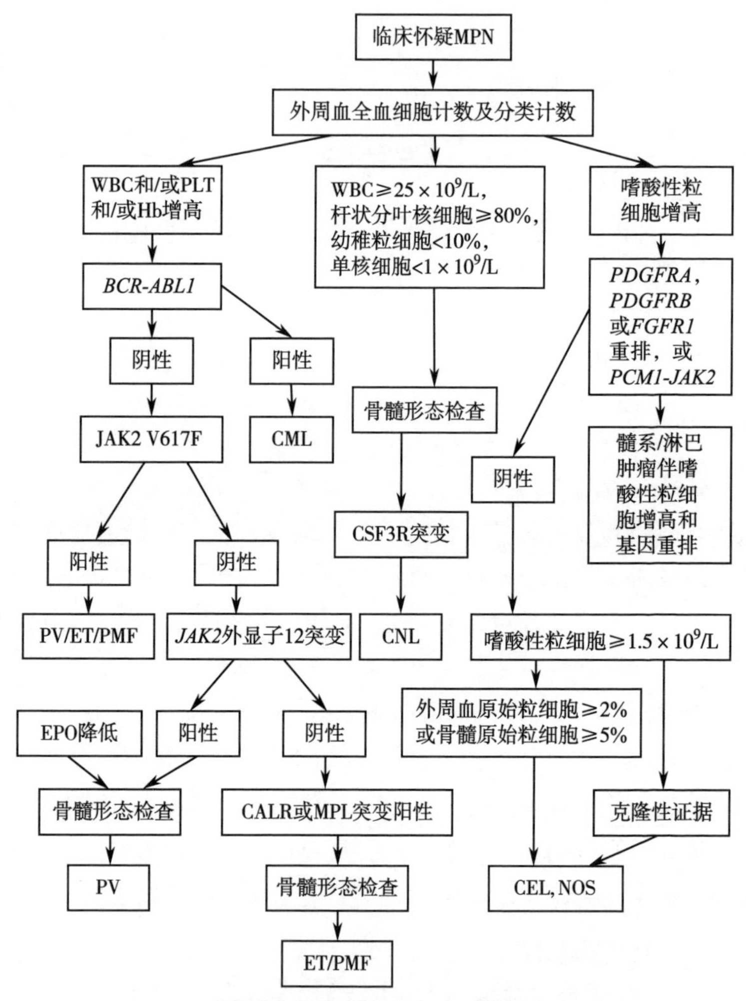

图 3-1 骨髓增殖性肿瘤(MPN)实验室分析路径图

BCR-ABL1 positive; CML,*BCR-ABL1*); 慢性中性粒细胞白血病(chronic neutrophilic leukemia,CNL); 真性红细胞增多症(polycythemia vera,PV); 原发性骨髓纤维化(primary myelofibrosis,PMF); 原发性血小板增多症(essential thrombocythemia,ET); 慢性嗜酸性粒细胞

白血病，非特指（chronic eosinophilic leukemia，NOS；CEL,NOS）；骨髓增殖性肿瘤，未分类（myeloproliferative neoplasm，unclassifiable；MPN-U）。

参考范围：

- 外周血细胞计数：见第二章。
- 涂片细胞形态学检查：外周血涂片细胞形态学检查是对外周血细胞计数及分类计数结果的验证和补充。显微镜分类计数 200 个有核细胞，并同时观察白细胞是否存在形态异常、成熟红细胞形态（如泪滴形红细胞）和血小板大小及颗粒。
- 骨髓细胞形态学检查：分类计数 500 个有核细胞，计算各系髓系细胞（粒系、单核系、红系及巨核细胞）比例及分化发育阶段，观察细胞形态是否有异常。

（郑　沁）

二、骨髓增生异常综合征

骨髓增生异常综合征（myelodysplastic syndrome，MDS）是一组异质性的克隆性造血干细胞疾病，其主要临床表现为髓系细胞无效造血导致外周血一系、两系或者全血细胞减少并伴发育异常，此种疾病有极高转化为急性白血病的可能。MDS 多发生于老年人，男性多于女性，其临床表现及预后各亚型之间差异明显。大部分患者多有贫血、感染或者出血症状，一般临床较少出现肝、脾及淋巴结肿大。MDS 发病机制尚不清楚，但普遍认为和干细胞基因异常、细胞周期的网络调控系统异常、造血微环境改变、机体免疫缺陷及环境中各种有害理化作用有关（图 3-2）。

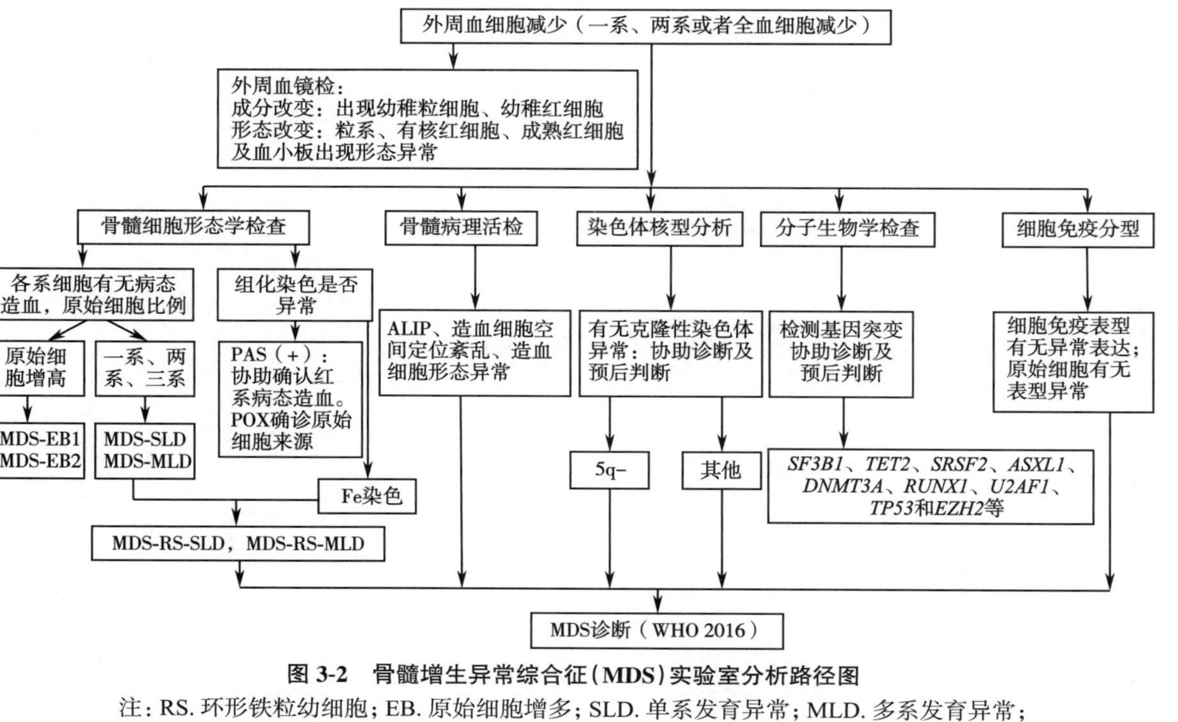

图 3-2 骨髓增生异常综合征（MDS）实验室分析路径图

注：RS. 环形铁粒幼细胞；EB. 原始细胞增多；SLD. 单系发育异常；MLD. 多系发育异常；ALIP. 幼稚前体细胞异常定位；PAS. 过碘酸希夫染色；POX. 过氧化物酶染色。

（余 江）

三、骨髓增生异常综合征/骨髓增殖性肿瘤

骨髓增生异常综合征/骨髓增殖性肿瘤(myelodysplastic syndrome/myeloproliferative neoplasm，MDS/MPN)是指一组来源于造血干细胞的血液系统克隆性疾病，在最初诊断时就具有支持MDS的临床、实验室和形态学特点，同时并存一些符合MPN的相关特征(图3-3)。

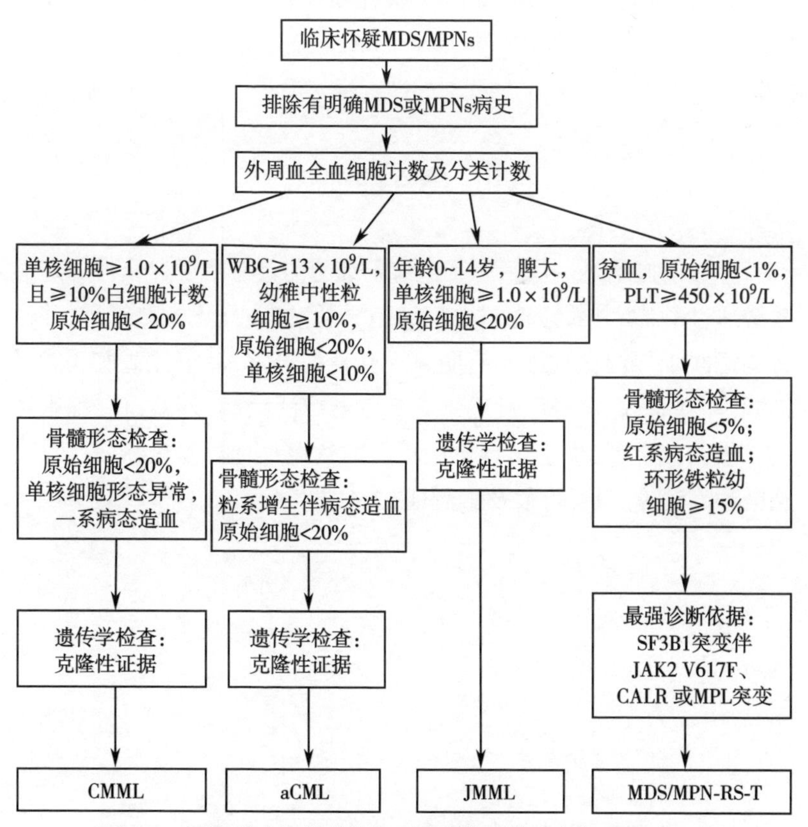

图3-3　骨髓增生异常综合征/骨髓增殖性肿瘤(MDS/MPN)实验室分析路径图

骨髓表现为髓系细胞一系或多系增生活跃,有效造血导致外周血一系或多系细胞增高,同时某些髓系细胞无效造血导致外周血一系或多系细胞减少。这类疾病主要包括:慢性粒-单核细胞白血病(chronic myelomonocytic leukemia,CMML);不典型慢性粒细胞白血病伴 *BCR-ABL1* 阴性(atypical CML,*BCR-ABL1*-negative; aCML);幼年型粒-单核细胞白血病(juvenile myelomonocytic leukemia,JMML);MDS/MPN 伴环形铁粒幼细胞和血小板增多(MDS/MPN with ring sideroblasts and thrombocytosis,MDS/MPN-RS-T);MDS/MPN,未分类(MDS/MPN unclassifiable,MDS/MPN-U)。

(郑 沁)

四、急性白血病

急性白血病是一组来源于造血干细胞的具有高度异质性的造血系统恶性肿瘤,其特点为白血病细胞异常增生,分化成熟障碍,并伴有凋亡减少。白血病细胞有明显质和量的异常,使正常造血功能受抑制,并在骨髓、肝、脾、淋巴结等各脏器广泛浸润,外周血红细胞和血小板数减少,临床上出现不同程度的贫血、出血、发热、胸骨压痛、感染和浸润等症状,可危及生命(图 3-4)。

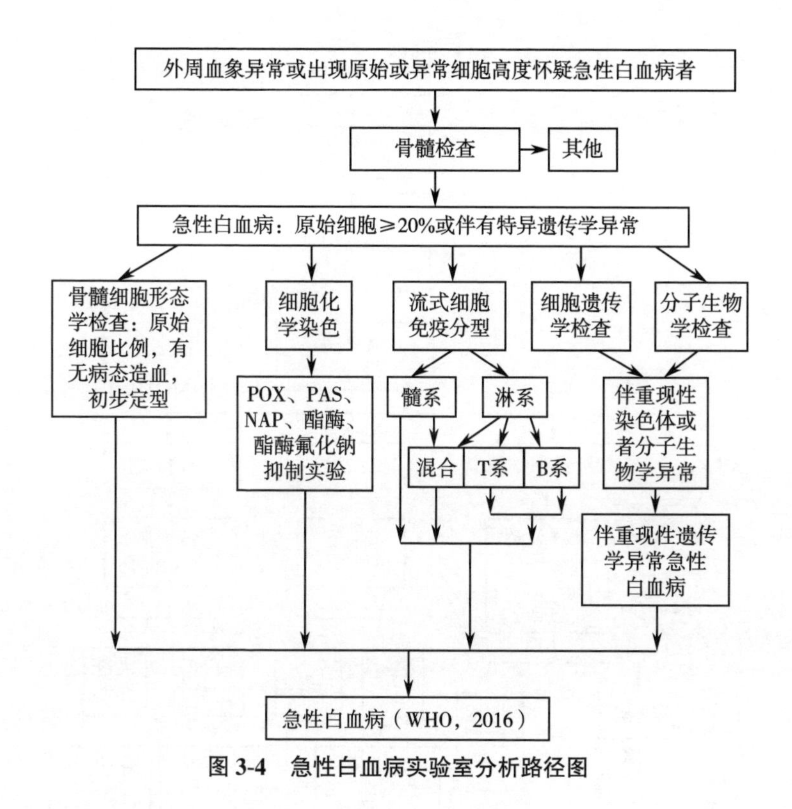

图 3-4　急性白血病实验室分析路径图

（余　江）

五、淋巴增殖性疾病

淋巴增殖性疾病（lymphoproliferative disorder，LPD）是指来源于不同发育阶段的淋巴细胞克隆性疾病。来源于原始淋巴细胞的肿瘤已在急性白血病一节中进行讨论，本节淋巴增殖性肿瘤指来源于成熟淋巴细胞的恶性病变，包括 B 淋巴细胞、T 淋巴细胞和 NK 细胞。按照分化发育特征，淋巴细胞可分为较多的功能亚群，来源于不同亚群的克隆性疾病其临床特征差异较大，因此这是一组高度异质性的疾病（图 3-5）。

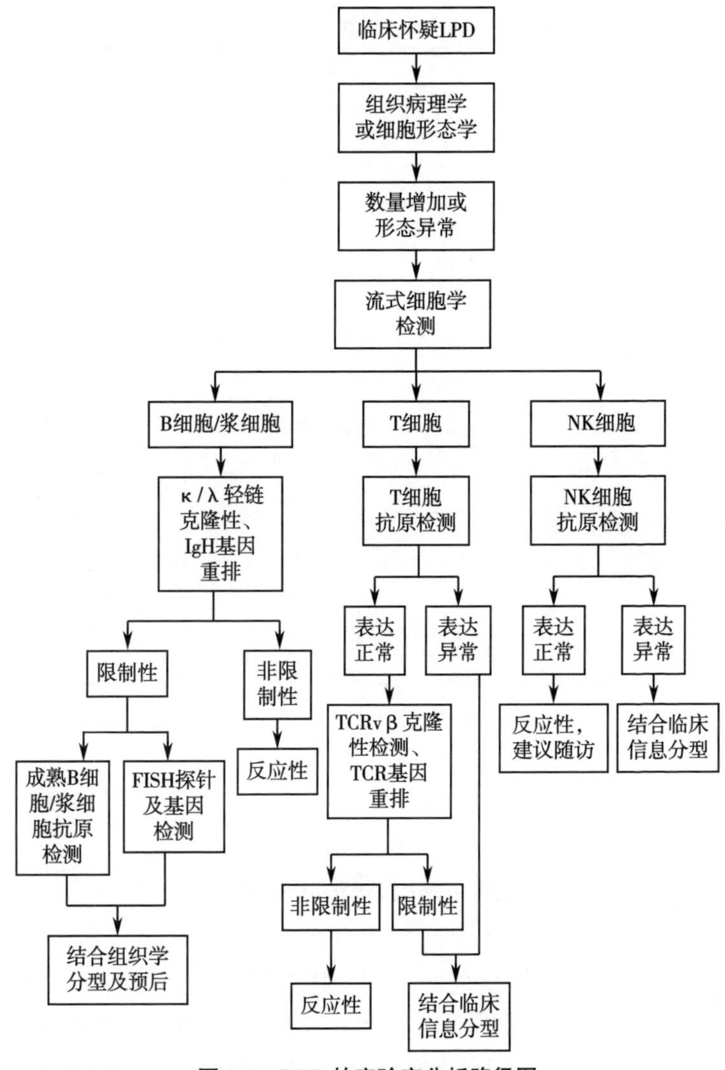

图 3-5 LPD 的实验室分析路径图

注：TCR. T 细胞受体。

（蒋能刚）

第四章
出血与血栓性疾病的实验诊断

出血性疾病是指由于各种原因导致机体止血、凝血、纤维蛋白溶解系统功能障碍或失常所引起的，以出血为主要表现的疾病、病理过程。可以是原发性、先天性、遗传性的，也可继发于各种疾病（如肝病、尿毒症等），或者作为一个病理过程成为并发症（如生理性分娩并发羊水栓塞），以及疾病发展（如革兰氏阴性菌败血症、广泛转移性肿瘤）的表现。血栓性疾病已逐渐成为全球的重大健康问题，按照累及的血管系统分类可分为动脉系统血栓栓塞和静脉系统血栓栓塞。动脉系统血栓栓塞表现为受累血管支配的相应器官缺血，甚至坏死，及时的血管再灌注治疗可以挽救相应器官，也直接影响患者预后。目前血栓性疾病的诊断主要依赖血栓栓塞的临床表现和影像学诊断。结合影像学检查的 D- 二聚体定量检测可对深静脉血栓和肺栓塞进行排除诊断。实验室检查对血栓性疾病的病因诊断和抗栓治疗的监测发挥着至关重要的作用。

一、凝血功能障碍性疾病

正常的血管、血小板和凝血因子是保证止、凝血功能的必要条件。正常的抗凝血及纤溶功能是防止血栓形成所必需的。止、凝血功能障碍或抗凝、纤溶过度是引起出血性疾病的基本原因。凝血功能障碍性疾病是由于先天或获得性原因导致患者止血、凝血及纤溶等机制缺陷或异常而引起的一组以自发性出血或轻度损伤后过度出血或出血不止为特征的疾病。血小板计数、出血时间测定可用于筛查血管性和血小板性出血性疾病；PT 可筛查外源性凝血途径因子的缺陷；APTT 可筛查内源性凝血途径因子缺陷。FXIII定性试验可筛查 FXIII缺陷（图 4-1）。

参考范围：

- 血小板（platelet，PLT）数量检测：(100~300) × 10^9/L。
- 出血器测定出血时间（TBT）：参考范围为 6.9min ± 2.1min。
- 血块收缩试验（CRT）：血小板无力症、重度血小板减少、低（无）纤维蛋白原血症、严重凝血障碍、异常球蛋白血症等情况下血块回缩减少；纤维蛋白原增高时血块回缩迟缓；血小板阿司匹林样缺陷、贮存池病及巨大血小板综合征血块回缩正常。
- 血浆凝血酶原时间（PT）：手工法，男性 11.0~13.7s，女性 11.0~14.3s；仪器法，不同品牌仪器及试剂间结果差异较大，需各实验室自行制定，本实验室为 9.6~12.8s。INR 依 ISI 不同而异，一般为 1.0~2.0，凝血酶原时间比值（PTR）为 0.82~1.15（1.00 ± 0.05）。
- 血浆活化部分凝血活酶时间（APTT/PTT）：手工法，男性 31.5~43.5s，女性 32~43s；仪器法，不同品牌仪器及试剂间结果差异较大，需各实验室自行制定，本实验室为 24.8~33.8s。
- FXIII定性试验：正常人血浆凝块放入 5mol/L 的尿素溶液中，24~48h 内不发生溶解；若溶解则为 FXIII缺乏。

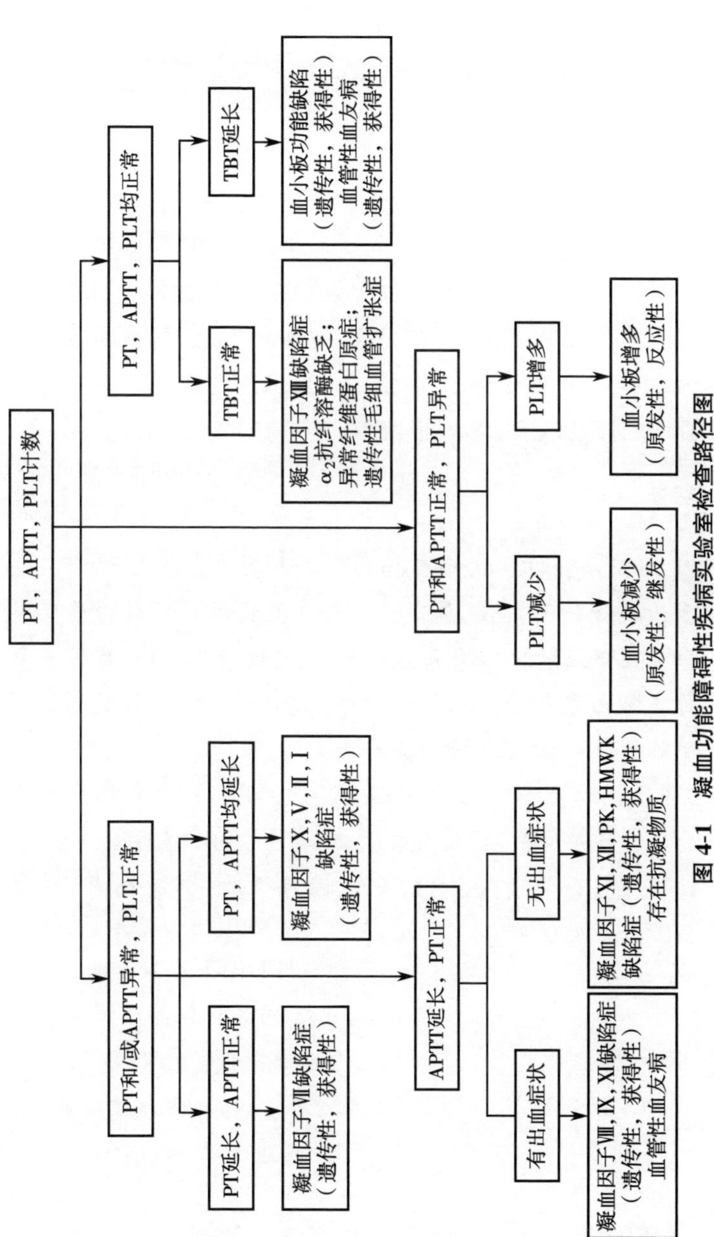

图 4-1　凝血功能障碍性疾病实验室检查路径图

二、凝血酶原时间延长，活化部分凝血活酶时间正常

PT（凝血酶原时间）延长，APTT（活化部分凝血活酶时间）正常常见于遗传性或获得性外源性凝血因子缺陷，包括服用抗凝药物、维生素K缺乏、肝病、遗传性或获得性凝血因子Ⅶ缺陷等。实验室检查APTT正常而PT延长时，考虑遗传性或获得性外源性凝血因子Ⅶ（FⅦ）缺陷。遗传性FⅦ缺乏较少见，获得性FⅦ缺乏的原因包括口服抗凝药物、维生素K缺乏、肝脏疾病、FⅦ抑制物和狼疮抗凝物存在，其鉴别诊断涉及以下实验（图4-2）。

参考范围：

- PT纠正试验（PT mixing study）：该试验可鉴别延长的PT是否为抗凝物质所致，属定性试验。低滴度的抗凝物质可因1∶1混合血浆的稀释而使延长的PT被纠正，因此应进一步作正常血浆与受检血浆1∶4的混合纠正试验，若低滴度的抗凝物质存在，则1∶4的混合血浆不能纠正。
- FⅦ活性检测：FⅦ参考范围为103.0%±17.3%。待检标本要及时检测，若不能及时检测，可放在–20℃保存1个月，注意不可将血浆放在2~8℃保存，因为在此温度范围内FⅦ会被激肽系统激活。

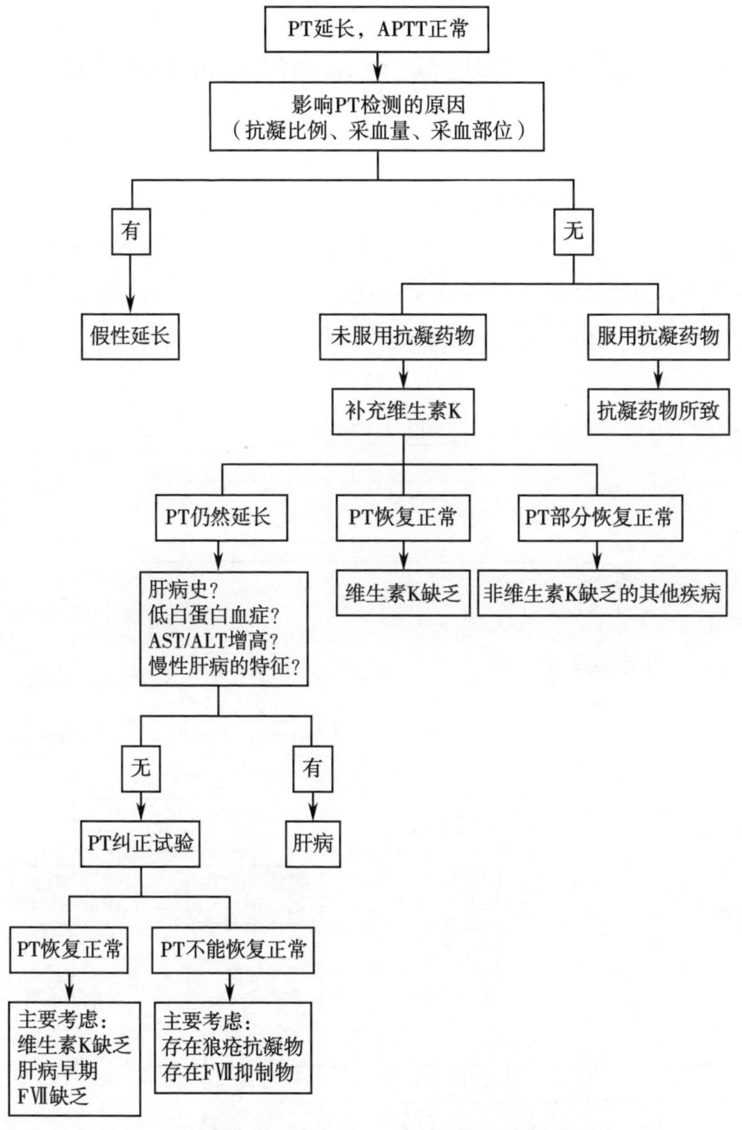

图 4-2 PT 延长、APTT 正常的实验室检查路径图

三、凝血酶原时间正常，活化部分凝血活酶时间延长

PT 正常，APTT 延长常为使用肝素、遗传性或获得性凝血因子Ⅷ、Ⅸ、Ⅺ、Ⅻ、PK、HMWK 缺陷所致。最常见的遗传性因子缺陷是血友病 A、血友病 B 和血管性血友病（vWD）。获得性内源性凝血因子缺乏原因包括使用抗凝药物、凝血因子抑制物和狼疮抗凝物存在，其鉴别诊断涉及以下实验（图 4-3）。

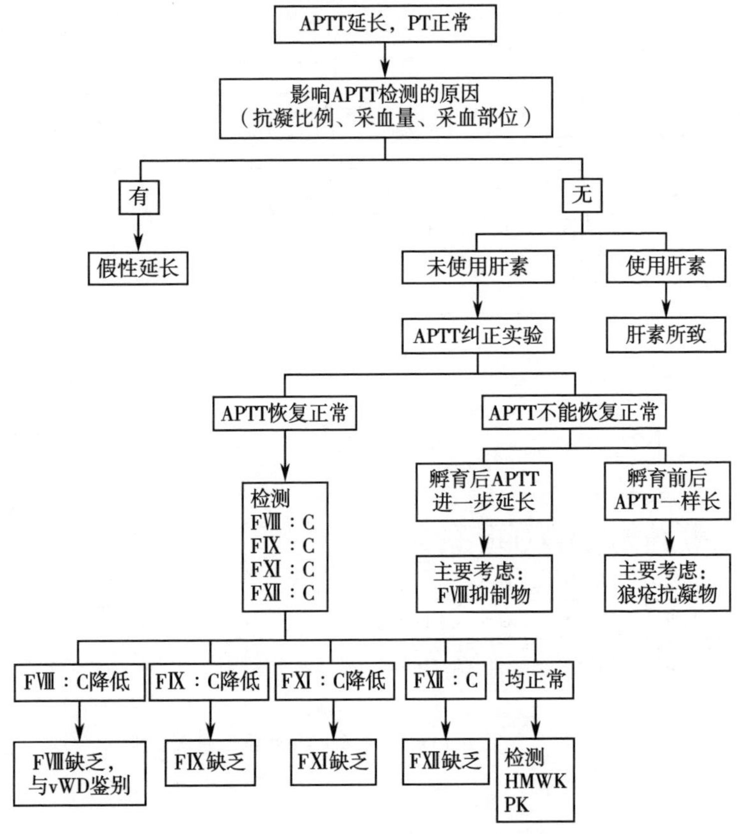

图 4-3 PT 正常 APTT 延长的实验室检查路径图

四、凝血酶原时间和活化部分凝血活酶时间均延长

PT 和 APTT 均延长常见于弥散性血管内凝血（DIC）、肝病、严重维生素 K 缺乏、共同途径凝血因子（FⅠ、FⅡ、FⅤ、FⅩ）缺乏、大剂量的肝素或口服抗凝药物的使用。实验室检查 PT、APTT 同时延长时，考虑遗传性或获得性共同途径凝血因子（FⅠ、FⅡ、FⅤ、FⅩ）缺陷。遗传性共同途径凝血因子缺乏较少见，获得性原因包括大剂量抗凝药物的使用、严重维生素 K 缺乏、严重肝脏疾病、DIC（凝血因子消耗期）、部分异常纤维蛋白血症、因子抑制物和狼疮抗凝物存在，其鉴别诊断涉及以下实验（图 4-4）。

参考范围：

- PT 检测：手工法，男性 11~13.7s，女性 11~14.3s；仪器法，不同品牌仪器及试剂间结果差异较大，需各实验室自行制定，本实验室为 9.6~12.8s。INR 依 ISI 不同而异，一般在 1.0~2.0，凝血酶原时间比值（PTR）0.82~1.15（1.00 ± 0.05）。
- APTT 测定：手工法，男性 31.5~43.5s，女性 32~43s；仪器法，不同品牌仪器及试剂间结果差异较大，需各实验室自行制定，本实验室为 24.8~33.8s。
- 纤维蛋白原（FIB）检测：2.0~4.0g/L。
- D- 二聚体（D-dimer）检测：<0.55mg/L FEU。

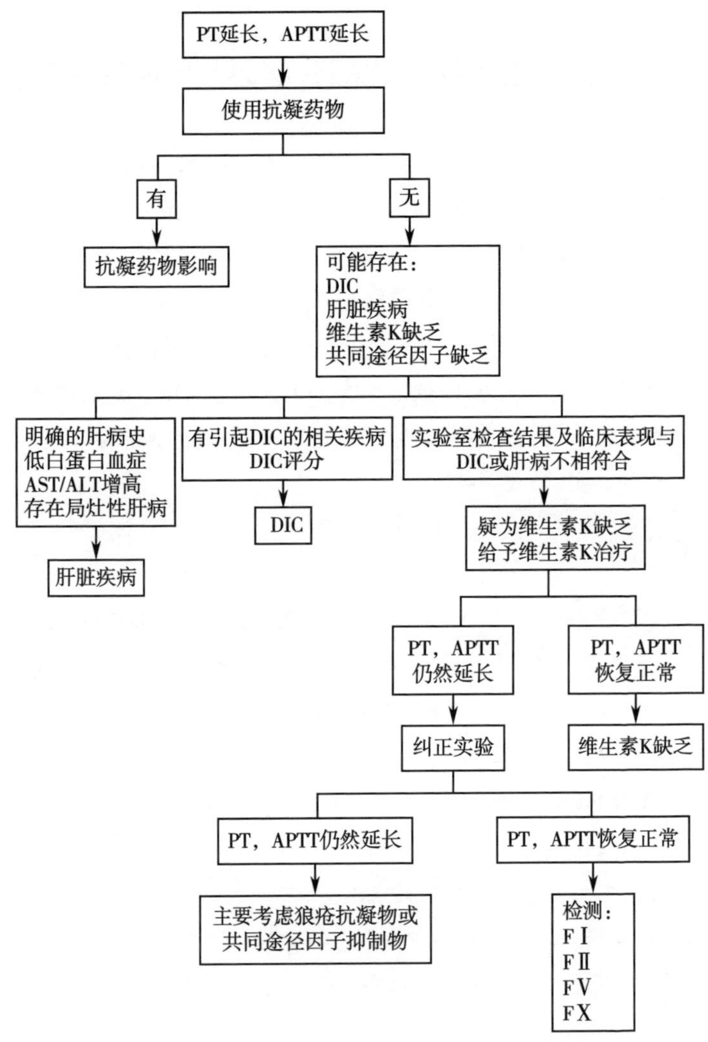

图 4-4 PT、APTT 均延长的实验室检查路径图

五、血 友 病

血友病是一组遗传性出血性疾病,其中包括血友病 A 和血友病 B。本组疾病是一组遗传性凝血活酶生成障碍所致的出血性疾病,在先天性出血性疾病中最为常见。实验室检查出血时间、血小板计数、PT 均正常,但 APTT 延长。APTT 纠正试验可鉴别遗传性凝血因子缺乏和抗凝物质存在所致的 APTT 延长。凝血因子活性检测可明确因子缺乏的程度以帮助血友病严重程度分型。vWF 抗原(vWF : Ag), vWF 胶原结合试验(vWF : CB)和 FⅧ结合分析(vWF : FⅧB)检测可对血友病 A 和血管性血友病进行鉴别(图 4-5)。

参考范围:

- 血友病的基因诊断:利用分子生物学技术可对血友病进行直接基因诊断和间接基因诊断。直接诊断是找到导致疾病的基因缺陷;间接诊断是利用检测相应基因内、外特定位点的多态性,结合遗传连锁分析,确定受检个体是否带有含致病基因的染色体。通过基因诊断,可对患者家系成员中的相关女性及胎儿进行携带者和产前诊断的遗传咨询。
- 血友病 A 的基因诊断:先测 *FⅧ*内含子 22 倒位和内含子 1 倒位,可检出约 50% 重型患者;再进行遗传连锁分析,检测 *FⅧ*基因内、外 8 个 STR 位点,包括 DXS15、DXS52、DXS9901、G6PD、DXS1073、DXS1108、F8civs22、F8civs13 及性别基因位点等,基本可得到明确诊断,不能诊断者可直接测序明确诊断。
- 血友病 B 的基因诊断:通过遗传连锁分析,检测 *FIX*基因外的 6 个 STR 位点,包括 DXS8094、DXS1211、DXS1192、DXS102、DXS8013、DXS1227 及性别基因位点,基本可得到明确诊断,不能诊断者可直接测序明确诊断。

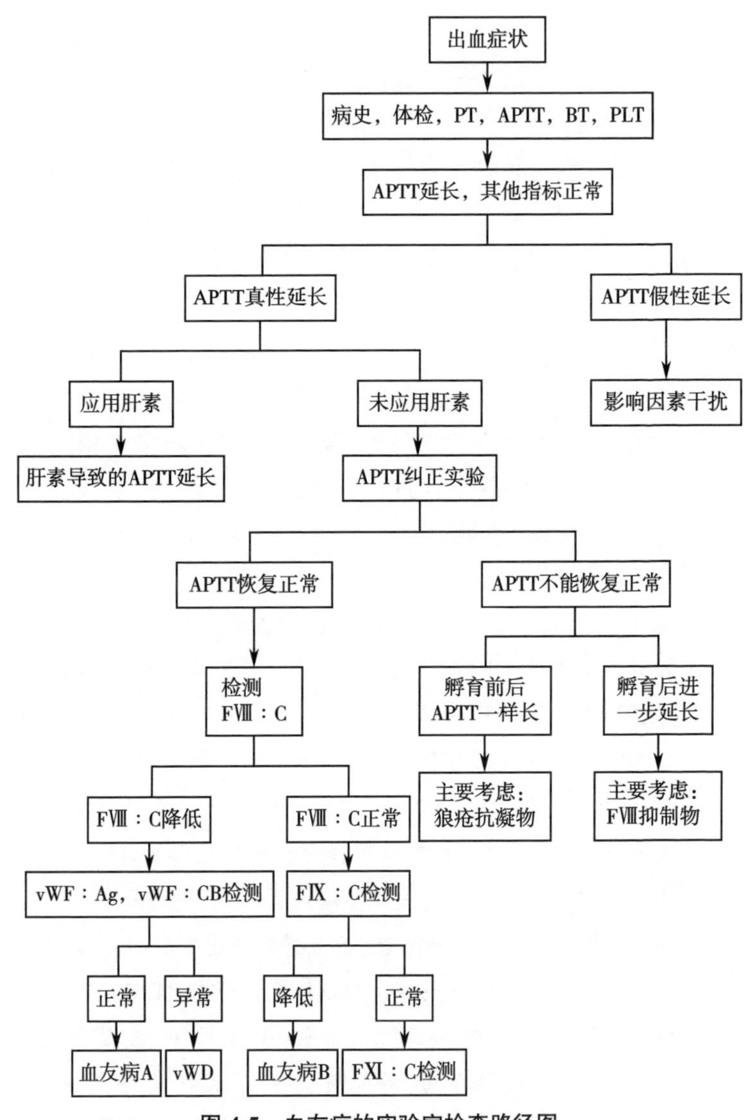

图 4-5 血友病的实验室检查路径图

- vWF 抗原(vWF∶Ag)检测：正常参考范围为 107.5%±29.6%(笔者实验室为 60%~120%)。
- vWF 胶原结合分析(vWF∶CB)：50%~400%。
- FⅧ结合分析(vWF∶FⅧB)：采用 ELISA 方法体外检测 vWF 结合外源性 FⅧ能力，用于鉴别 2N 型 vWD 和血友病 A。

六、血管性血友病

血管性血友病(von Willebrand disease，vWD)是由于血浆中血管性血友病因子(vWF)数量和/或质量异常所致的一种出血性疾病。该病可有 TBT、APTT 延长、FⅧ∶C 降低，诊断时应与血友病 A 鉴别。全血细胞计数、APTT/PT、血浆纤维蛋白原测定是 vWD 诊断常用的筛选试验；vWF 抗原(vWF∶Ag)、vWF 瑞斯托霉素辅因子活性(vWF∶RCo)是 vWD 的诊断试验；同时检测 vWF 胶原结合试验(vWF∶CB)、血浆 vWF 多聚体分析、瑞斯托霉素诱导的血小板聚集(RIPA)等有利于 vWD 分型诊断(图 4-6)。

参考范围：

- 血浆纤维蛋白原(FIB)检测：2.0~4.0g/L。
- vWF 抗原(vWF∶Ag)检测：107.5%±29.6%(笔者实验室为 60%~120%)。
- vWF 胶原结合分析(vWF∶CB)检测：50%~400%。
- FⅧ活性检测：103%±25.7%(笔者实验室为 60%~150%)。
- 瑞斯托霉素诱导的血小板聚集试验(RIPA)：各实验室根据使用的仪器、诱导剂及浓度建立参考范围。大部分 vWD 患者 RIPA 减低或缺如。

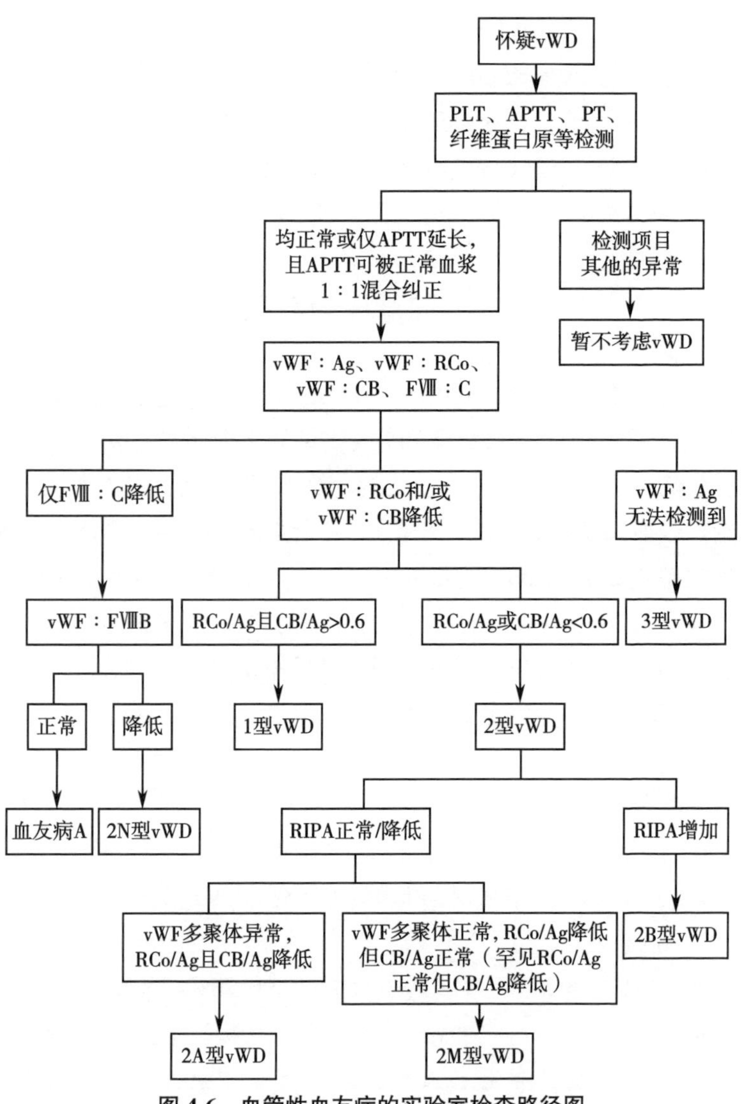

图 4-6 血管性血友病的实验室检查路径图

七、弥散性血管内凝血与高纤溶状态

弥散性血管内凝血（disseminated intravascular coagulation，DIC）是在许多疾病基础上，致病因素损伤微血管体系，导致凝血活化，全身微血管血栓形成、凝血因子大量消耗并继发纤溶亢进，引起以出血及微循环衰竭为特征的临床综合征，是众多疾病复杂病理过程中的中间环节。凝血功能异常是DIC最常见的病理生理变化，血小板计数、血浆FIB，PT，APTT，FDP，D-二聚体和3P试验常被用作DIC诊断的基础实验。动态监测血小板数量、凝血功能、纤维蛋白原、FDP、D-二聚体水平对DIC的诊断具有重要意义（图4-7）。

参考范围：

- 血浆凝血酶原时间（PT）检测：手工法，男性11~13.7s，女性11~14.3s；仪器法，不同品牌仪器及试剂间结果差异较大，需各实验室自行制定，本实验室为9.6~12.8s。INR依ISI不同而异，一般在1.0~2.0，凝血酶原时间比值（PTR）0.82~1.15（1.00 ± 0.05）。
- 血浆活化部分凝血活酶时间（APTT）检测：手工法，男性31.5~43.5s，女性32~43s；仪器法：不同品牌仪器及试剂间结果差异较大，需各实验室自行制定，本实验室为24.8~33.8s。
- 血小板数量检测：(100~300) × 10^9/L。纤维蛋白原（FIB）检测：2.0~4.0g/L。
- D-二聚体（D-dimer）检测：<0.55mg/L FEU。
- 纤维蛋白（原）降解产物（FDP）检测：<5mg/L。
- 鱼精蛋白副凝固试验（3P试验）：正常人为阴性。
- 纤溶酶-α_2纤溶酶抑制物复合物（PIC）：<0.8μg/mL。

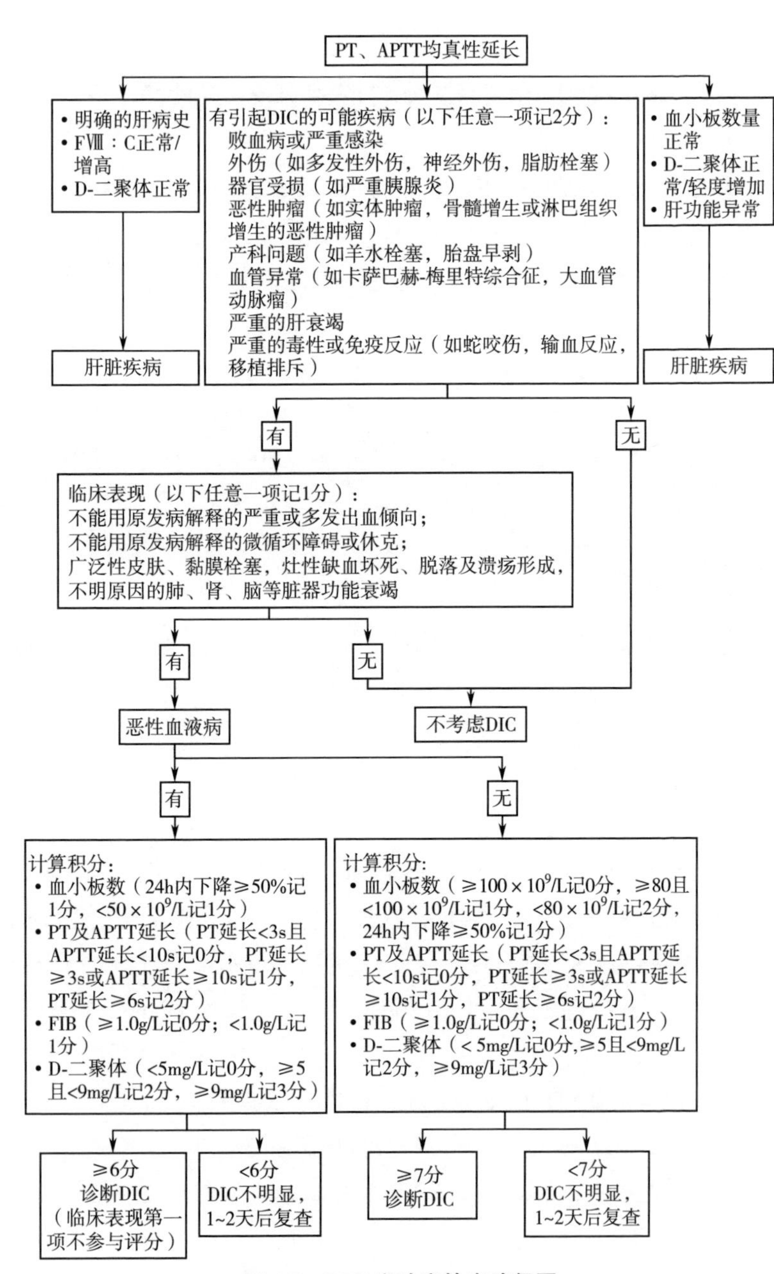

图 4-7 DIC 实验室检查路径图

- 凝血酶抗凝血酶复合物（TAT）：1.0~4.1ng/mL（笔者实验室为 <4.0ng/mL）。
- 血栓调节蛋白（TM）：3.8~13.3TU/mL。
- 组织型纤溶酶原激活物 / 纤溶酶原激活物抑制物 -1 复合物（t-PAIC）：<17ng/mL。

八、血小板功能异常性疾病

血小板在正常止血过程发挥着重要作用。血小板黏附、聚集、释放反应以及其促进血液凝固功能是完成正常止血功能的基本因素，由于血小板黏附、聚集、释放、促凝活性缺陷，血小板结构改变或生物化学成分异常，引起血小板功能障碍而出血。此外，结缔组织异常、vWF 异常也可影响血小板功能。根据病因，可将血小板功能缺陷分为遗传性和获得性两种（图 4-8）。

参考范围：

- 出血器测定出血时间（TBT）：6.9 ± 2.1min。
- 血块收缩试验（CRT）：血小板无力症、重度血小板减少、低（无）纤维蛋白原血症、严重凝血障碍、异常球蛋白血症等情况下血块回缩减少；纤维蛋白原增高时血块回缩迟缓；血小板阿司匹林样缺陷、贮存池病及巨大血小板综合征血块回缩正常。
- 血小板聚集试验：浓度 6×10^{-6}mol/L 的 ADP 是最大聚集率为 35.2% ± 13.5%，坡度为 63.9° ± 22.2°。浓度 4.5×10^{-5}mol/L 的肾上腺素可引起双向聚集曲线，此时第一相最大聚集率为 20.3% ± 4.8%，坡度为 61.9° ± 32.9°。
- vWF 抗原（vWF : Ag）检测：107.5% ± 29.6%（笔者实验室为 60%~120%）。
- vWF 胶原结合分析（vWF : CB）检测：50%~400%。

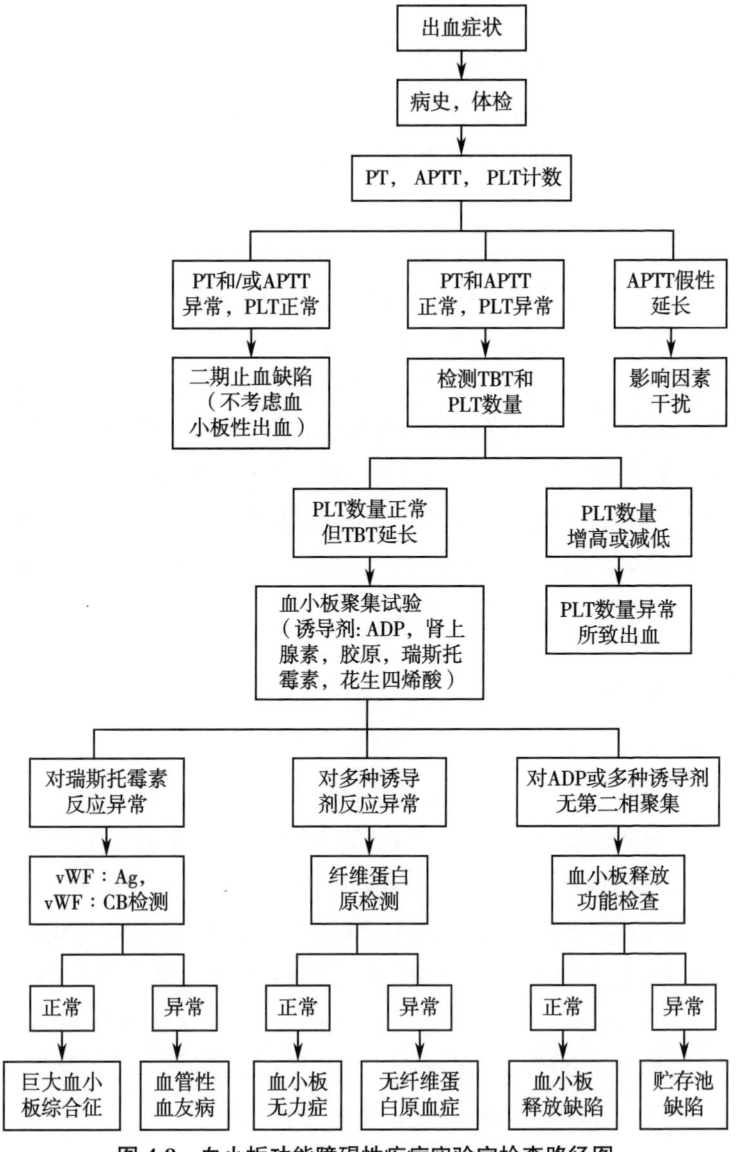

图 4-8 血小板功能障碍性疾病实验室检查路径图

九、血栓性疾病

血栓性疾病已逐渐成为全球性的重大健康问题,血栓性疾病的诊断主要依赖血栓栓塞的临床表现和影像学诊断。结合影像学检查的D-二聚体定量检测可对深静脉血栓和肺栓塞进行排除诊断。实验室检查对血栓性疾病的病因诊断发挥着至关重要的作用(图 4-9)。

参考范围:

- 血浆凝血酶原时间(PT): 手工法,男性 11~13.7s,女性 11~14.3s;仪器法,不同品牌仪器及试剂间结果差异较大,需各实验室自行制定,本实验室为 9.6~12.8s。INR 依 ISI 不同而异,一般在 1.0~2.0,凝血酶原时间比值(PTR)0.82~1.15(1.00 ± 0.05)。
- 血浆活化部分凝血活酶时间(APTT/PTT): 手工法,男性31.5~43.5s,女性 32~43s;仪器法,不同品牌仪器及试剂间结果差异较大,需各实验室自行制定,本实验室为 24.8~33.8s。
- 凝血酶时间(TT): 16~18s(笔者实验室为 14.0~22.0s)。
- 纤维蛋白原(FIB)检测: 2.0~4.0g/L。
- 抗凝血酶(AT)检测: 108.5% ± 5.3%(笔者实验室为 75%~125%)。
- 蛋白 C(PC)检测: 100.24% ± 13.18%(笔者实验室为 70%~140%)。
- 游离蛋白 S(PS)检测: 100.9% ± 11.6%(笔者实验室为 60%~130%)。
- 稀释蝰蛇毒凝血时间试验(dRVVT)和基于硅土激活的APTT(SCT)试验: 标准化 LAC 比值正常人 <1.2; >2.0 为强阳性; 1.5~2.0 为中度阳性; 1.2~1.5 为弱阳性。
- 抗心磷脂抗体(ACA)检测: 健康人群为阴性。可检测总抗体,也可分别检测 IgG、IgA 和 IgM 抗体。

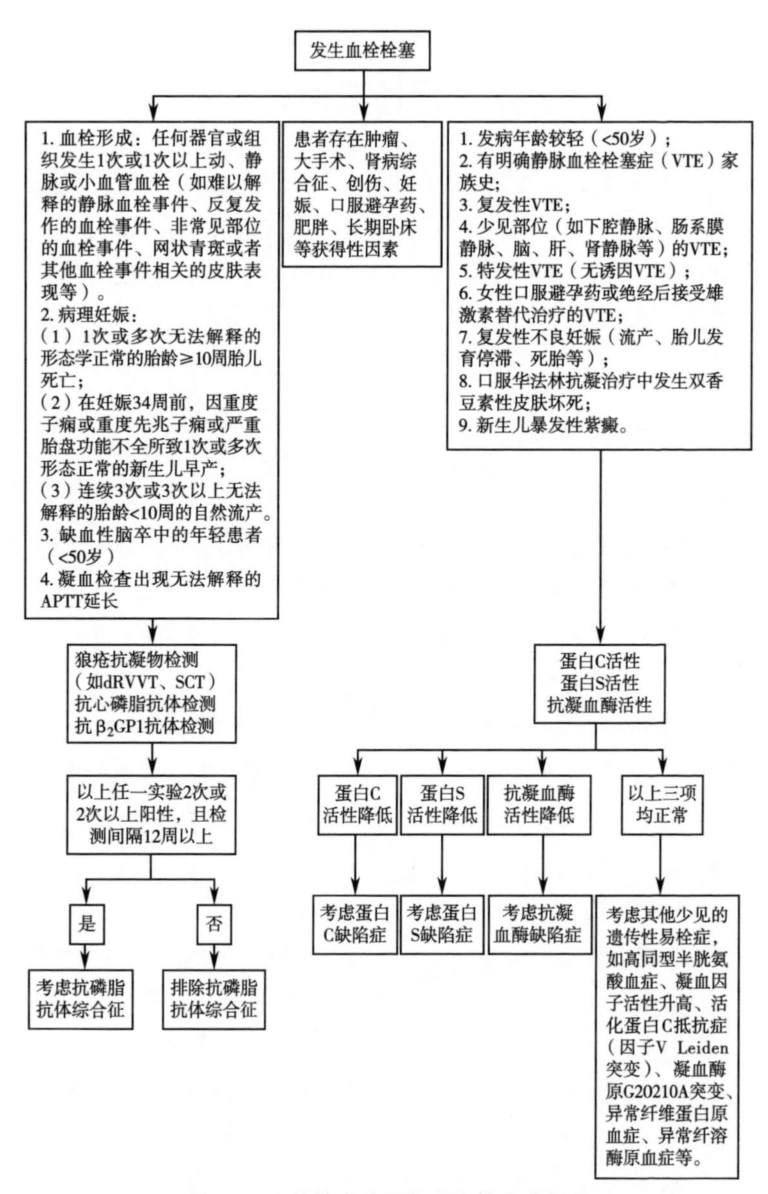

图 4-9 血栓栓塞病因实验室筛查路径图

- 抗 β_2 糖蛋白 1（抗 β_2GP1）抗体检测：健康人群为阴性，可检测总抗体，也可分别检测 IgG、IgA 和 IgM 抗体。
- FⅧ活性检测：103.0% ± 25.7%（本实验室为 60%~150%）。

十、抗栓治疗的实验室监测

抗栓治疗包括抗血小板治疗和抗凝治疗，其目的是适当抑制血小板功能和抑制凝血活性，可使用血小板功能检测和对各种抗凝药物特异的、反映凝血因子活性为基础的试验进行监测，以达到治疗有效性和出血风险之间的平衡。血小板功能检测的试验种类较多，可根据各实验室的情况进行选择：口服维生素 K 拮抗剂时检测 PT，其 INR 值作为监测指标；普通肝素使用抗凝血酶、APTT 和抗 FⅩa 检测作为其监测指标；低分子量肝素采用抗凝血酶和抗 FⅩa 检测作为其监测指标。无论何种类型肝素，剂量多少，都应监测血小板数量，以发现肝素诱发的血小板减少症。

抗栓治疗和肝素诱导的凝血障碍监测实验室路径见图 4-10 和图 4-11。值得注意的是每种临床指征下抑制血栓形成和出血风险之间的平衡关系，需临床研究来建立，即通过观察临床预后以设定最佳治疗区间，所以临床和实验室之间应充分合作，基于各个实验室可提供的监测项目的不同，针对特定的临床指征定义特异的抗栓治疗区间。(路径图中提供的治疗区间仅供参考)。

参考范围：

- 血浆凝血酶原时间（PT）：手工法男性 11~13.7s，女性 11~14.3s；仪器法不同品牌仪器及试剂间结果差异较大，需各实验室自行制定，本实验室为 9.6~12.8s。INR 依 ISI 不同而异，一般在 1.0~2.0，凝血酶原时间比值（PTR）0.82~1.15（1.00 ± 0.05）。

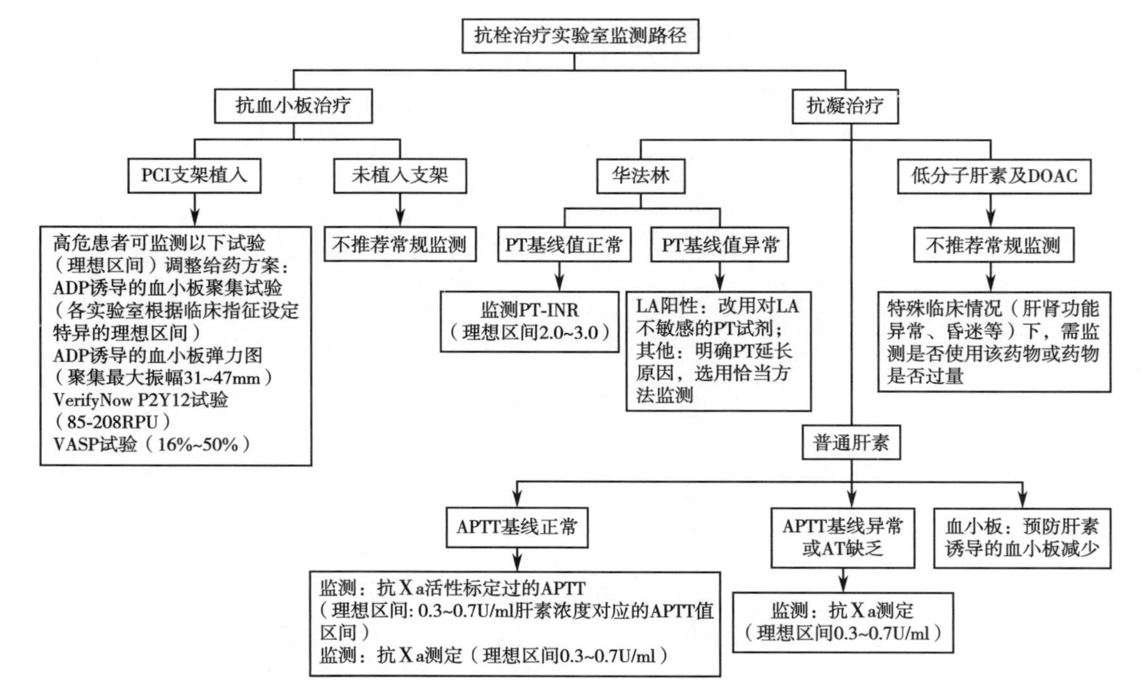

图 4-10 抗栓治疗后的实验室监测路径图

注：PCI 经皮冠状动脉介入；DOAC 直接口服抗凝药物；PT 凝血酶原时间；APTT 活化部分凝血活酶时间；ADP 二磷酸腺苷；PT-INR 凝血酶原时间国际标准化比值；VASP 舒血管剂激活的磷蛋白。

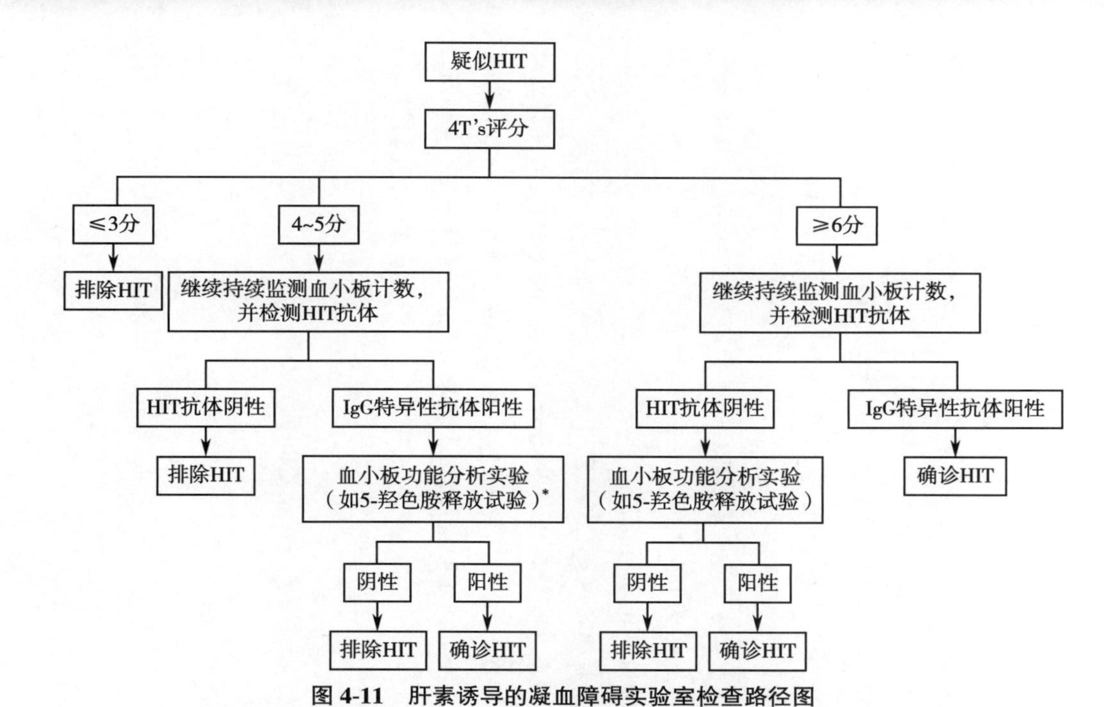

图 4-11　肝素诱导的凝血障碍实验室检查路径图

注：* 中度临床可能性（4T's 评分 4~5 分）患者，IgG 特异性抗体呈阳性可基本确诊。有条件可联合血小板功能分析试验，以明确诊断。HIT. 肝素诱导的血小板减少症。

- 抗凝血酶(AT)检测:108.5% ± 5.3%(笔者实验室为75%~125%)。
- 血小板(platelet,PLT)数量检测:(100~300) × 10^9/L。
- 血小板聚集试验:浓度6 × 10^{-6}mol/L的ADP是最大聚集率为35.2% ± 13.5%,坡度为63.9° ± 22.2°。浓度4.5 × 10^{-5}mol/L的肾上腺素可引起双向聚集曲线,此时第一相最大聚集率为20.3% ± 4.8%,坡度为61.9° ± 32.9°。
- ADP诱导的血小板弹力图(TEG-PM):使用拮抗血小板ADP受体P2Y12的药物后,ADP抑制率>30%提示药物足量。
- 抗Xa:低分子量肝素用药后峰值采血预防剂量为0.1~0.3IU/mL,治疗剂量为0.5~1.0IU/mL;普通肝素用药后峰值采血治疗剂量为0.3~0.7IU/mL。
- HIT抗体检测:正常人为阴性。
- 5-羟色胺释放试验(5-hydroxytryptamine,5-HT):与同样处理的标准物比较,可求得5-羟色胺含量。血浆中5-羟色胺含量为(54.0 ± 1.8)ng/L,血小板中为(603 ± 14)ng/10^9血小板。

(周 静 刘超男)

第五章

肾脏功能检查与肾脏疾病的实验诊断

肾脏是机体最重要的器官之一,其主要功能是通过肾小球的滤过及肾小管的重吸收和分泌生成尿液,排泄代谢产物从而维持机体内水、电解质及酸碱平衡。肾脏具有内分泌功能,参与血压及钙磷代谢调节并促进红细胞生成。大多数早期肾脏疾病临床症状和体征不明显,不同肾功能试验可用于反映不同的肾脏功能。因此,合理选择肾脏功能检查有助于相关疾病的早期诊断和治疗效果评价。

一、肾脏功能检查

肾脏的基本结构包括肾单位和肾血管。肾脏疾病的实验室检查包括尿液常规检查、肾功能检查、尿液生化检查、肾脏免疫学检查及尿液微生物学检查等。其中肾功能检查包括肾小球滤过功能和肾小管及集合管的转运功能检查,肾血流量及内分泌功能目前临床应用较少(图 5-1)。

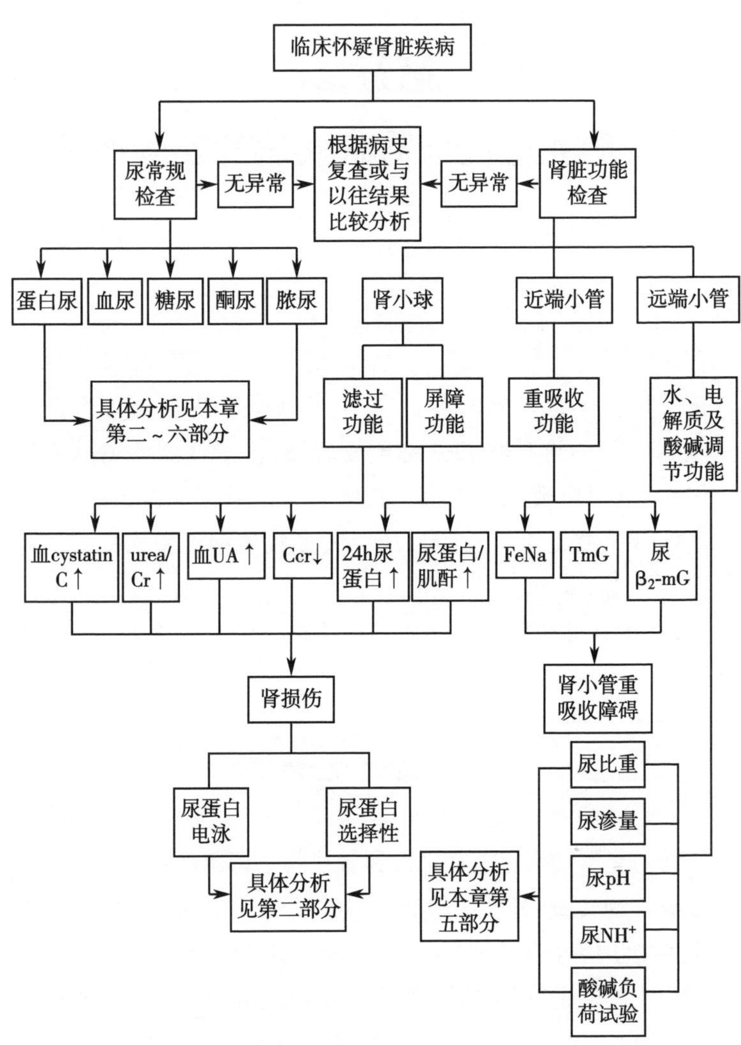

图 5-1　肾脏功能检查实验室分析路径图

FeNa：尿钠与滤过钠排泄分数。

参考范围：

- 血清肌酐测定：男(20~59岁),57~97mol/L；男(60~79岁),57~111mol/L；女(20~59岁),41~73mol/L；女(60~79岁),41~81mol/L。
- 血尿素(urea)测定：男(20~59岁),3.1~8.0mmol/L；男(60~79岁),3.6~9.5mmol/L；女(20~59岁),2.6~7.5mmol/L；女(60~79岁),3.1~8.8mmol/L。
- 血半胱氨酸蛋白酶抑制剂C(cystatin C)测定：0.51~1.09mg/L。
- 血尿酸测定：女性,160~380μmol/L；男性,240~490μmol/L。
- 肾清除率：内生肌酐清除率(creatinine clearance rate,Ccr)指单位时间内把多少毫升血浆中的内生肌酐全部清除而由尿排出。常用的Ccr计算方法有以下几种：

  (1)慢性肾脏病流行病学协作(CKD-EPI)公式和肾脏病膳食改良试验(MDRD)简化公式：与MDRD公式相比较,CKD-EPI公式不但纳入了CKD(慢性肾脏病)患者还纳入了正常人群(表5-1)。

表5-1　中国人群使用的CKD-EPI公式(采用Scr计算)

性别	血清肌酐	GFR估算公式
女性	≤0.7	$144\times(\text{Scr}/0.7)^{-0.329}\times0.993^{\text{年龄}}$
	>0.7	$144\times(\text{Scr}/0.7)^{-1.209}\times0.993^{\text{年龄}}$
男性	≤0.9	$141\times(\text{Scr}/0.9)^{-0.411}\times0.993^{\text{年龄}}$
	<0.9	$141\times(\text{Scr}/0.9)^{-1.209}\times0.993^{\text{年龄}}$

简化MDRD公式：$\text{GFR}=186\times(\text{SCr})^{-1.154}\times(\text{年龄})^{-0.203}\times(0.742,\text{如果是女性})$

注：血清肌酐Scr单位mg/dl。

参考范围：成人56ml/(min·1.73m^2)~122ml/(min·1.73m^2)。

(2)血、尿肌酐计算法:

$$Ccr=\frac{Ucr \times V}{Scr} \times \frac{1.73}{A}$$

Ucr. 尿肌酐浓度(mol/L); *Scr*. 血清肌酐浓度(mol/L); *V*. 尿液体积(mL/min); *A*. 实体表面积(m^2); 1.73 是 75kg 健康成人标准体表面积(m^2)。

参考范围:56~122mL/(min·1.73m^2)。

(王 霞)

二、蛋白尿的实验室检查

蛋白尿(proteinuria)是指尿液中蛋白定性试验呈阳性,或定量试验尿蛋白>100mg/L,或尿蛋白>150mg/24h。蛋白尿是肾脏疾病最常见表现之一,很多肾脏疾病在肾脏损害早期就可出现蛋白尿,临床上可通过尿蛋白的含量、类型及分子量来了解肾脏病变的部位和损伤的程度。尿蛋白定性分析是一种简单和廉价的辅助诊断肾脏疾病的方法,尿蛋白类型的定量分析在肾脏疾病的早期诊断和治疗后评估中都具有重要的价值。

不同的检测方法测定的与肾脏早期损伤的诊断指标包括尿微量蛋白(如尿微量白蛋白、尿转铁蛋白、尿 β2 微球蛋白、尿 α1 微球蛋白、尿免疫球蛋白 G),肾损伤分子 -1(kidney injury molecule-1,KIM-1)、中性粒细胞明胶酶相关载脂蛋白(neutrophil gelatinase-associated lipocalin,NGAL)、视黄醇结合蛋白(retinol-binding protein,RBP)、β 痕迹蛋白(beta-trace protein,BTP)。因自身免疫反应致肾损伤的免疫分子包括血清免疫球蛋白、补体、抗肾小球基底膜抗体、抗磷脂酶 A2 受体(PLA2R)抗体、抗中性粒细胞胞浆抗体、抗核抗体、抗双链 DNA 抗体、可提取核抗体谱和尿轻链等(图 5-2~ 图 5-4)。

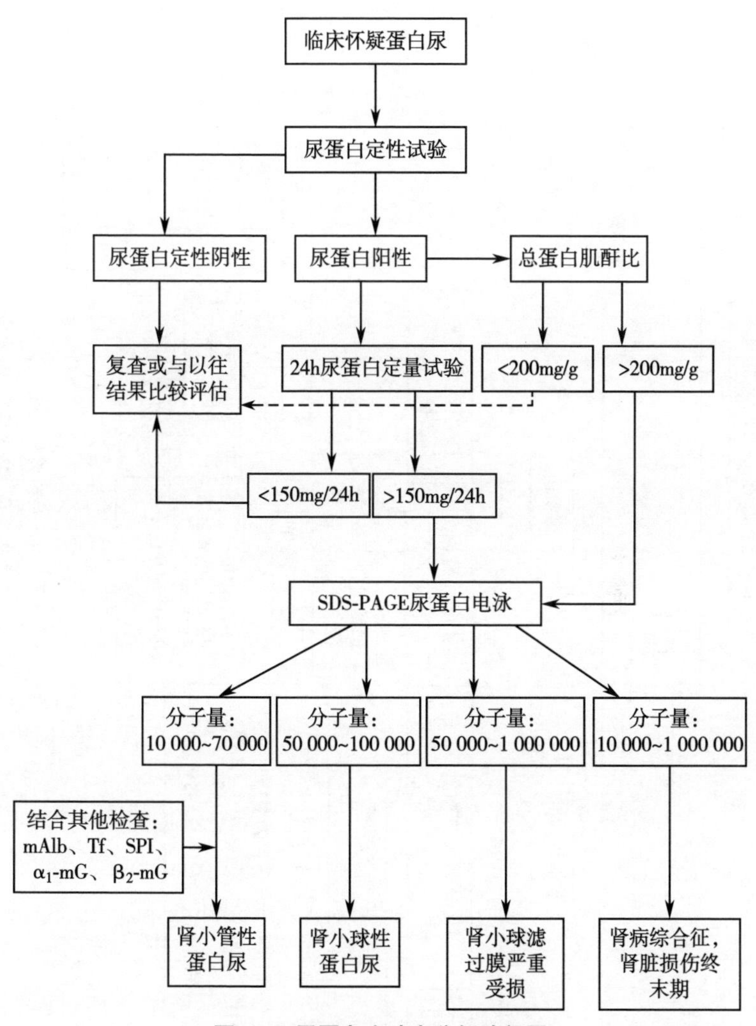

图 5-2 尿蛋白实验室分析路径图

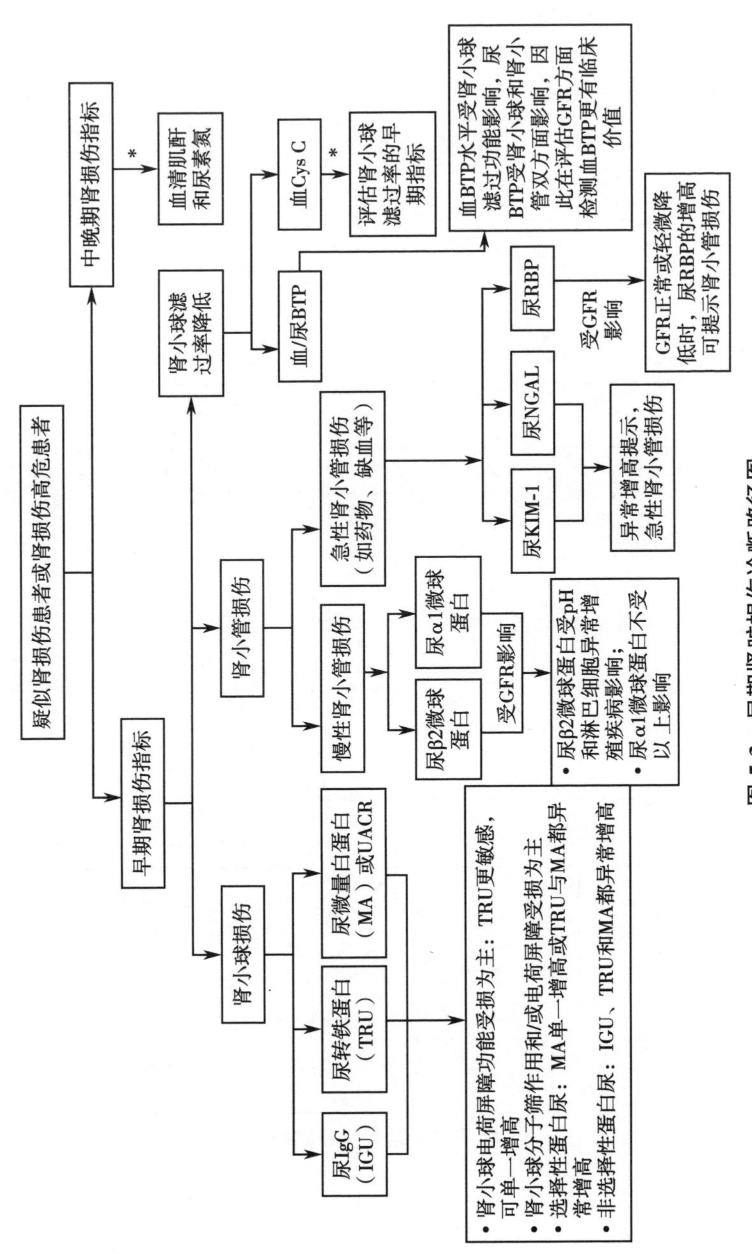

图 5-3 早期肾脏损伤诊断路径图

注：*具体内容见本章“肾脏功能检查”相关内容。

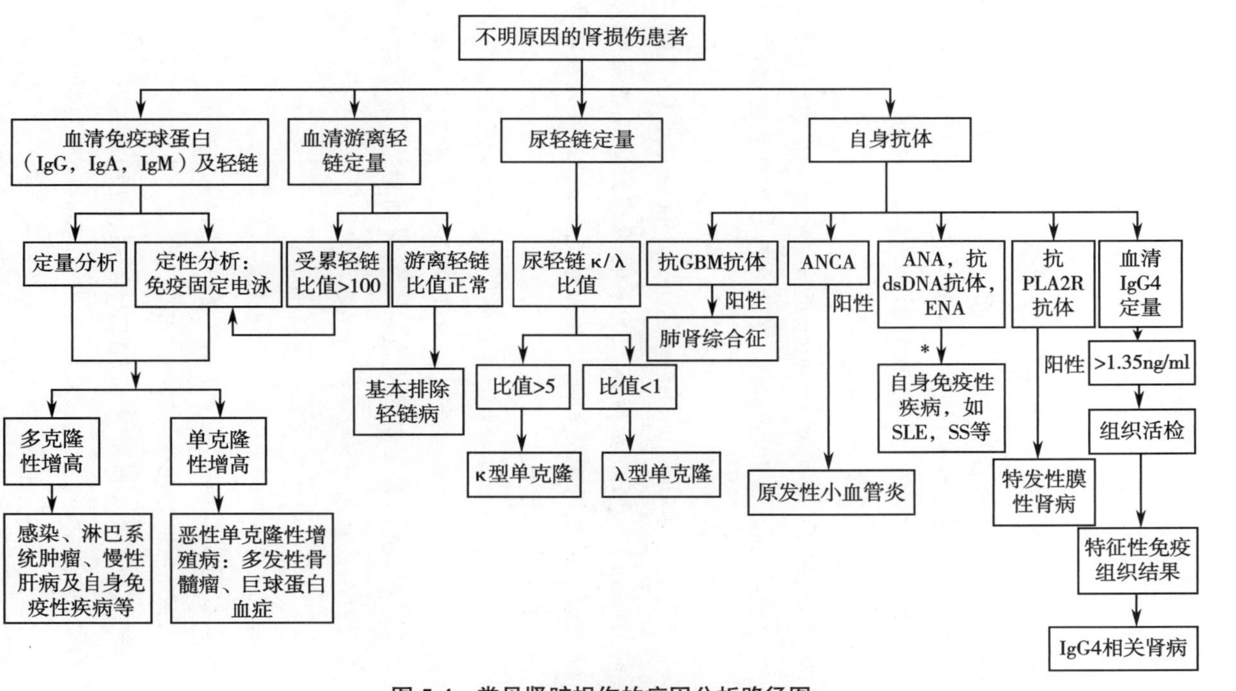

图 5-4　常见肾脏损伤的病因分析路径图

注：* 具体内容见第二十章相关内容。

参考范围:

- 尿蛋白的定性检测:试纸条法,正常人尿蛋白定性检查为阴性,当尿液中蛋白质含量>0.1g/L 时,定性试验可呈阳性。
- 24h 尿蛋白定量检测(邻苯三酚红钼络合显色法):<0.15g/24h。尿蛋白定量实验比定性试验更准确地反映每日排泄的尿蛋白量。如尿蛋白排出量增加,尿蛋白定性试验呈阳性反应或尿中蛋白质含量>150mg/24h 或>100mg/L 时称为蛋白尿,是肾脏疾病最常见的临床表现。
- 随机尿蛋白 / 肌酐比值(protein-to-creatinine,PCR)检测:<0.045g/mmol(≤200mg/g)。若收集 24h 尿存在困难可用随机尿测定尿蛋白 / 肌酐比值来替代 24h 尿蛋白定量检查。
- 免疫固定电泳(immunofixation electrophoresis,IFE):若相应的 IgG、IgA、IgM 和 κ 链、λ 链电泳区带中出现致密条带,提示为相应的免疫球蛋白或轻链为单克隆性,若为弥散条带,提示其为多克隆性。
- 尿轻链定量和定性分析:定量分析时,尿中 κ/λ 比值异常增高(比值>5)时,提示为 κ 型单克隆;κ/λ 比值异常降低(比值<1)时,提示为 λ 型单克隆。定性分析时,可通过对尿蛋白进行免疫固定电泳,通过电泳条带的致密程度判定其克隆特征(判定方法同血清免疫固定电泳)。
- 游离轻链定性分析:正常人尿液无蛋白区带。
- 微量白蛋白(mAlb)检测[酶免疫法(EIA)或免疫散射比浊法]:尿 mAlb 排出量<30mg/24h。
- 随机尿白蛋白 / 肌酐比值(ACR)检测:随机尿 Alb/Cr 比值正常值为<30mg/g。ACR 结果为 30~300mg/g 则提示尿白蛋白中度升高,ACR>300mg/g 则提示尿白蛋白显著升高。
- 尿转铁蛋白(Tf)检测:24h 尿排出量中转铁蛋白<2.0mg/L

（散射比浊法）或 <0.173mg/mmol（透射比浊法）。

- 尿免疫球蛋白 G（IGU）检测（免疫散射比浊法）：健康成年人尿液中 <8.00mg/L。
- 尿蛋白选择性（SPI）检测：尿蛋白选择性是指肾小球滤过膜对血浆蛋白能否通过具有一定的选择性，了解 SPI 可判断肾小球滤膜的屏障状况。SPI<0.1 为高选择性，SPI>0.2 为非选择性，介于二者间为中度选择性。SPI 即用测定的 IgG（分子量 150 000）肾清除值与转铁蛋白（Tf，分子量 77 000）或清蛋白（Alb，分子量 66 458）肾清除值的比值 $\left(\frac{\text{尿 IgG/血 IgG}}{\text{尿 Tf/血 Tf}}\right.$ 或 $\left.\frac{\text{尿 IgG/血 IgG}}{\text{尿 Alb/血 Alb}}\right)$ 来表示。
- 尿 β2 微球蛋白（β2-mG）检测（免疫散射比浊法）：<0.22mg/L。
- 尿 α1 微球蛋白（α1-mG）检测（免疫散射比浊法）：<12.5mg/L。检测结果不受 pH 影响（α_1-mG 在 pH 4.0~8.0 范围内均稳定），晨尿、随机尿或 24 小时尿均可用于检测。
- 肾损伤分子 -1（KIM-1）检测：尿 KIM-1 升高多提示以肾小管损伤为主的急性肾损伤。检测方法包括酶联免疫吸附试验、免疫层析法。
- 中性粒细胞明胶酶相关载脂蛋白（NGAL）检测：尿 NGAL 也被认为是急性肾小管损伤的生物标志物之一，且其表达具有 AKI 严重程度依赖性，可提示患者临床预后。但年龄、性别（女性）、尿路感染和肾功能受损（慢性肾脏疾病）等均可影响尿 NGAL 水平。
- 尿视黄醇结合蛋白（RBP）检测：目前认为尿 RBP 可用于评估近端小管损伤，在 GFR 正常或轻微降低时，微弱的肾小管功能降低可导致尿液中 RBP 分泌增加，同时也可预示 AKI 结局。
- 与肾脏损伤有关的自身抗体：抗肾小球基底膜抗体（anti-GBM

Ab)、抗中性粒细胞胞浆抗体(ANCA)、抗磷脂酶A2受体抗体等具体临床应用和实验室路径见第二十章相关内容。

（王 霞 蔡 蓓 石运莹）

三、血尿的实验室检查

正常的尿液中含有极少量的红细胞，尿液在显微镜下每个高倍视野可有红细胞0~3个，当尿中红细胞数量超过此数即为血尿。血尿包括镜下血尿(microscopic hematuria)和肉眼血尿(gross hematuria)，是泌尿系统疾病最常见的症状之一。约98%血尿是由泌尿系统疾病引起，如泌尿系统结石、泌尿系统感染、肾炎、泌尿系统肿瘤等，2%的血尿是由全身性疾病或泌尿系统邻近器官病变所致。血尿的实验室检查是肾脏和尿道疾病直接指标和早期指标(图5-5)。

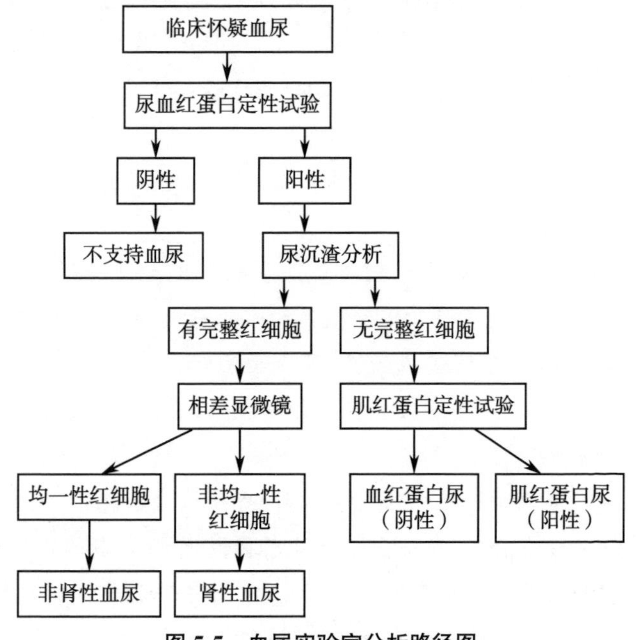

图5-5 血尿实验室分析路径图

结果解释：

- 尿血红蛋白定性试验：临床常用干化学试纸法，血红蛋白中的含铁血红素有类似过氧化物酶的作用，可将该供氢体中的氢转移给 H_2O_2 生成 H_2O，供氢体脱氢后生成发色基团，颜色深浅与血红蛋白含量呈正相关。
- 尿显微镜检查：尿液中的正常红细胞呈双凹圆盘状、浅黄色。异常红细胞形态与泌尿系统基础疾病、尿 pH、尿渗透压以及在体外放置的时间有关。
- 尿相差显微镜检查：根据尿液红细胞形态将血尿分为非均一性红细胞血尿、均一性红细胞血尿、混合性血尿。非均一性红细胞血尿为肾小球来源性血尿，因肾小球基底膜对红细胞的挤压损伤，红细胞大小不一，显微镜下可见大红细胞、小红细胞、皱缩红细胞、棘形红细胞、环状红细胞、红细胞碎片等，临床常见于急/慢性肾小球肾炎、肾盂肾炎、肾病综合征。均一性红细胞血尿为非肾小球性血尿，红细胞来源于肾小球以下的部位，红细胞未被挤压，其形态正常，临床常见于泌尿系统炎症、肿瘤、结核、结石，前列腺炎等。混合性血尿是指尿液中同时含有均一性和非均一性红细胞。
- 肌红蛋白定性实验：根据肌红蛋白可溶于 80% 硫酸铵溶液，而血红蛋白不溶的特性，在尿中加入 80% 硫酸铵，再进行血红蛋白定性试验，仍为阳性者为肌红蛋白尿。

（付 阳）

四、尿常规检查

尿液是血液通过肾小球滤过、肾小管与集合管重吸收、肾小管分泌三个过程形成的代谢终产物，尿常规检查是运用理学、化学、显微镜以及自动化分析仪对尿液进行的检验,是临床上诊断泌尿系统疾病便捷、必不可少的一项初步检查。尿常规检查包括理学检验、化学检验和有形成分显微镜镜检。尿常规检查可为临床泌尿系统疾病的诊断和疗效观察提供实验室依据(图 5-6)。

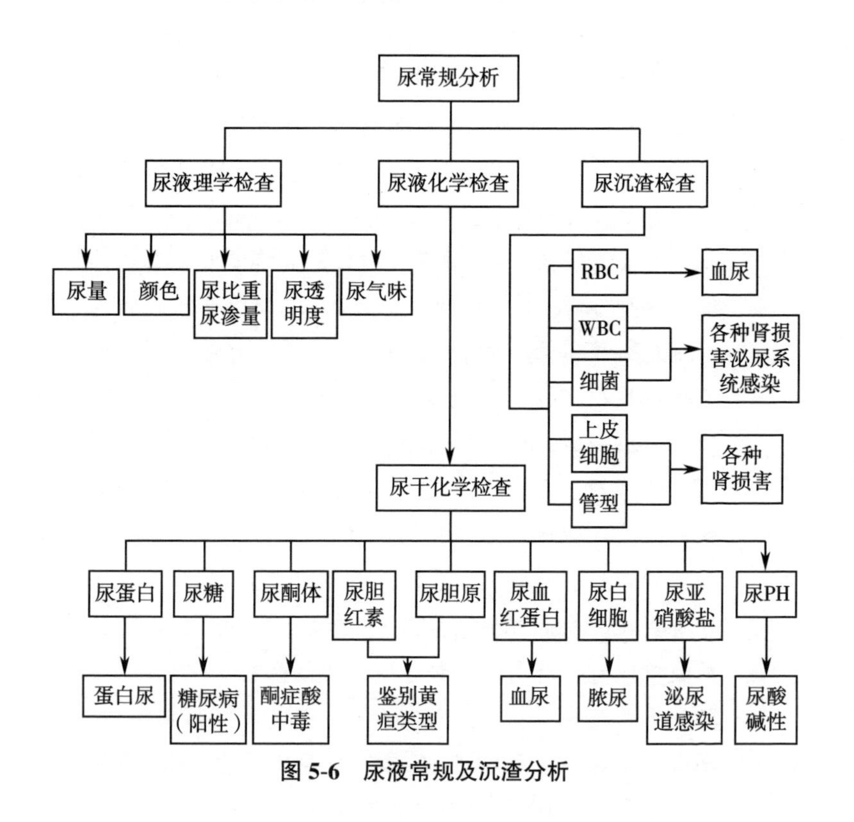

图 5-6 尿液常规及沉渣分析

参考范围:

- 尿量:成年人,1~2L/24h;儿童,按儿童每公斤体重计排尿量,为成年人 3~4 倍。
- 尿颜色和透明度:新鲜尿为淡黄色、清晰透明(表 5-2)。
- 气味:正常尿的气味由尿中挥发酸及酯类共同产生,具有微弱芳香气味；标本置放过久会导致尿素分解，产生氨臭味；食用葱、蒜、咖喱、韭菜，饮酒过多或服用某些药物可有特殊异味。

- 尿比重(SG)：尿在4℃条件下与同体积纯水重量之比，反映尿液中所含溶质浓度的指标。随机尿比重：成人，1.003~1.040；新生儿，1.002~1.004；晨尿，1.015~1.025。
- 尿渗透压测定(urine osmolality)：600~1 000mOsm/(kg·H_2O)。
- 酸碱度(pH)：正常饮食条件下，晨尿为5.5~7.0，平均6.0；随机尿为4.6~8.0。影响尿液pH的因素如表5-3所示。
- 尿蛋白质检测：阴性。
- 尿糖检测：阴性。
- 尿酮体检测：阴性。
- 尿胆红素检测：阴性。
- 尿胆素原和尿胆素检测：尿胆素原，阴性或弱阳性；尿胆素，阴性。不同黄疸类型时尿胆红素、尿胆素原的变化如表5-4所示。
- 尿血红蛋白检测：阴性。
- 白细胞酯酶检测：阴性。
- 亚硝酸盐检测：阴性。
- 红细胞检测：男<11个/μL，女<25个/μL；镜检<3个/HPF。
- 白细胞检测：男<11个/μL，女<25个/μL；镜检<5个/HPF。
- 上皮细胞检测：肾小管上皮细胞，无；移行上皮细胞，无或偶见；鳞状上皮细胞，少见。
- 管型检测：透明管型，偶见；颗粒管型，无；细胞管型，无；蜡样管型，无；宽大管型，无。
- 结晶检测：少见。
- 微生物检测：细菌，<1 600个/μL(根据不同仪器参考值范围有差异)；真菌，无；寄生虫，无。

表 5-2 病理因素或药物或食物引起尿液颜色改变

颜色	病理因素或药物或食物
深黄色尿	胆色素异常,呋喃妥因,吩噻嗪类,大黄,胡萝卜,维生素
乳白色尿	肾盂肾炎,膀胱炎,肾结核,丝虫病,精液污染等
绿色尿	铜绿假单胞菌感染,亚甲蓝,呋喃类药物,靛青红
无色	尿崩症,糖尿病,慢性间质性肾炎
棕褐色或黑色尿	严重烧伤,溶血性贫血,肾脏挤压伤,铁盐,呋喃类药物,磺胺类药物
红色尿	红细胞,血红蛋白,肌红蛋白,卟啉,磺溴酞钠,苯妥英,甜菜根

表 5-3 常见影响尿液 pH 的因素

因素	酸性尿	碱性尿
食物	高蛋白饮食、维生素 C	蔬菜、水果等素食
生理活动	剧烈运动、饥饿、大量出汗	餐后碱潮
药物	氯化钾、氯化钙	碳酸氢钠等碳酸类药物
疾病	代谢性酸中毒、发热、糖尿病、尿酸盐结石	代谢性碱中毒、严重呕吐导致胃酸丢失、膀胱炎、碳酸盐结石
其他	尿液中含有酸性磷酸盐	尿液细菌污染、分解尿素

表 5-4 不同黄疸类型时尿胆红素、尿胆素原的变化

黄疸类型	尿胆红素	尿胆素原
溶血性黄疸 / 肝前性黄疸(IB↑)	阴性	强阳性
肝细胞性黄疸(TB 和 DB↑)	阳性	阳性
梗阻性 / 肝后性黄疸(DB↑)	强阳性	阴性

注:IB. 间接胆红素;TB. 总胆红素;DB. 直接胆红素。

(付 阳)

五、肾脏对水钠代谢及酸碱平衡调节的实验室检查

肾脏在泌尿过程中，肾小球滤过生成的原尿需经肾小管和集合管进行浓缩和稀释，最后形成终尿。浓缩和稀释过程包括重吸收和排泌。重吸收是肾小管上皮细胞将原尿中的水和某些溶质，部分或全部转运回血液的过程。肾小管和集合管的上皮细胞将摄入量超过机体需要的物质，如水、电解质等或血液中的某些物质转运到肾小管腔中排泌。从而精确调节体内水、电解质、酸碱平衡等，维持机体内环境质和量的相对稳定，保证生命活动的正常进行(图 5-7)。

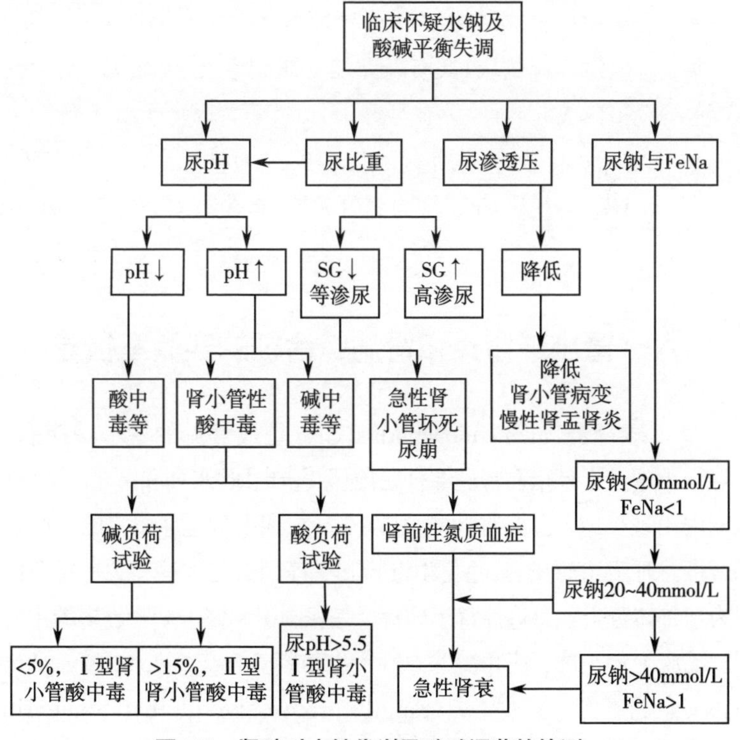

图 5-7 肾脏对水钠代谢及酸碱调节的检测

参考范围：

- 尿钠与滤过钠排泄分数(FeNa)测定：成人尿钠浓度<20mmol/L；FeNa=1%。
- 肾小管葡萄糖最高重吸收率(TmG)：成人男性为300~440mg/min；成人女性为250~300mg/min。
- 肾小管排泌酚红(PSP)功能的检测：成人15min>25%，120min>55%。儿童15min为25%~45%，120min为50%~75%。
- 尿液浓缩稀释试验：成人尿比重1.015~1.025；成人尿渗透压600~1 000mOsm/(kg·H_2O)，尿渗透压与血浆渗透压之比为(3~4)∶1。
- 尿液pH检测：反映肾小管排酸能力。
- 氯化铵负荷试验(酸负荷试验)：服用氯化铵2h后，至少一次尿pH<5.5。
- HCO_3^-负荷试验(碱负荷试验)：HCO_3^-的排泄分数=[(尿HCO_3^-/血HCO_3^-)/(尿Cr/血Cr)]×100%；正常人≤1%，几乎接近0。

(王 霞)

六、肾小球肾炎和肾病综合征的实验室检查

肾小球肾炎(glomerulonephritis，GN)是最常见的肾小球疾病，急进性肾小球肾炎是指在肾炎综合征(血尿、蛋白尿、水肿和高血压)基础上短期内出现少尿、无尿，肾功能急骤下降，短期内到达尿毒症的一组临床综合征。呼吸道感染、某些化学毒物和免疫因素与本病有关。肾活检表现为新月体肾炎。急进性肾小球肾炎是我国引起终末期肾衰竭的主要原因。临床上肾小球肾炎可分为急性肾小球肾炎(acute glomerulonephritis，AGN)、急进性肾小球肾炎(rapidly progressive glomerulonephritis，RPGN)、慢性肾小球肾炎(chronic glomerulonephritis，CGN)以及无症状

性血尿（asymptomatic hematuria）和 / 或蛋白尿（proteinuria）（图 5-8~图 5-11）。

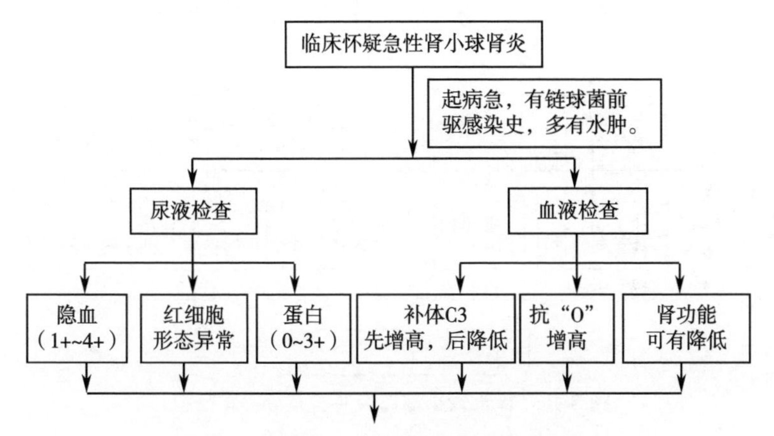

图 5-8　急性肾小球肾炎实验室分析路径图

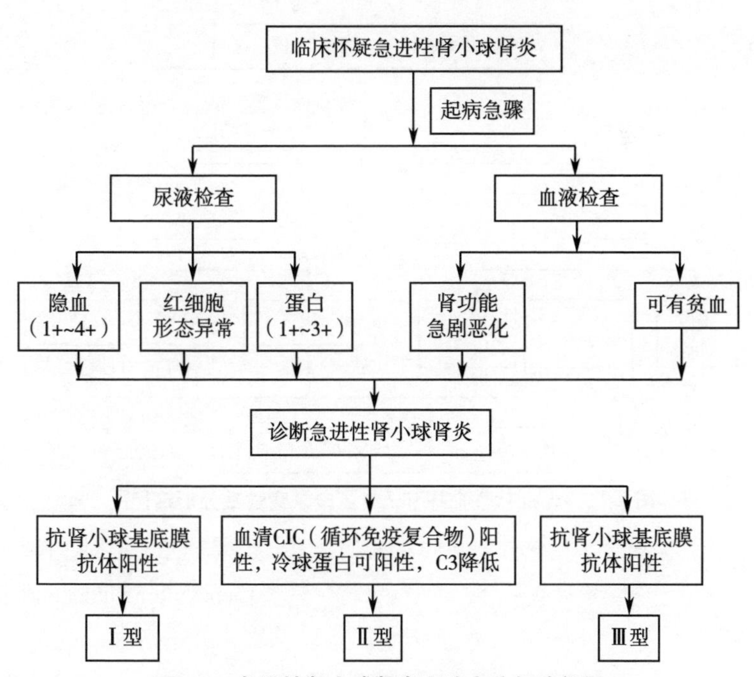

图 5-9　急进性肾小球肾炎实验室分析路径图

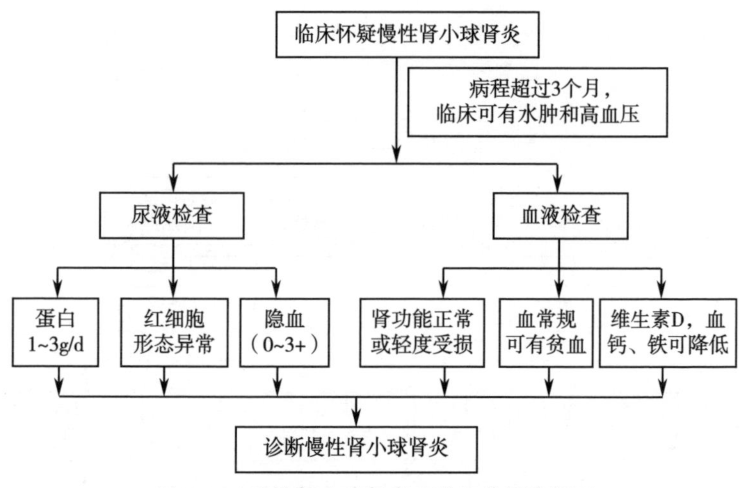

图 5-10 慢性肾小球肾炎实验室分析路径图

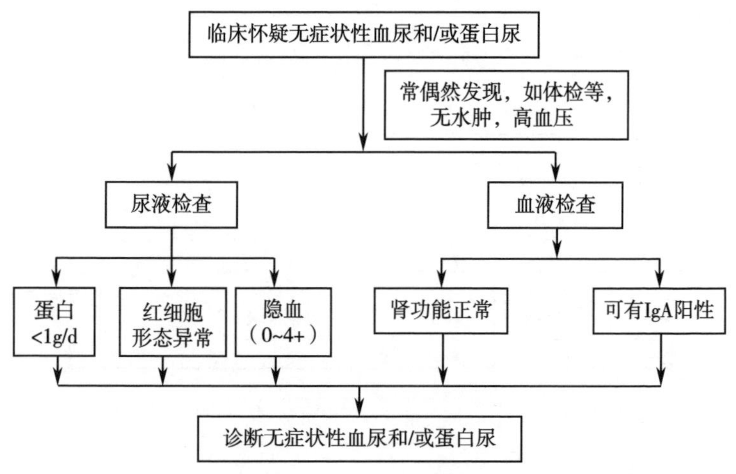

图 5-11 无症状性血尿和 / 或蛋白尿实验室分析路径图

（干 伟）

七、急性肾损伤的实验室检查

急性肾损伤(acute kidney injury,AKI)以往称为急性肾衰竭(acute renal failure,ARF),是指由多种病因引起的肾功能在数小时至数天内快速下降,体内代谢废物迅速积累,水、电解质和酸碱平衡紊乱并由此产生各系统功能变化的临床综合征,危重患者死亡率达30%~80%,存活者约50%遗留永久性肾功能减退。与ARF相比,AKI更强调对这一综合征的早期诊断,早期治疗。AKI按病因可分为肾前性(肾血流灌注不足)、肾性(肾实质损伤)和肾后性(尿路梗阻)。肾性AKI以急性肾小管坏死(acute tubular necrosis,ATN)最为常见,约占AKI的80%。ATN临床分为起始期、维持期和恢复期三个阶段,早期诊断AKI并识别病因是逆转肾功能的关键(图5-12)。

结果解释:

- 急进性肾小球肾炎AKI诊断涉及的主要实验室检查包括血清肌酐和eGFR检测、尿液检查、尿KIM-1检测、尿NGAL检测等,结果解释参见本章“肾脏功能检查”和“蛋白尿的实验室检查”相关内容。

(干　伟)

八、慢性肾衰竭的实验室检查

慢性肾脏病(chronic kidney disease,CKD)是指肾脏结构和/或功能异常,包括肾脏病理、血、尿、影像学异常或eGFR低于60mL/(min·1.73m^2)持续3个月或以上。慢性肾脏病已经成为全球公共健康问题,普通人群中CKD的患病率为10%~14%。为早

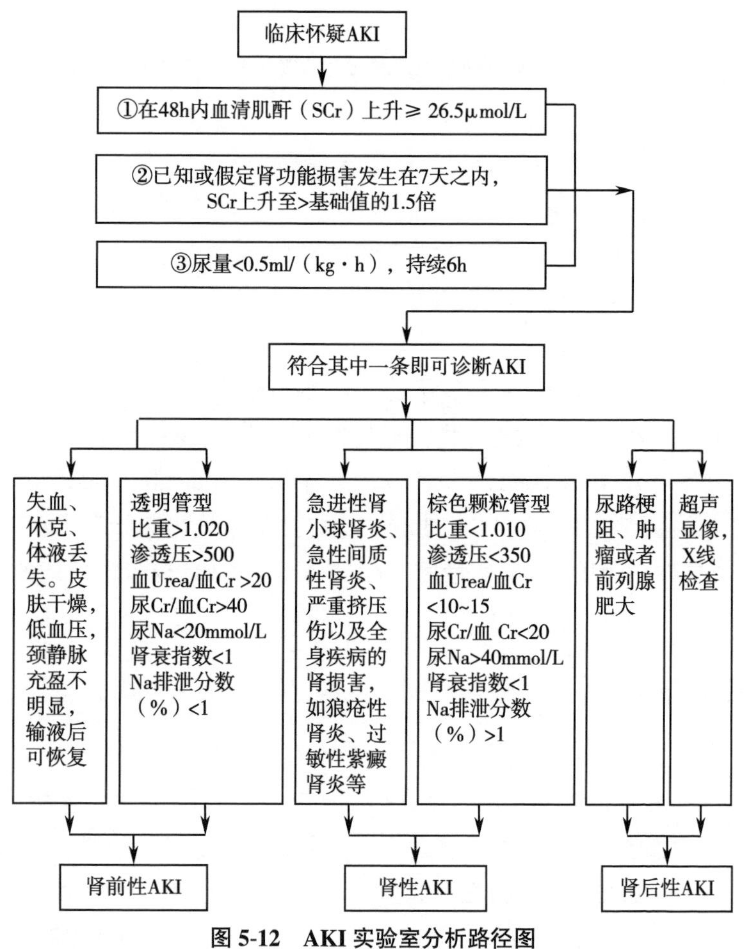

图 5-12 AKI 实验室分析路径图

期识别和防治 CKD，2012 年改善全球肾脏病预后组织（KDIGO）指南将 CKD 进一步细化，通过 CKD 病因并依据 eGFR 将 CKD 分为 6 期（见图 5-13）。

慢性肾衰竭（chronic renal failure，CRF）指发生在各种慢性肾脏疾病（慢性肾小球肾炎最常见，其次为肾小管间质性肾炎、糖尿病肾病等）基础上，肾功能进行性减退而至衰竭，临床表现为肾功能减退、代谢物潴留，水、电解质紊乱和酸碱平衡失调，以及与之相关的各种内分泌功能紊乱。慢性肾衰竭代表慢性肾脏病中eGFR下降至失代偿期的患者，主要为CKD 4~5期(图5-13)。

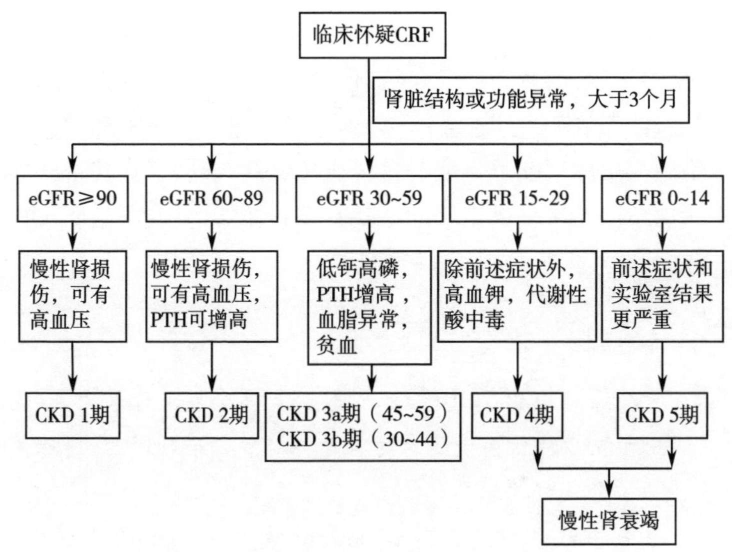

图5-13　慢性肾功能不全实验室分析路径图

结果解释：

- 慢性肾衰竭是各种肾脏疾病的终末期结果，eGFR是CKD分期的重要依据，相关检测包括eGFR检测、血清肌酐(Cr)和尿素(urea)检测、血清半胱氨酸蛋白酶抑制剂C(cystatin C)检测和电解质和酸碱平衡检测，结果分析参见本章“肾脏功能检查”和第八章相关内容。

（干　伟）

九、尿路感染的实验室检查

尿路感染(urinary tract infection,UTI),通常又称为泌尿系统感染,是病原微生物在泌尿系统中大量繁殖,引起泌尿系统各部分(包括肾脏、输尿管、膀胱和尿道)感染的总称。它是人类最常见的感染之一,女性发病率高于男性,40%~50% 的女性一生当中都发生过尿路感染。严重的尿路感染如肾盂肾炎等,可引起脓毒症甚至感染性休克。诊断尿路感染最直接的方式是进行尿液的检查,主要包括尿常规和尿培养,两者常结合分析(图 5-14)。

参考范围:

- 直接涂片检测:尿液标本不离心直接涂片进行革兰染色,可用于初步评估菌量。对于临床怀疑淋病奈瑟球菌、念珠菌或结核分枝杆菌感染的标本,可用无菌吸管吸取尿液 5~10mL 置无菌试管中,3 000~4 000r/min 离心 30min,弃上清液,取沉渣涂片,革兰染色或抗酸染色后镜检。
- 质谱(MOLDI-TOF MS)直接检测:质谱检出阳性的鉴定结果与传统培养鉴定结果的符合率在 90% 以上。
- 普通需氧培养:正常人为阴性。

(肖玉玲)

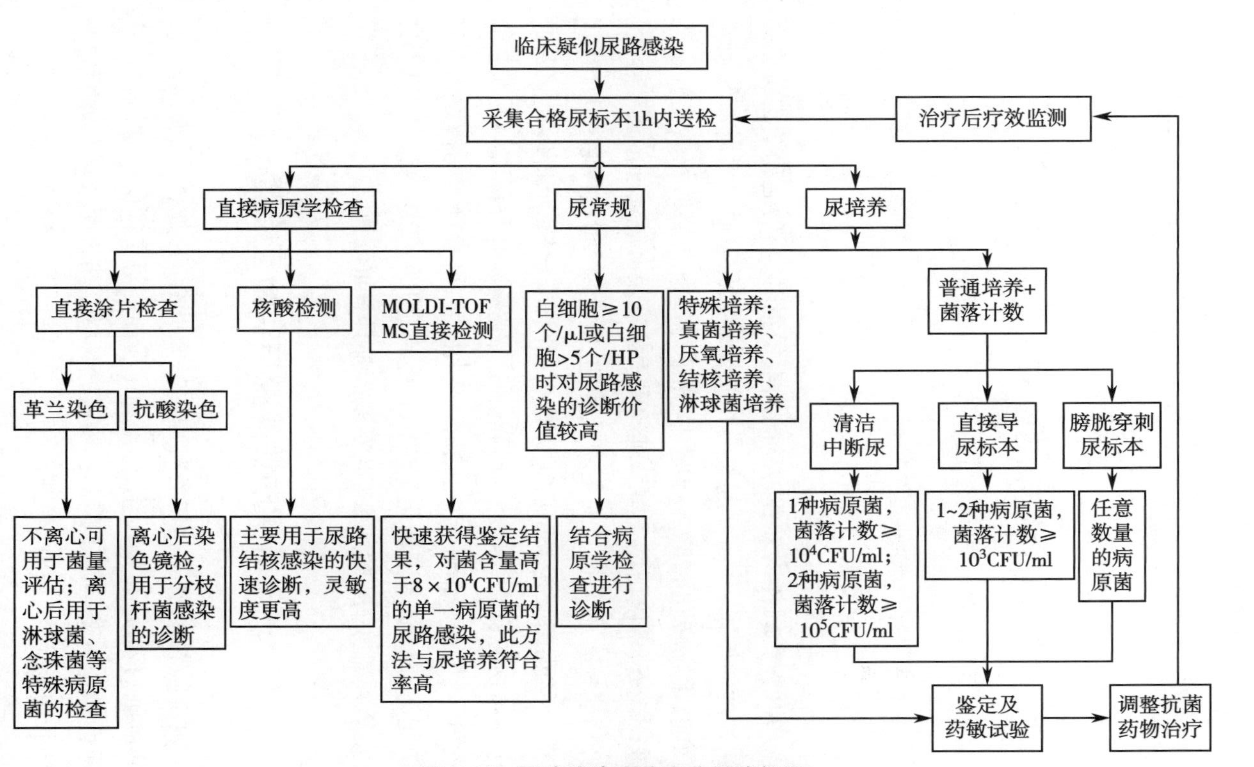

图 5-14　尿路感染实验室分析路径图

第六章

肝脏功能异常疾病的实验诊断

当肝脏受到体内外各种致病因素侵犯时，其功能和结构将受到不同程度的损害，从而引起相应物质代谢紊乱。通过对肝脏物质代谢功能、生物转化和解毒功能、内分泌与排泄功能的相关实验室指标进行检查，可以帮助了解肝脏的受损状况及肝脏功能的改变程度。肝脏功能检查主要通过对蛋白质代谢、糖代谢、脂质代谢、胆红素代谢、胆汁酸代谢等相关试验指标检查、肝脏酶学检查、肝纤维化及肝硬化标志物的检查、酒精性肝病的标志物检查、肝脏摄取与排泄功能检查等，分析这些指标与标志物的变化程度，可直接或间接评估肝脏的功能状态。临床生物化学指标的检测对肝胆疾病的诊断、鉴别诊断、预后判断、病程监测及疗效观察等都具有重要意义。

一、肝实质性病变与实验室检查

肝实质性病变是指由各种原因导致肝脏的实质细胞损伤，从而引起肝脏的合成、生物转化、分泌和排泄功能等受损的病理过程。肝实质性病变主要是由于病毒感染、乙醇损伤、药物所致。其诊断主要依靠肝功能检查、病原学分析及病史来进行(图 6-1)。

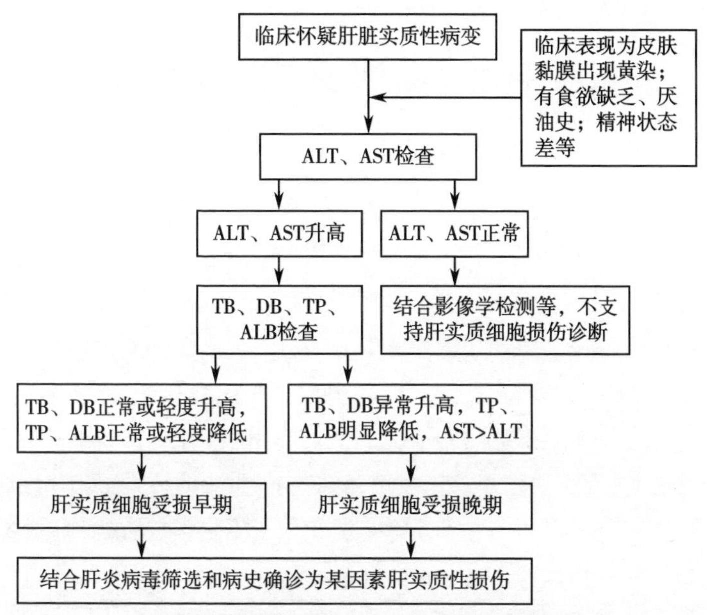

图 6-1 肝实质性病变的实验室分析路径图

参考范围：

- 胆红素检测：总胆红素(TB),5.0~28.0μmol/L；直接胆红素(DB),<8.8μmol/L。
- 丙氨酸转氨酶(ALT)检测：男性 9~50U/L,女性 7~40U/L。
- 天冬氨酸转氨酶(AST)检测：男性 15~40U/L,女性 13~35U/L。
- 血清总蛋白(TP)检测：成人 65~85g/L,长期卧床者低 3~5g/L。新生儿含量较低,大约 1 年后达到正常成人水平。60 岁以上者约低 2g/L。
- 血清清蛋白(ALB)检测(测定方法常用溴甲酚绿法)：40~55g/L。
- 总胆汁酸(BA)检测：小于 15.0μmol/L。

（赵艳华 李贵星）

二、急性病毒性肝炎与实验室检查

急性病毒性肝炎是一种病毒感染全身,但主要侵犯肝脏的疾病。该病主要由肝炎病毒(如甲、乙、丙、丁、戊型肝炎病毒等)引起。其他病毒感染(巨细胞病毒、疱疹病毒、柯萨奇病毒、腺病毒等)也可累及肝脏。甲型肝炎和戊型肝炎是自限性疾病,而丙型肝炎及乙型肝炎则可转变成慢性感染。急性病毒性肝炎分为急性黄疸性肝炎和急性无黄疸性肝炎。急性黄疸性肝炎多见于甲型肝炎和戊型肝炎,病程的阶段性较为明显。急性无黄疸性肝炎是一种轻型肝炎,可发生于任一型病毒性肝炎中,由于无黄疸不易被发现,因而成为重要的传染源。急性病毒性肝炎可通过血液生化、病毒免疫学和分子生物学检查确诊(图 6-2)。

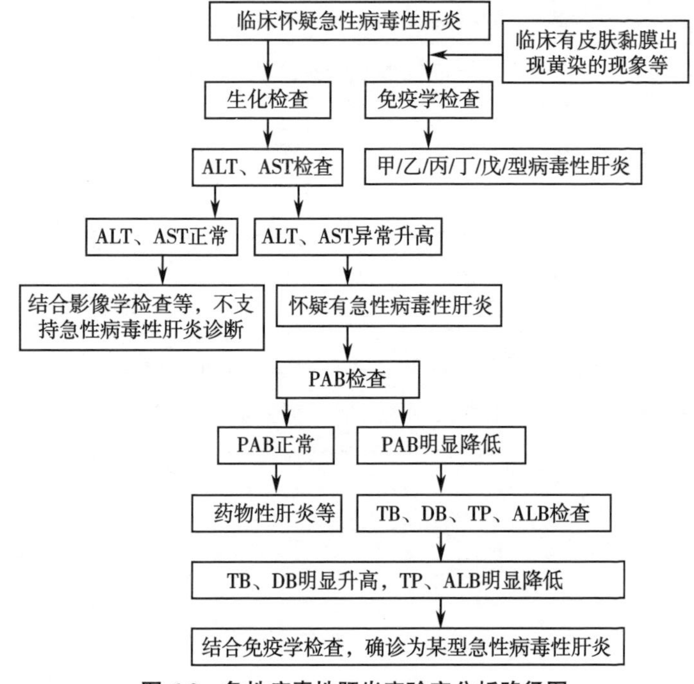

图 6-2　急性病毒性肝炎实验室分析路径图

参考范围:

- 血清前清蛋白(PAB)检测(测定方法常用免疫透射比浊法):170~420mg/L
- 其他实验室指标:见本章“肝实质性病变与实验室检查”和第十三章相关内容。

(赵艳华　李贵星)

三、慢性活动性肝炎与实验室检查

慢性活动性肝炎,简称慢活肝,其特点为病毒性肝炎病程持续在一年以上。其中在我国乙型肝炎占绝大多数(80%),近年也有丙型肝炎。按病程、肝功能情况、免疫状态及病变等的不同将慢性肝炎分为持续性和活动性两种。慢性持续性肝炎:病程半年以上,肝功能正常或轻度损害。病理检查示肝小叶结构完整,肝细胞有点状或零星坏死,炎症局限于门管区,纤维化程度轻,预后良好,很少发展成肝硬化。慢性活动性肝炎:病程一年以上,病理检查示肝小叶结构破坏、肝细胞呈碎屑状坏死;严重时呈桥状坏死,炎症细胞浸润除门管区外并侵入肝实质,纤维化程度重,预后差,易发展成肝硬化(图 6-3)。

参考范围:

- 谷氨酰转肽酶(GGT)检测:男性 10~60U/L;女性 7~45U/L。
- 其他实验室指标:见本章“肝实质性病变与实验室检查”和第十三章相关内容。

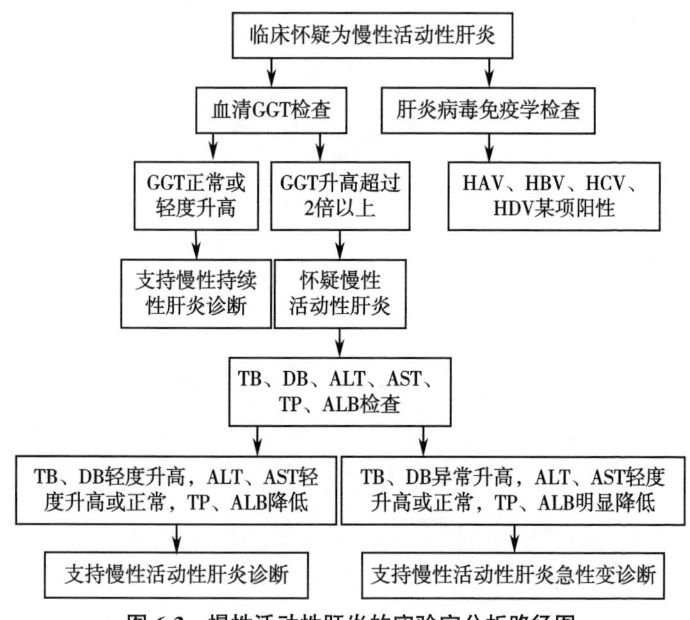

图 6-3 慢性活动性肝炎的实验室分析路径图

（赵艳华 李贵星）

四、暴发性肝衰竭与实验室检查

暴发性肝衰竭是由多种化学或生物学因素引起的以肝脏炎症和坏死病变为主的一组疾病。该病因为某些化学药物以及甲型或戊型肝炎病毒引起，一般表现为低烧、食欲减退、恶心、呕吐、腹胀、便秘或腹泻。暴发性肝衰竭可引起肾功能、消化功能、呼吸功能等下降，以及水电解质代谢紊乱。严重时，可因肝功能衰竭而死亡（图 6-4）。

参考范围：

- 相关实验室检查项目，如血清胆固醇和凝血酶原时间检查等见第四章和第十一章相关内容。

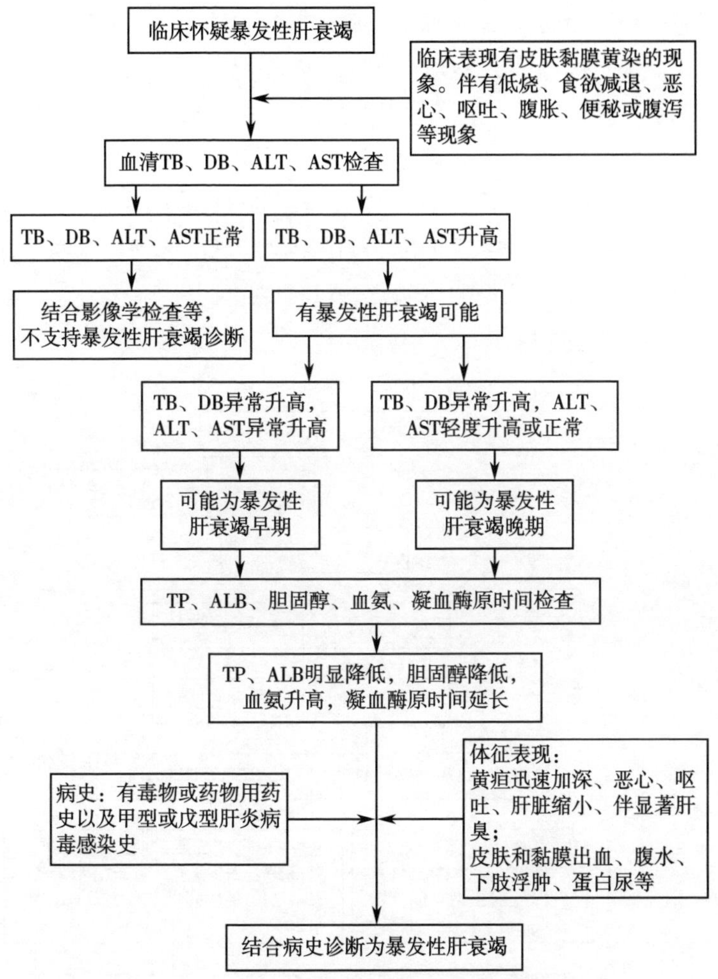

图 6-4　暴发性肝衰竭的实验室分析路径图

（赵艳华　李贵星）

五、酒精性肝炎与实验室检查

酒精性肝炎由于长期持续过量饮酒引起的肝脏损害性病变。最初表现为肝细胞脂肪变性，进而可发展为肝炎、肝纤维化，最终导致肝硬化。其临床症状为呕吐、腹痛、呕血、黑粪等。少部分患者可发生黄疸、肝功能衰竭和猝死。本病多见于男性，主要在于男性饮酒明显多于女性。对孕妇而言，饮酒量过多可影响胎儿的生长发育。乙醇的饮用量与肝硬化的发病率密切相关，通常饮酒量越高肝硬化的发病率也越高。

目前尚无对酒精性肝炎既高度敏感又特异的诊断标志物。许多指标可用于酒精性肝炎的检测，结合长期酗酒史及临床表现可以诊断酒精性肝炎（图 6-5）。

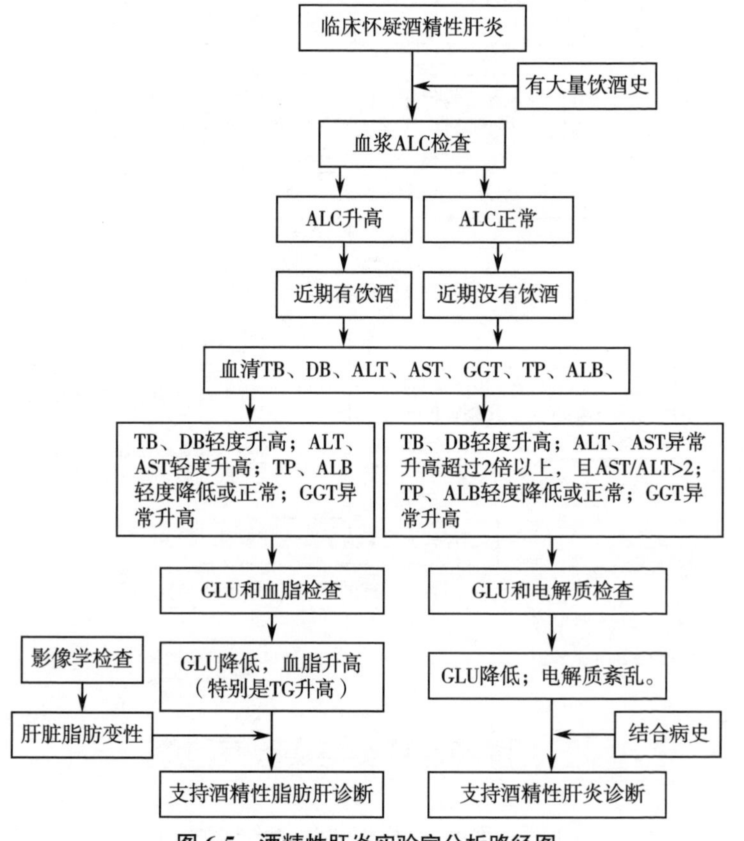

图 6-5 酒精性肝炎实验室分析路径图

参考范围：

- 血浆乙醇（ALC）浓度检测（酶法）：乙醇测定使用加盖的肝素抗凝血，<10mg/L。
- 其他实验室指标：见本章“肝实质性病变与实验室检查”相关内容。

（赵艳华 李贵星）

六、胆道梗阻性黄疸与实验室检查

胆道梗阻性黄疸是外科临床上常见的一种症状，涉及许多病因（如胆道结石、肿瘤等），临床主要表现为皮肤黏膜黄染的现象，是多种疾病的共同临床表现。胆道梗阻性黄疸的诊断主要依靠实验室肝功能检测、B超和影像学检查（图6-6）。

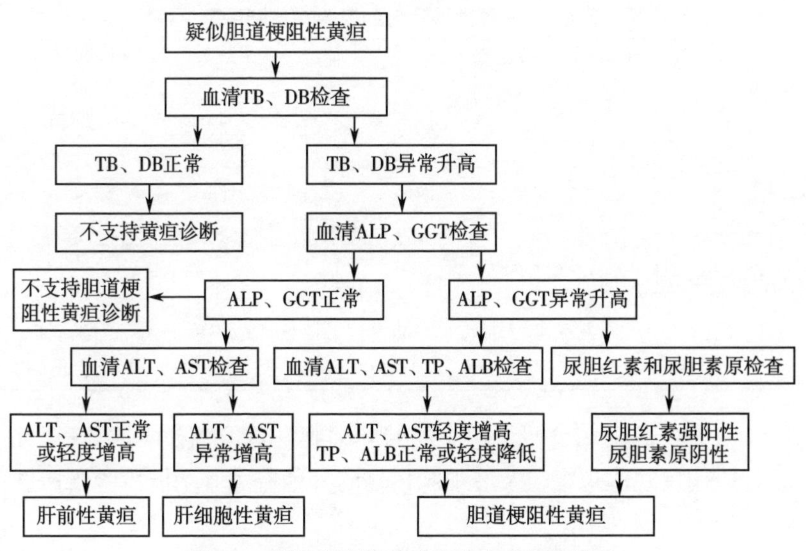

图6-6 胆道梗阻性黄疸实验室分析路径图

参考范围:

- 碱性磷酸酶(ALP)检测:
  0岁~10岁:140IU/L~420IU/L;
  11岁~16岁:105IU/L~560IU/L;
  17岁~19岁:45IU/L~125IU/L;
  男,>20岁:51IU/L~160IU/L;
  女,20岁~49岁:35IU/L~100IU/L;
  女,>50岁:50IU/L~135IU/L。
- GGT、血清胆红素及其他相关实验室检查:见本章“肝实质性病变与实验室检查”相关内容。

黄疸的鉴别可通过实验室检查,通过比较血、尿、粪中胆红素及其代谢产物异常改变,可对溶血性、肝细胞性和梗阻性黄疸三种类型加以鉴别诊断(表6-1)。

表6-1 三种类型黄疸的实验室鉴别诊断

类型	血液		尿液		粪便颜色
	未结合胆红素	结合胆红素	胆红素	胆素原	
正常	有	无或极微	阴性	阳性	棕黄色
溶血性黄疸	高度增加	正常或微增	阴性	显著增加	加深
肝细胞性黄疸	增加	增加	阳性	不定	变浅
梗阻性黄疸	不变或微增	高度增加	强阳性	减少或消失	变浅或白陶土色

对于引起高结合胆红素血症的肝细胞性黄疸和梗阻性黄疸,可联合应用反映胆道梗阻及肝细胞损伤的其他有关肝功能检验指标进一步加以鉴别(表6-2)。

表 6-2 肝细胞性黄疸和梗阻性黄疸的鉴别

项目	肝细胞性黄疸	梗阻性黄疸
血清蛋白电泳图谱	Alb 减少,γ- 球蛋白↑	球蛋白明显↑
脂蛋白 -X	多为阴性	明显↑
血清酶学		
ALT	肝炎急性期↑	正常或增高
ALP	正常或轻度增高	明显升高
LAP	可增高	明显升高
GGT	可增高	明显升高
其他方面		
凝血酶原时间	延长,维生素 K 不能纠正	延长,维生素 K 可以纠正
胆固醇	降低,尤其 CHE 明显降低	增高
CA/CDCA	<1	>1

注:↑升高;Alb. 白蛋白;ALT. 丙氨酸转氨酶;ALP. 碱性磷酸酶;LAP. 亮氨酸氨基肽酶;GGT. 谷氨酰转肽酶;CHE. 胆碱酯酶;CA. 胆酸;CDCA. 鹅去氧胆酸。

(聂 鑫 李贵星)

七、肝硬化与实验室检查

肝硬化是我国常见的消化系统疾病。肝硬化的发病原因主要有:乙型、丙型、丁型病毒性肝炎;酒精中间代谢产物乙醛对肝脏的直接损害;血色病(hemochromatosis)、肝豆状核变性(hepatolenticular degeneration)等遗传性和代谢性疾病;肝脏淤血、慢性充血性心力衰竭、慢性缩窄性心包炎和各种病因引起的肝静脉阻塞;长期服用某些药物(如双醋酚酊、甲基多巴)或长期反复接触某些化学毒物等。临床上对肝硬化的确诊及疗效观察仍依靠肝组织活检。实验室检查包括肝功能检查,肝硬化患者表现为血清清蛋白减低,球蛋白增高,A/G 比值降低或倒置;血清胆红素明显升高;ALT 和 AST 轻度升高，当肝细胞坏死严重时，AST 活力常高于 ALT；此外，透明质酸（hyaluronic acid，HA）、层粘连蛋白（laminin，LN）、Ⅲ型胶原前肽（propeptide of collagen type Ⅲ，PC Ⅲ）及Ⅳ型胶原（collagen type Ⅳ，C-Ⅳ）的联合测定，可评估肝间质纤维化的程度（图 6-7）。

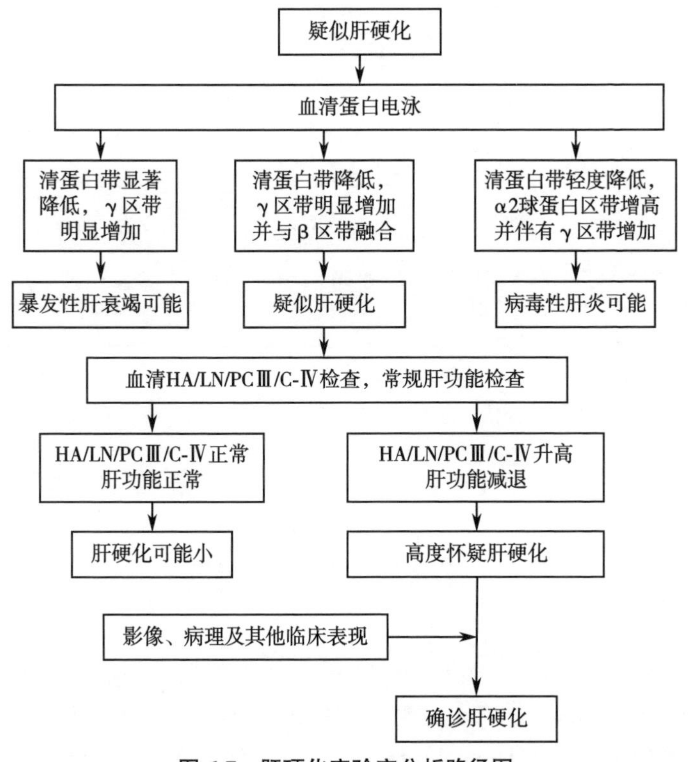

图 6-7　肝硬化实验室分析路径图

参考范围：

- 血清蛋白电泳（常用毛细管电泳或琼脂糖电泳）：清蛋白 55.8%~66.1%；α1 球蛋白 2.9%~4.9%；α2 球蛋白 7.1%~1.8%，β1 球蛋白 4.7%~7.2%；β2 球蛋白 3.2%~6.5%；γ 球蛋白 11.1%~18.8%。

- 肝纤四项(HA、LN、PC Ⅲ及 C-Ⅳ)联合检测(化学发光法): HA<106ng/mL,LN<133ng/mL,PCⅢ<17ng/mL,C-Ⅳ<98ng/mL。
- 其他肝功能指标:见本章“肝实质性病变与实验室检查”相关内容。

(聂 鑫　李贵星)

八、急性胰腺炎的相关酶学实验室检查

急性胰腺炎(acute pancreatitis)是多种原因造成胰酶激活所致的胰腺组织的局部炎症反应,同时伴有其他器官功能改变。临床症状轻重不一:轻者有胰腺水肿,表现为腹痛、恶心、呕吐等;重者胰腺发生坏死或出血,可出现休克和腹膜炎,病情凶险,病死率高。本病好发年龄为 20~50 岁,女性较男性多见。病因最常见的有胆石症、胆道蛔虫、手术后遗症、外伤、高脂血症、病毒感染、暴饮暴食、酗酒及中毒等。临床上分水肿型和坏死型,后者发病急剧,病死率很高(图 6-8)。

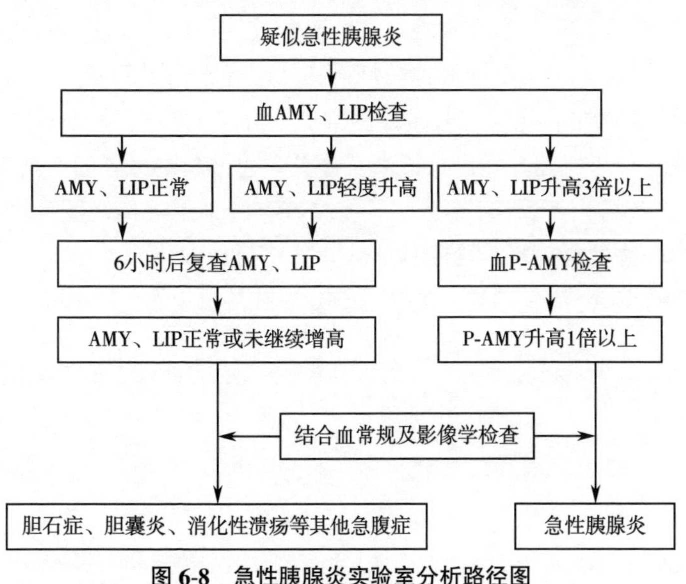

图 6-8　急性胰腺炎实验室分析路径图

参考范围：

- 血清淀粉酶(AMY)/胰淀粉酶(P-AMY)检测：AMY 25~125IU/L；P-AMY 13~53IU/L。
- 血清脂肪酶(LIP)检测：13~60U/L。

（聂 鑫 李贵星）

九、药物性肝病与相关实验室检查

药物性肝病(druginduced liver disease)是指在使用一种或几种药物后，由药物本身或代谢产物所致的不同程度的肝脏损害，临床可表现为急性肝损伤或慢性肝损伤。药物性肝损害是指药物在治疗过程中，肝脏由于药物的毒性损害或对药物的过敏反应所致的疾病，也称为药物性肝炎。从药物方面看，中毒性肝损伤是由于药物本身或其代谢产物对肝脏的毒性作用所引起。药物通过细胞色素酶系作用产生有活性甚至是潜在细胞毒性的成分，进而引发肝脏损害；另一种情况则是患者过敏反应和遗传性药物代谢异常而引起肝脏损伤。用于评价药物性肝病的实验多采用常规的肝功能检查，其中首选 ALT 及 ALP 对药物性肝病进行诊断及分类。通过观察患者的用药史、撤药反应和再用药反应，结合实验室检查有肝细胞损伤及胆汁淤积的证据，药物性肝病不难诊断(图 6-9)。

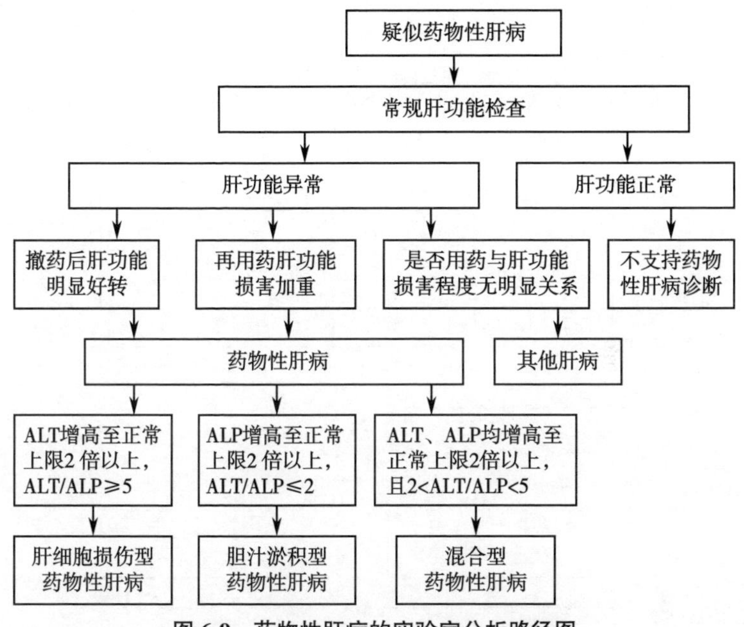

图 6-9　药物性肝病的实验室分析路径图

（聂　鑫　李贵星）

十、肝再生与实验室检查

大部分肝切除或肝损伤后，残肝细胞通过细胞增殖由基本不生长状态转变为快速生长状态，以补偿丢失、损伤的肝组织和恢复肝脏的生理功能的过程称为肝再生（liver regeneration，LR）。肝再生能力是决定肝损伤后是否恢复或活体肝移植手术是否成功的首要条件。因而，评价肝脏再生情况对肝损伤患者和活体肝移植供受者预后的判断有着重要作用。实验室检查主要包括肝脏合成功能检测和其他肝功能检测，肝再生检查结果多表现为肝脏合成的物质如血清蛋白质、凝血因子等水平逐渐升高，而胆红素和转氨酶等水平下降（图 6-10）。

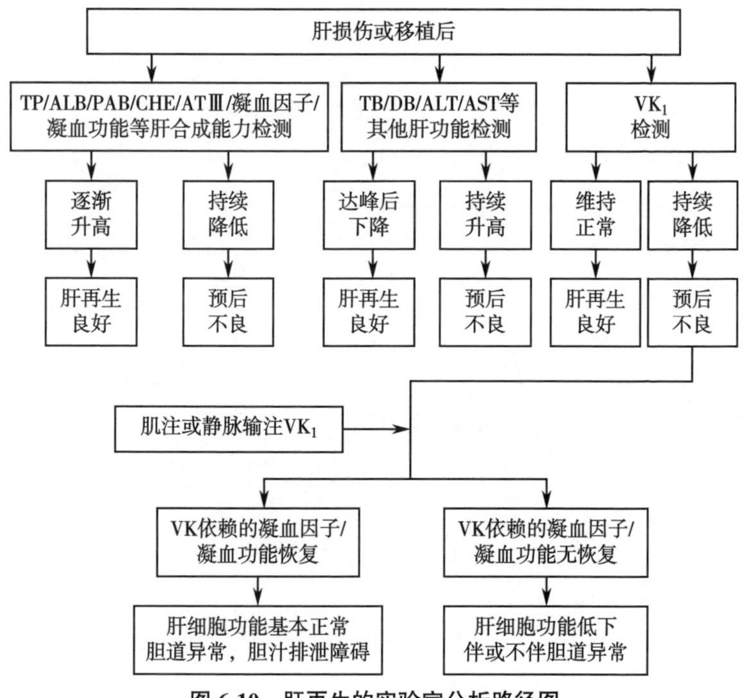

图 6-10 肝再生的实验室分析路径图

注：VK. 维生素 K；VK_1. 维生素 K_1。

参考范围：

- 胆碱酯酶（CHE）检测（丁酰硫代胆碱法）：4 900~11 900U/L。
- 抗凝血酶Ⅲ检测：75%~125%。
- 纤维蛋白原、凝血酶原及凝血因子及凝血功能检测：见第四章相关内容。

（聂 鑫 李贵星）

第七章

心肌标志物与心脏疾病的实验诊断

急性或慢性心血管系统疾病时均可出现心脏功能的明显改变，参与维持心脏生理功能的心肌细胞可因急性或慢性损伤而发生坏死，当心肌细胞坏死时，心肌组织内的某些蛋白分子或心肌酶会释放入血液循环，临床上将这些物质称为血清心肌标志物。心脏疾病的不同阶段，释放入血的心肌标志物类型和水平不尽相同，心肌标志物释放量与心肌损伤的严重程度密切相关。检测患者血清心肌标志物类型与浓度，在诊断急性或慢性心血管系统疾病及评估危险度分层中发挥了重要作用，动态分析心肌标志物的变化，可提示临床治疗效果并可作为判断患者预后的实验室辅助指标。

一、急性冠脉综合征的实验室检查

急性冠脉综合征诊断相关标志物主要包括肌红蛋白（myoglobin，Mb）、肌酸激酶同工酶质量（creatine kinase-mb mass，CK-MB mass）、心肌钙蛋白（cardiac troponin）、超敏肌钙蛋白（high-sensitivity troponin，hs-Tn）、各种酶类（包括乳酸脱氢酶及其同工酶、天冬氨酸转氨酶和 α- 羟丁酸脱氢酶）、高敏 C 反应蛋白和脂蛋白相关磷脂酶 A2。其在心肌缺血、心血管病预防和预后中都具有重要的临床诊断和预后评估效应（图 7-1~ 图 7-5）。

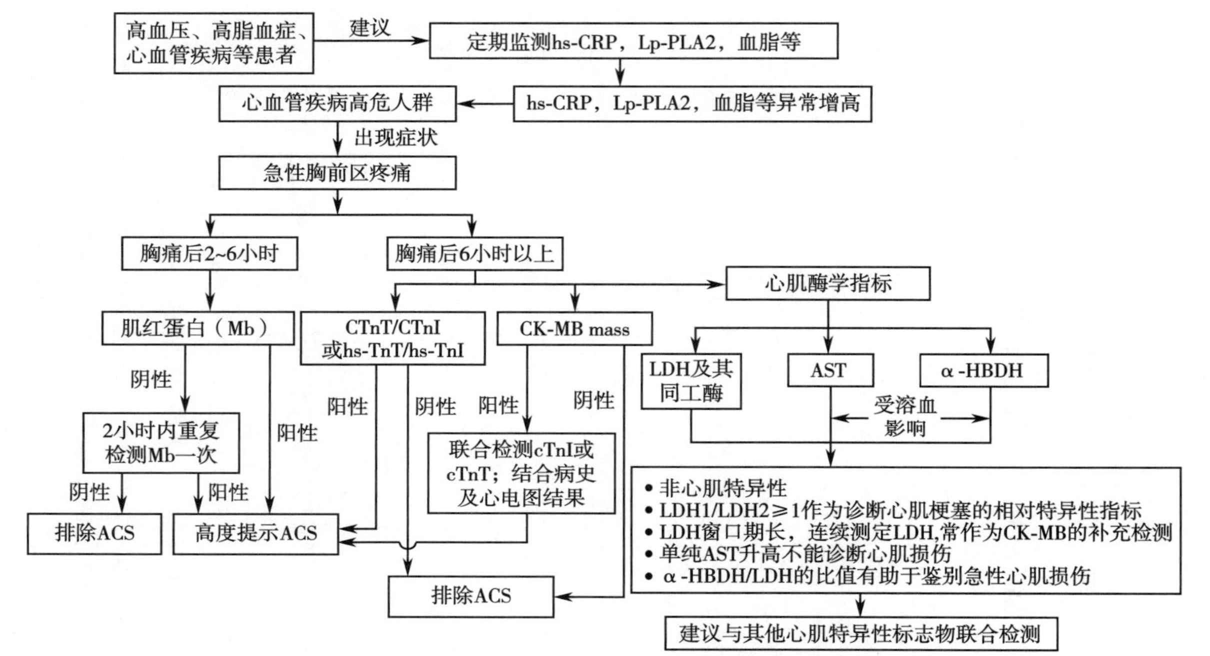

图 7-1 急性冠脉综合征（ACS）的实验室分析路径图

注：hs-CRP. 高敏 C 反应蛋白；Lp-PLA2. 脂蛋白相关磷脂酶 A2；CK-MB. 肌酸激酶同工酶；cTnT/cTnI. 心肌钙蛋白 T/ 心肌钙蛋白 I；hs-TnI/hs-TnT. 超敏肌钙蛋白 I/ 超敏肌钙蛋白 T；LDH. 乳酸脱氢酶；AST. 天冬氨酸转氨酶；α-HBDH.α- 羟丁酸脱氢酶。

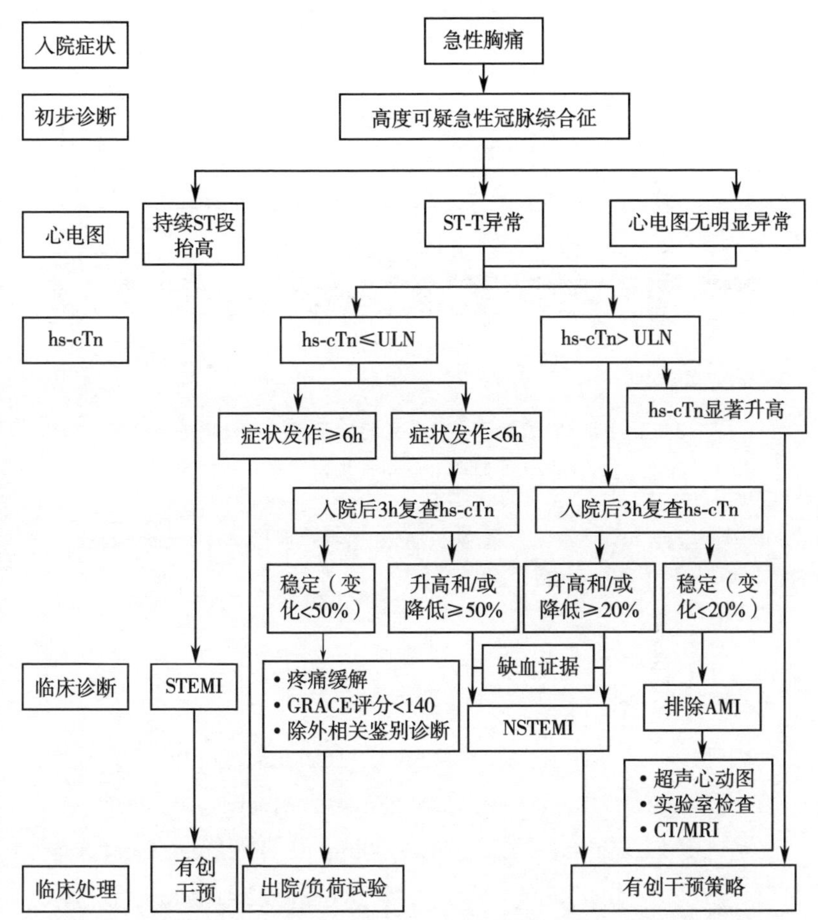

图 7-2　我国超敏心肌肌钙蛋白(hs-cTn)诊断或排除急性心肌梗死流程图

注：ULN. 参考范围上限值；STEMI. ST 段抬高型心肌梗死；NSTEMI. 非 ST 段抬高型心肌梗死；AMI. 急性心肌梗死。

图 7-2 来自中华医学会心血管病学分会，中华医学会检验医学分会 . 高敏感方法检测心肌肌钙蛋白临床应用中国专家共识(2014). 中华内科杂志，2015，54(10)：899-904.

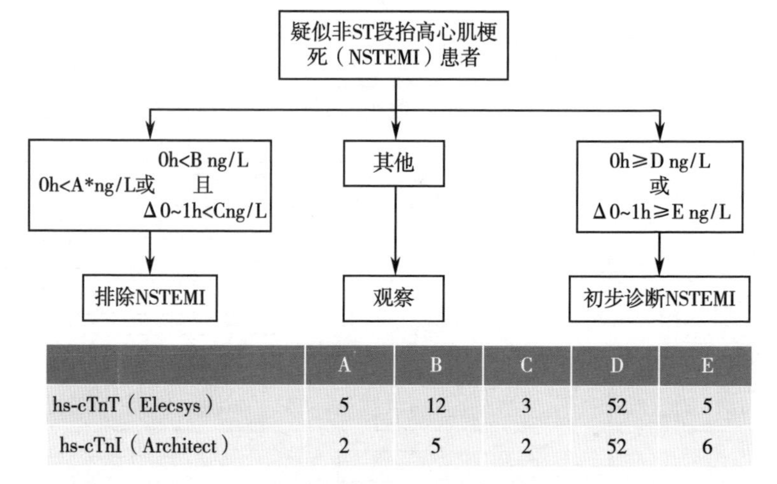

	A	B	C	D	E
hs-cTnT（Elecsys）	5	12	3	52	5
hs-cTnI（Architect）	2	5	2	52	6

图 7-3 疑似非 ST 段抬高心肌梗死急诊患者的 0/1h 诊断流程图（2015 年欧洲心脏协会指南内容）

注：*. 仅适用于胸痛发作>3h 情况。

图 7-3 来自 2018 年欧洲心脏协会 ACS 患者管理指南 .European Heart Journal，2016，37：267-315.

参考范围：

- Myo（化学发光法）：<70ng/mL（Beckman Coulter）；男性 28~72ng/mL（Roche）；女性 25~58ng/mL（Roche）。
- CK-MB mass（化学发光法）：<4ng/mL（Beckman Coulter）；男性 <4.94ng/mL（Roche）；女性<2.88ng/mL（Roche）。
- cTnI/cTnT（化学发光法）：cTnI<0.15ng/mL（Beckman Coulter）；cTnT<0.01ng/mL（Roche）。
- hs-TnT/hs-TnI（化学发光法）：hs-TnI<10ng/L（Beckman Coulter）；hs-TnT<14ng/L（Roche）。
- Lp-PLA2（发光免疫法或 ELISA）：<200ng/mL（仅供参考）。
- hs-CRP（散射比浊法）：<3.5mg/L。

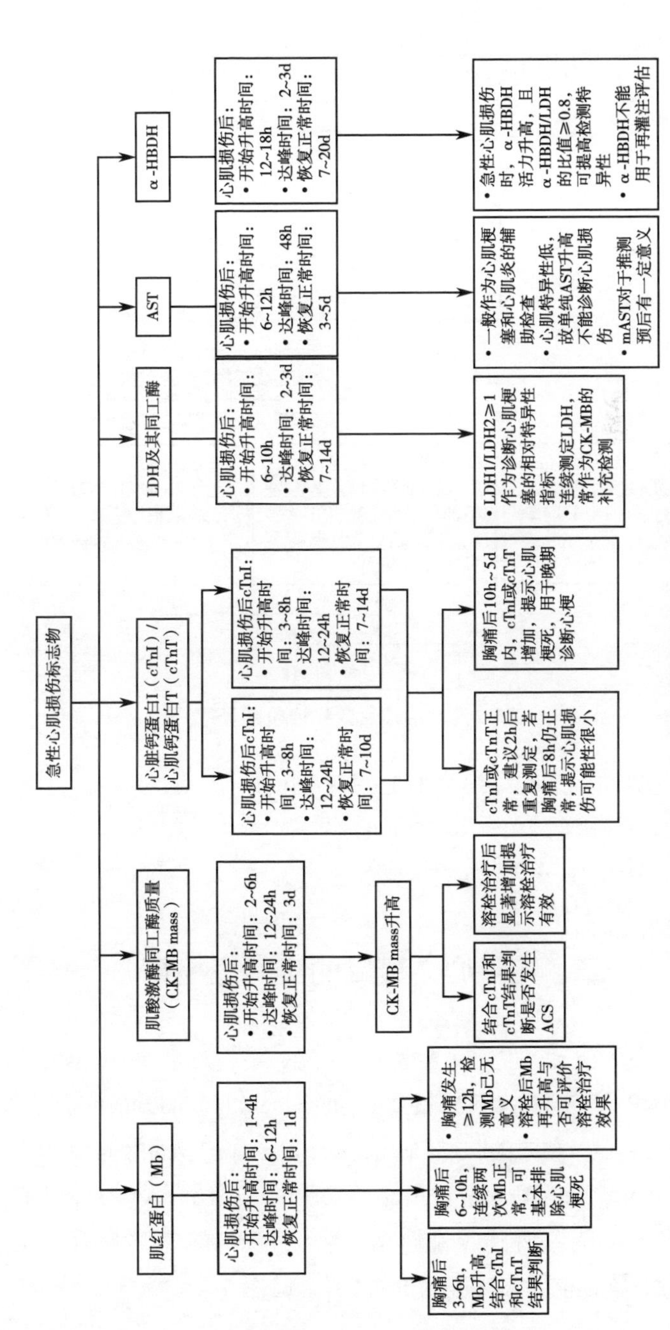

图 7-4 ACS 发生后心肌标志物水平变化及临床意义

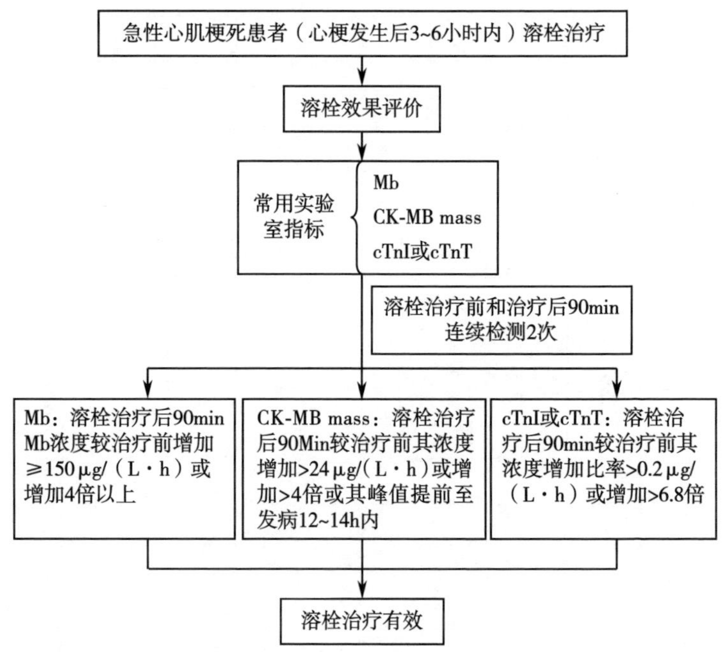

图 7-5　溶栓治疗后效果评价路径图

- AST（比色法）：男<40U/L；女<35U/L。
- LDH（比色法）：120~250U/L。
- α-HBDH（比色法）：72~182U/L。

二、慢性心力衰竭的实验室检查

慢性心力衰竭血清标志物主要有脑利尿钠肽（brain natriuretic peptide，BNP）、N末端脑利尿钠肽（N-terminal brain natriuretic peptide，NT-proBNP）、心房利尿钠肽（atrial natriuretic peptide，ANP）、N末端心房利尿钠肽（N-terminal atrial natriuretic peptide，NT-proANP）和可溶性ST2，其在心功能评估、急/慢性充血性心力衰竭和急性呼吸困难的鉴别诊断中具有重要临床应用价值（图 7-6，图 7-7）。

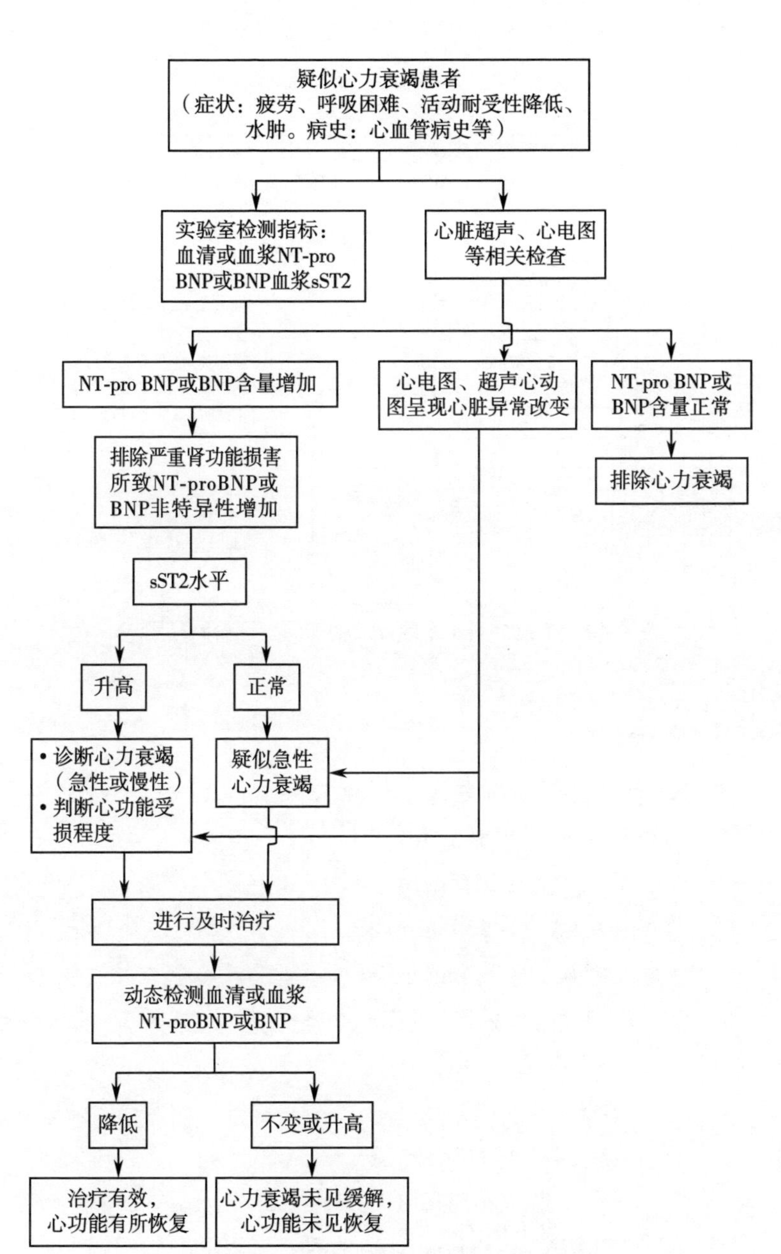

图 7-6　急 / 慢性心力衰竭实验室分析路径图

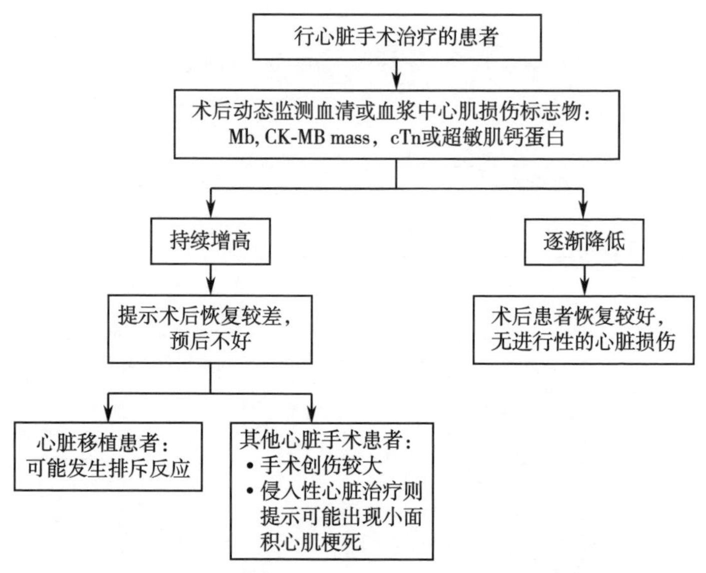

图 7-7 心脏外科手术治疗后的实验室评价路径图

参考范围：

- NT-proBNP［化学发光法(Roche)］：
  男性：(≤50 岁)<88pg/mL；
  (>50 岁)<227pg/mL；
  女性：(≤50 岁)<153pg/mL；
  (>50 岁)<334pg/mL。
- BNP［酶联免疫吸附法(Abbott)］：
  男性：(≤54 岁)<73pg/mL；
  (>54 岁)<150pg/mL；
  女性：(≤54 岁)<111pg/mL；
  (>54 岁)<266pg/mL。
- sST2(ELISA)：<35ng/mL(仅供参考)。
- Myo(化学发光法)：<70ng/mL(Beckman Coulter)；男性 28~

72ng/mL（Roche）；女性 25~58ng/mL（Roche）。

- CK-MB mass（化学发光法）：<4ng/mL（Beckman Coulter）；男性<4.94ng/mL（Roche）；女性<2.88ng/mL（Roche）。
- cTnI/cTnT（化学发光法）：cTnI<0.15ng/mL（Beckman Coulter）；cTnT<0.01ng/mL（Roche）。
- hs-TnT/hs-TnI（化学发光法）：hs-TnI<10ng/L（Beckman Coulter）；hs-TnT<14ng/L（Roche）。

注：ANP 或 NT-proANP 正逐渐被血清或血浆 BNP 或 NT-proBNP 检测取代。

（魏 彬 蔡 蓓 王兰兰）

第八章
水、电解质与酸碱平衡紊乱的实验诊断

临床常见的水电解质平衡紊乱类型包括低钠血症(hyponatremia)、高钠血症(hypernatremia)、低钾血症(hypokalemia)及高钾血症(hyperkalemia)。酸碱平衡紊乱是指体内酸性或碱性的物质产生过多,超出机体的代偿能力,或者肺和/或肾功能障碍使调节酸碱平衡的能力降低,使血浆中 HCO_3^- 与 H_2CO_3 的浓度及其比值超出正常范围。酸碱平衡紊乱是临床常见的一种疾病,根据产生的原因和临床表现,酸碱平衡紊乱可以分为代谢性酸中毒(metabolic acidosis)、呼吸性酸中毒(respiratory acidosis)、代谢性碱中毒(metabolic alkalosis)、呼吸性碱中毒(respiratory alkalosis)及混合性酸碱平衡紊乱多种类型。

一、低钠血症

低钠血症(hyponatremia)是指血清钠离子浓度<135.0mmol/L 的一种常见水、钠代谢紊乱。1%~2% 的住院患者都有低钠血症。低钠血症可由水增多或钠减少引起,根据伴有细胞外液丢失水和钠比例的不同,以及血浆渗透压与低钠血症的关系,低钠血症又可分为:①低渗性低钠血症(hypotonic hyponatremia),其特点是以失钠为主,血清钠离子浓度<135.0mmol/L,伴细胞外液量减少,血浆渗透压降

低；②高渗性低钠血症（hyperosmotic hyponatremia），其特点以失水为主，血清钠离子浓度<135.0mmol/L，多有重度高糖血症，血浆渗透压升高；③等渗性低钠血症（isotonic hyponatremia）其特点是失水与失钠成比例，血清钠离子浓度稍降低，血浆渗透压正常，细胞外液多呈等渗状态（图 8-1）。

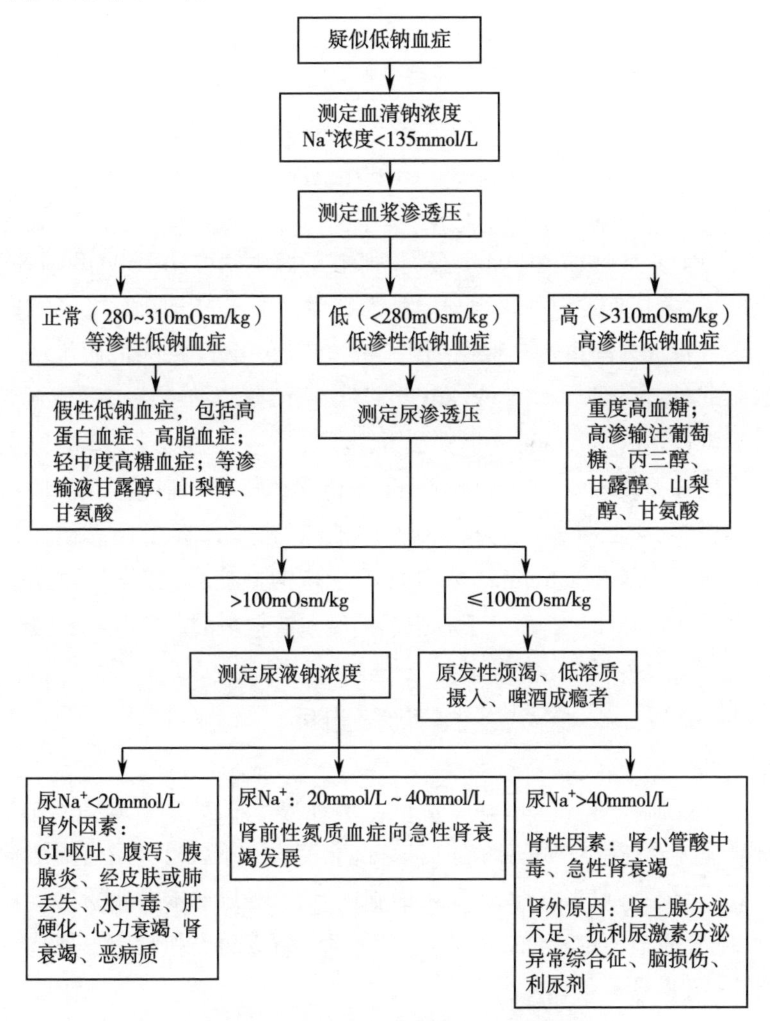

图 8-1　低钠血症实验室分析路径图

参考范围:

- 血清(尿液)Na^+浓度检测:血清Na^+,135.0~145.0mmol/L;尿液Na^+,130~260mmol/24h(24h定时尿),或<20mmol/L(随机尿)。
- 血浆(尿液)渗透压检测:血浆渗透压280~310mOsm/kg;尿液渗透压50~1 050mOsm/kg。
- 血清尿素、肌酐及白蛋白检测:见第五章相关内容。

二、高钠血症

高钠血症(hypernatremia)是指血清钠离子浓度>145.0mmol/L的一种水、钠代谢紊乱。0.2%~0.3%的住院患者有高钠血症。高钠血症通常表现为高渗性。根据细胞外液量的变化分为:①低容量性高钠血症(hypovolemic hypernatremia),其特征是以失水为主,血清钠离子浓度>145.0mmol/L,同时伴细胞内、外液容量减少;②高容量性高钠血症(hypervolemic hypernatremia)其特征是血钠升高,伴血容量增多,常见盐摄入过多,原发性钠潴留;③等容量性高钠血症(isovolemic hypernatremia)又称原发性高钠血症,其特征是血钠升高,不伴血容量的改变,见于有中枢神经系统损害的病史者(图8-2)。

三、低钾血症

低钾血症(hypokalemia)是指血清钾离子浓度低于3.5mmol/L。血清钾降低,并不一定表示体内缺钾,只能表示细胞外液中钾的浓度降低,而全身缺钾时,多表现为细胞内钾的缺失或体内钾的总量减少,血清钾不一定降低。在临床上缺钾应结合病史和临床表现分析判断(图8-3)。

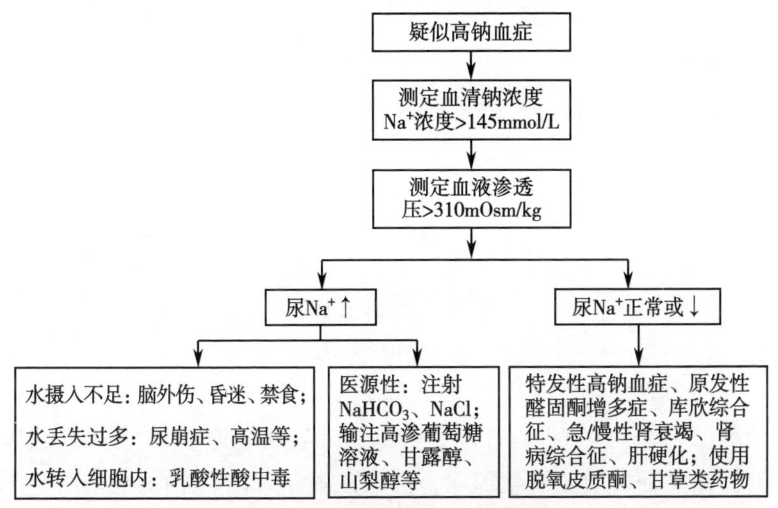

图 8-2　高钠血症实验室分析路径图

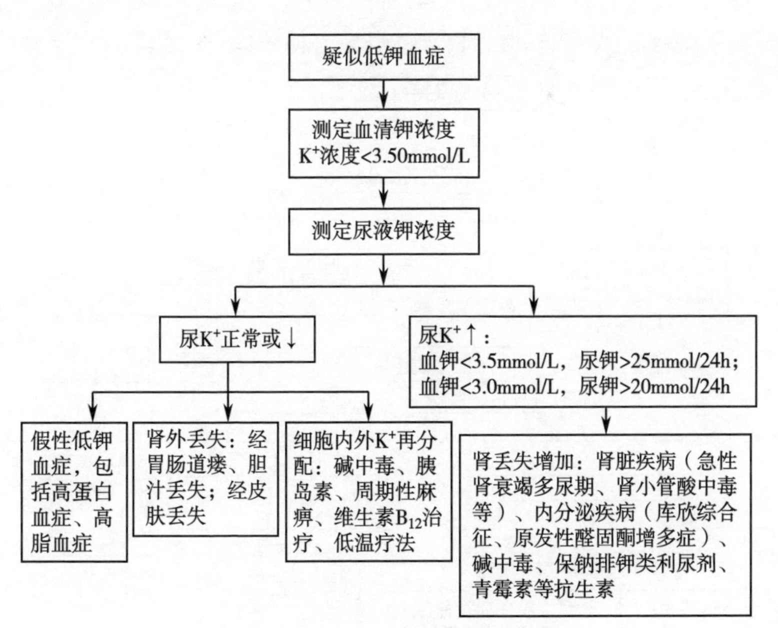

图 8-3　低钾血症实验室分析路径图

注：GI. 胃肠道。

参考范围：

- 血清（尿液）K^+ 浓度检测：血清 K^+，3.5~5.5mmol/L；尿液 K^+，25~100mmol/24h。目前实验室多采用离子选择电极法（ISE 法）测定 K^+。

四、高钾血症

高钾血症（hyperkalemia）是指血清钾离子浓度高于 5.5mmol/L。高钾血症会降低细胞内钾离子向细胞外转运的速率，改变神经肌肉的传导，从而导致肌肉软弱无力。高钾血症患者中，由肾衰竭引起的约占 2/3。当钾离子浓度在 6.0~7.0mmol/L 时，心电图会发生改变；当钾离子浓度>8.0mmol/L 时，心脏传导障碍，从而导致心律失常；当钾离子浓度>10.0mmol/L 时，可能导致心搏骤停（图 8-4）。

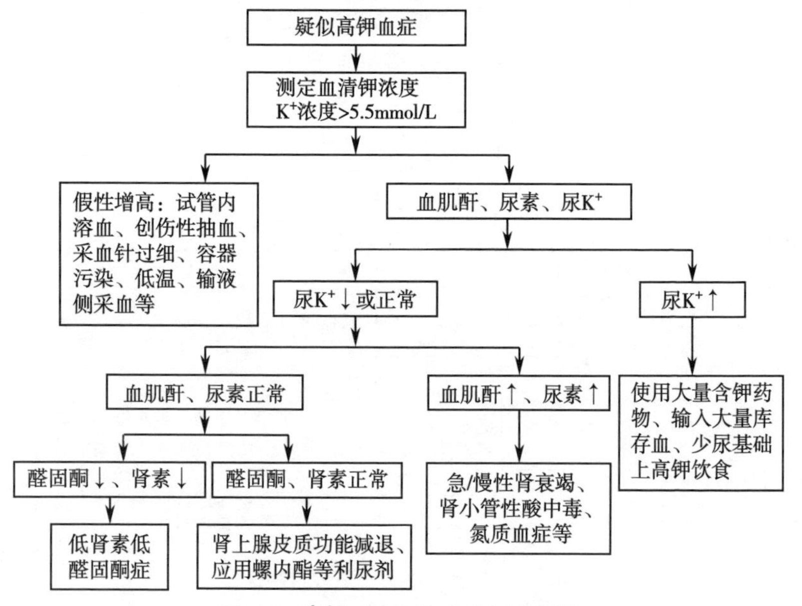

图 8-4 高钾血症实验室分析路径图

五、酸碱平衡紊乱

机体为了维持正常的生理代谢平衡，需要血液的酸碱度（pH）维持在7.35~7.45。体内酸或/和碱过多或不足，引起血液氢离子浓度的改变，均可引起酸碱平衡失常。根据pH异常与否即可确定诊断单纯的酸碱平衡失调。pH低于7.35或高于7.45代表有酸中毒或碱中毒。但需注意酸中毒或碱中毒时，pH可以正常也可以异常，因为人体具有强大的酸碱平衡代偿系统，可以存在代偿机制将pH调节至正常浓度，但中间同时存在不同类型的酸碱平衡紊乱。pH在正常范围可能有三种情况：①正常的酸碱平衡；②代偿性的酸或碱中毒；③混合性的酸或碱中毒（图8-5）。

参考范围：

- 血液的酸碱度（pH）检测：动脉血pH，7.35~7.45；静脉血pH，7.32~7.42。
- 二氧化碳分压（PCO_2）检测：动脉血PCO_2，35~45mmHg（4.67~6.00kPa）。
- 氧分压（PO_2）检测：动脉血PO_2，75~100mmHg（9.98~13.30kPa）。
- 标准碳酸氢盐（SB）和实际碳酸氢盐（AB）检测：正常人SB=AB，22~27mmol/L。
- 二氧化碳总量（TCO_2）检测：动脉血TCO_2，23~28mmol/L。
- 缓冲碱（BB）检测：血浆BBp，41~43mmol/L；全血BBb，45~54mmol/L。
- 碱剩余（BE）检测：BE，–3mmol/L~+3mmol/L。
- 阴离子隙（AG）检测：阴离子隙指血清中所测定的阳离子总数与阴离子总数之差。其计算公式为AG（mmol/L）=$Na^+-[Cl^-+HCO_3^-]$；参考范围：8~16mmol/L。

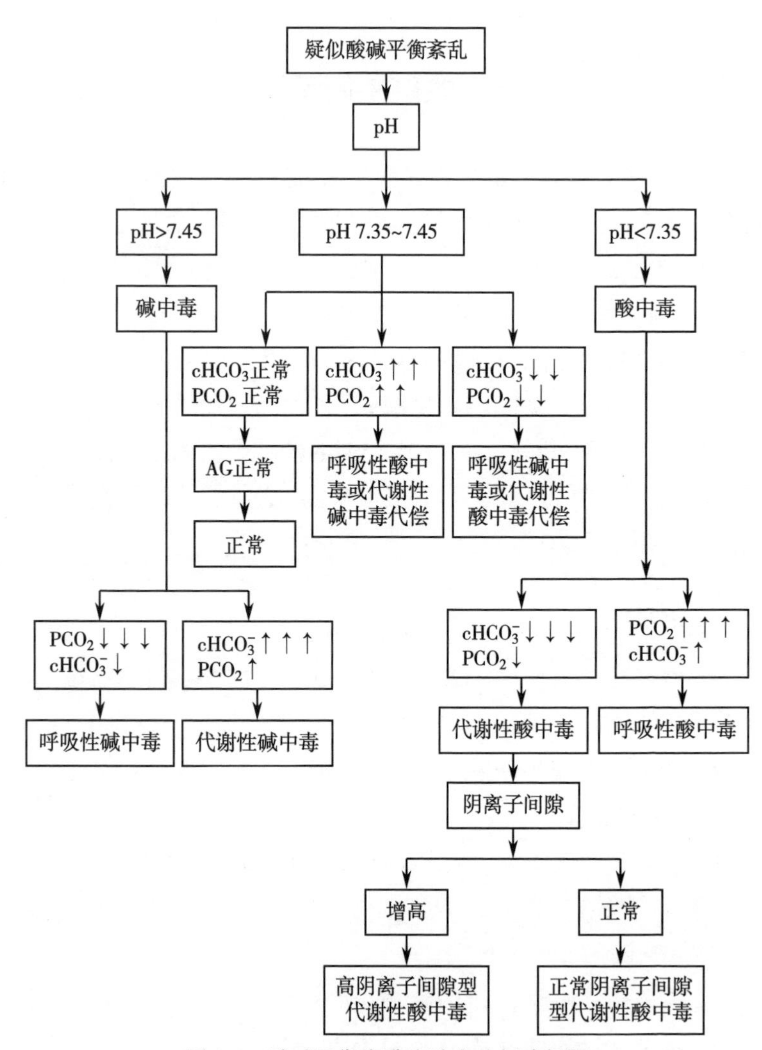

图 8-5 酸碱平衡紊乱实验室分析路径图

注：PCO_2. 二氧化碳分压；$cHCO_3^-$. 碳酸氢根浓度。

（贺 勇 黄亨建）

第九章

血管外体液检查的实验诊断

人体内含有大量液体,包括水分和其中溶解的物质,总称为体液。体液可分为两大部分:细胞内液和细胞外液。存在于细胞内的称为细胞内液,约占体重的40%,存在于细胞外的称为细胞外液。细胞外液的1/5为血浆,是存在于血管中的液体,细胞外液的4/5为组织液、淋巴液、脑脊液等血管外体液。体液各部分之间是彼此隔开的,但它们之间又相互联系。

一、浆膜腔积液检查

病理情况下,浆膜腔内大量液体潴留而形成浆膜腔积液(serous effusion)。积液因部位不同可分为胸腔积液、腹腔积液、心包腔积液。根据产生的原因及性质不同,将浆膜腔积液分为漏出液和渗出液。浆膜腔积液标本采集是临床医生通过胸腔、腹腔或心包腔穿刺术获得,抽取标本后应立即送检,以免细胞变性、破坏或出现凝块而影响结果,常规细胞学检查需用EDTA(乙二胺四乙酸)-K_2抗凝,生化标本可用肝素抗凝,留一管不加任何抗凝剂用于观察有无凝固现象(图9-1)。

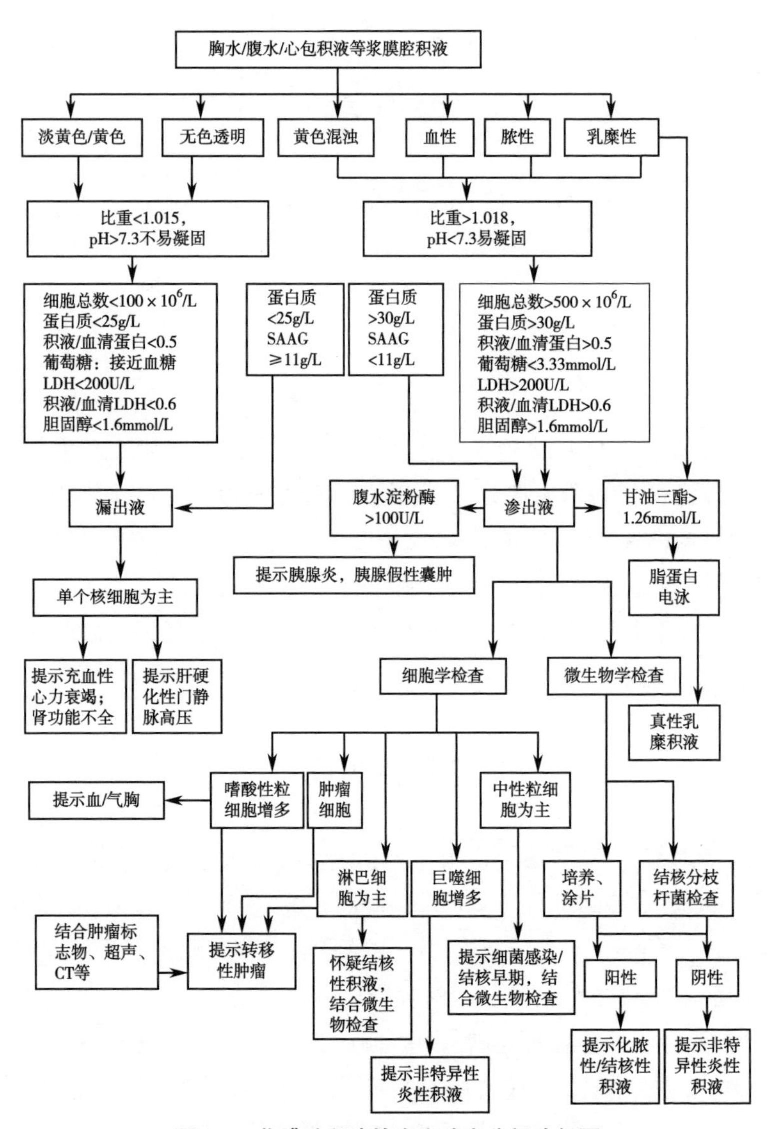

图 9-1　浆膜腔积液检查实验室分析路径图

注：SAAG. 血清 - 腹水白蛋白梯度；LDH. 乳酸脱氢酶。

参考范围:

- 一般理学检查:主要是通过肉眼或物理学的方法来判断,包括量、颜色、透明度、比重、pH、凝固性等。漏出液淡黄色、清晰透明、不易凝固,比重<1.015;渗出液黄色或其他颜色,呈不同程度浑浊,易凝固,比重>1.018。
- 黏蛋白定性试验(Rivalta 试验):黏蛋白等电点为 pH 3.0~5.0。参考值:漏出液阴性;渗出液阳性。
- 总蛋白测定(双缩脲法):漏出液<25g/L,积液总蛋白 / 血清总蛋白<0.5;渗出液>30g/L,积液总蛋白 / 血清总蛋白>0.5;总蛋白在 25~30g/L 之间,则难以判断其性质(中间型积液)。
- 血清 - 腹水白蛋白梯度(serum-ascites albumin gradient,SAAG)检测:当 SAAG ≥ 11g/L 为高梯度腹水,SAAG<11g/L 为低梯度腹水。
- 葡萄糖检测:漏出液与血糖接近或略低;渗出液低于血糖。
- 胆固醇、甘油三酯检测:胆固醇>1.6mmol/L 提示恶性积液,胆固醇<1.6mmol/L 提示肝硬化积液,胆固醇增高的积液中还可能见到胆固醇结晶;甘油三酯>0.56mmol/L 提示乳糜性积液,乳糜定性试验(苏丹Ⅲ染色)阳性;甘油三酯<0.56mmol/L 排除乳糜性积液。
- 乳酸脱氢酶(LDH)检测:积液 LDH/ 血清 LDH>1.0,提示可能为恶性积液;漏出液 LDH<200U/L,积液 LDH/ 血清 LDH<0.6;渗出液 LDH>200U/L,积液 LDH/ 血清 LDH>0.6。
- 腺苷脱氨酶(ADA)检测:ADA>40U/L 应考虑结核性积液。
- 淀粉酶(amylase,AMY)检测:多数胰腺炎所致的腹腔积液,淀粉酶 / 血清淀粉酶>1.0。
- 细胞计数与分类检测:漏出液细胞总数<100×10^6/L,渗出液细胞总数>500×10^6/L。

- 细胞形态检测：取浆膜腔积液沉淀物涂片作瑞氏染色、巴氏染色或 HE 染色，油镜下观察细胞形态。一般漏出液以淋巴细胞和间皮细胞为主，渗出液中细胞成分较多，如中性粒细胞多见于化脓性炎症。如需查找肿瘤细胞应同时做其他染色，若查见异常细胞，应描述报告，如有其他成分（如微生物、未成熟粒细胞、结晶等），建议给出提示性报告。
- 病原生物学检测：直接涂片革兰染色，细菌（真菌）培养和鉴定，结核分枝杆菌涂片抗酸染色及培养，寄生虫检查等。30%~50% 伴细菌感染的患者可通过革兰染色检出病原体。
- 浆膜腔积液其他鉴别见表 9-1~ 表 9-5。

表 9-1 浆膜腔积液标本颜色及其临床意义

颜色	临床意义
红色	穿刺损伤、恶性肿瘤、结核病急性期、风湿性疾病等
黄色	各种原因引起的黄疸
绿色	铜绿假单胞菌感染
乳白色	化脓性感染，胸导管阻塞或破裂的乳糜积液
棕色	阿米巴脓肿破溃
黑色	曲霉菌感染

表 9-2 浆膜腔积液漏出液和渗出液的产生机制及常见原因

类型	发生机制	常见原因
漏出液	毛细血管流体静压增高	静脉回流受阻、充血性心衰和晚期肝硬化
	血浆胶体渗透压减低	血浆白蛋白浓度明显减低的各种疾病
	淋巴回流受阻	丝虫病、肿瘤压迫等所致的淋巴回流障碍
	水钠潴留	充血性心力衰竭、肝硬化和肾病综合征

续表

类型	发生机制	常见原因
渗出液	微生物毒素、缺氧以及炎性介质	结核性和细菌性感染
	血管活性物质增高、癌细胞浸润	转移性肺癌、乳腺癌、淋巴瘤、卵巢癌
	外伤、化学物质刺激	血液、胆汁、胰液和胃液等刺激，外伤

表 9-3　浆膜腔积液漏出液与渗出液的实验室鉴别

鉴别点	漏出液	渗出液
病因	非炎症性	炎症性、外伤、肿瘤或理化刺激
外观	淡黄色、草绿色，浆液性	不定，可为黄色、脓性、血性、乳糜性
透明度	清晰透明	浑浊
比重	<1.015	>1.018
pH	>7.3	<7.3
凝固性	不易凝固	易凝固
Rivalta 试验	阴性	阳性
蛋白质定量 /($g \cdot L^{-1}$)	<25	>30
积液蛋白 / 血清蛋白比值	<0.5	>0.5
葡萄糖 /($mmol \cdot L^{-1}$)	接近血糖	<3.33
LDH/($U \cdot L^{-1}$)	<200	>200
积液 LDH/ 血清 LDH	<0.6	>0.6
细胞总数 /($\times 10^6 \cdot L^{-1}$)	<100	>500
有核细胞分类	淋巴细胞为主，可见间皮细胞	炎症以中性粒细胞为主，慢性炎症或恶性肿瘤以淋巴细胞为主
细菌	无	有

表 9-4 浆膜腔积液细胞分类计数增高的临床意义

细胞类型	临床意义
中性粒细胞	化脓性积液、早期结核性积液、肺梗死
淋巴细胞	结核性积液，肿瘤、病毒、结缔组织疾病等
嗜酸性粒细胞	血胸和气胸、肺梗死、真菌或寄生虫感染、间皮瘤，过敏综合征
间皮细胞	主要见于漏出液，提示浆膜受刺激或损伤
异常细胞	见于恶性肿瘤、淋巴瘤、白血病侵犯等

表 9-5 结核性积液与恶性积液的鉴别

鉴别点	结核性	恶性
外观	黄色、血性	多为血性
ADA/($U \cdot L^{-1}$)	>40	<25
积液 ADA/ 血清 ADA	>1.0	<1.0
CEA/($\mu g \cdot L^{-1}$)	<5	>15
积液癌胚抗原 / 血清癌胚抗原	<1.0	>1.0
铁蛋白 /($\mu g \cdot L^{-1}$)	<500	>1 000
LDH/($U \cdot L^{-1}$)	>200	>500
细菌	结核分枝杆菌	无
细胞	多为淋巴细胞	可见肿瘤细胞

二、脑脊液检查

脑脊液(cerebrospinal fluid,CSF)是存在于脑室和蛛网膜下腔内的无色透明液体，主要由血液循环经脑脉络丛和脑内毛细血管内皮细胞滤过而形成的血浆超滤液，脑脊液充满脑室和蛛网膜下腔，包绕于脑和脊髓四周，起缓冲、调节颅内压力、营养等作用。血脑屏障具有选择性通透作用，防止血液中有害物质进入脑脊液中。脑脊液检查对神经系统疾病的诊断、鉴别诊断和预后判断有十分重要的意义（图 9-2）。

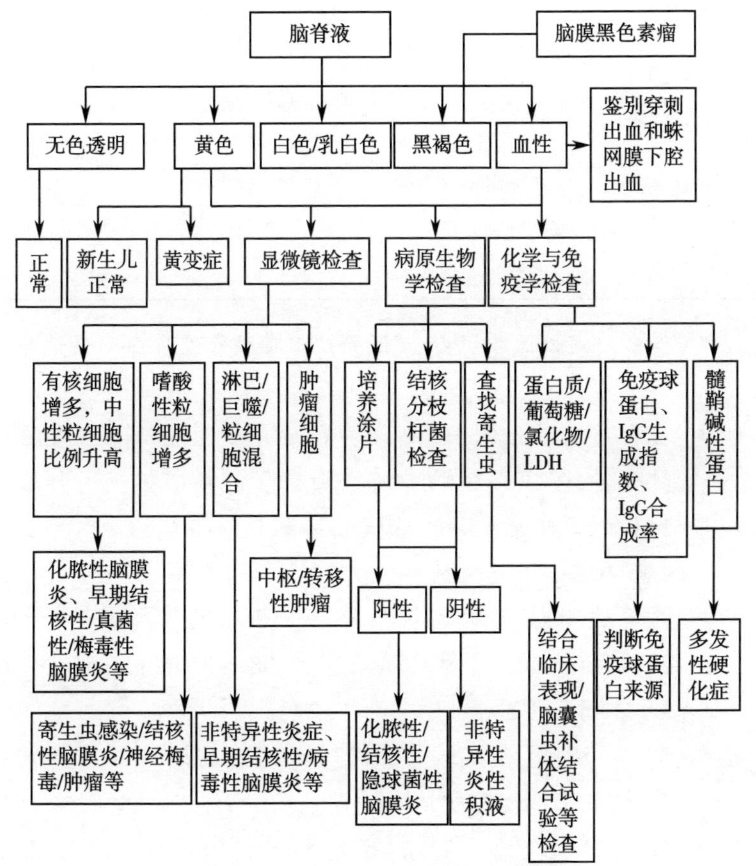

图 9-2　脑脊液检查实验室分析路径图

参考范围：

- 一般理学检查：包括颜色、透明度、比重、有无薄膜或凝块形成等。正常脑脊液为无色透明液体，新生儿可呈黄色（表 9-6）。

表 9-6 脑脊液常见颜色变化及临床意义

颜色	临床意义
无色	正常脑脊液、病毒性脑膜炎、神经梅毒等
红色	穿刺损伤、蛛网膜下腔出血、脑室出血等
黄色	黄疸、椎管梗阻、出血、化脓性脑膜炎、结核性脑膜炎等
白色 / 乳白色	化脓性脑膜炎
黑褐色	脑膜黑色素瘤
绿色	铜绿假单胞菌感染

- 蛋白质定性试验（Pandy 试验）：正常脑脊液蛋白定性试验呈阴性。
- 蛋白质定量检测：脑脊液蛋白质含量明显低于血浆蛋白质含量，不同部位脑脊液蛋白含量也略有不同。腰椎穿刺 0.20~0.40g/L；小脑延髓池穿刺 0.10~0.25g/L；脑室穿刺 0.05~0.15g/L。
- 葡萄糖测定（葡萄糖氧化酶法或己糖激酶法）：腰椎穿刺 2.5~4.4mmol/L；小脑延髓池穿刺 2.8~4.2mmol/L；脑室穿刺 3.0~4.4mmol/L。
- 氯化物测定（电极法）：120~130mmol/L。脑脊液中蛋白质含量低，氯化物含量高于血浆。
- 乳酸脱氢酶（LDH）检测（酶速率法）：<40U/L。随年龄增长，脑脊液中 LDH 浓度逐渐降低。
- 免疫球蛋白检测（免疫散射比浊法）：IgG，10~40mg/L；IgA，0~6mg/L；IgM，<0.22mg/L；IgE 含量极低。
- 髓鞘碱性蛋白（MBP）检测：<4μg/L。
- 显微镜检查：

(1) 细胞计数和分类：正常脑脊液无红细胞，有核细胞参考值：成人 $(0\sim8)\times10^6/L$，儿童 $(0\sim15)\times10^6/L$，新生儿 $(0\sim30)\times10^6/L$。细胞分类多为淋巴细胞及单核巨噬细胞，二者比例约为 7∶3，有时可见内皮细胞，无中性粒细胞。

(2) 细胞形态检查：推荐玻片离心沉淀法收集细胞，涂片染色后油镜下观察。重点观察脑脊液中性粒细胞、嗜酸性粒细胞、白血病细胞、肿瘤细胞等。

- 病原生物学检查：离心浓缩后，细菌 / 真菌涂片、培养，抗酸染色查找结核分枝杆菌，注意查找有无寄生虫等。

三、关节腔积液检查

正常关节腔分泌极少量滑液（synovial fluid, SF），当关节有炎症、损伤等病变时，滑液增多，称为关节腔积液（joint effusion）。关节腔积液包括肩关节、肘关节、手关节、髋关节、膝关节、足关节等处的积液。关节性炎症按不同致病因素可分为化脓性关节炎、非化脓性关节炎、关节结核等。关节腔积液各种检查中，除细菌学证据和结晶、特征性细胞外，其他检查项目对各型关节炎的诊断并无高度的特异性，因此诊断时需根据病史、查体、实验室检查和 X 线检查等进行综合分析（图 9-3）。

参考范围：

- 一般理学检查：包括量、颜色、透明度、黏稠度、有无凝块形成等（表 9-7）。参考范围为：0.1~2.0mL（经常不易抽出），呈淡黄色或无色、透明清亮、高度黏稠、无凝块。
- 显微镜检查：有核细胞计数及分类计数。红细胞计数：正常情况下无红细胞；有核细胞极少，为 $(50\sim100)\times10^6/L$。

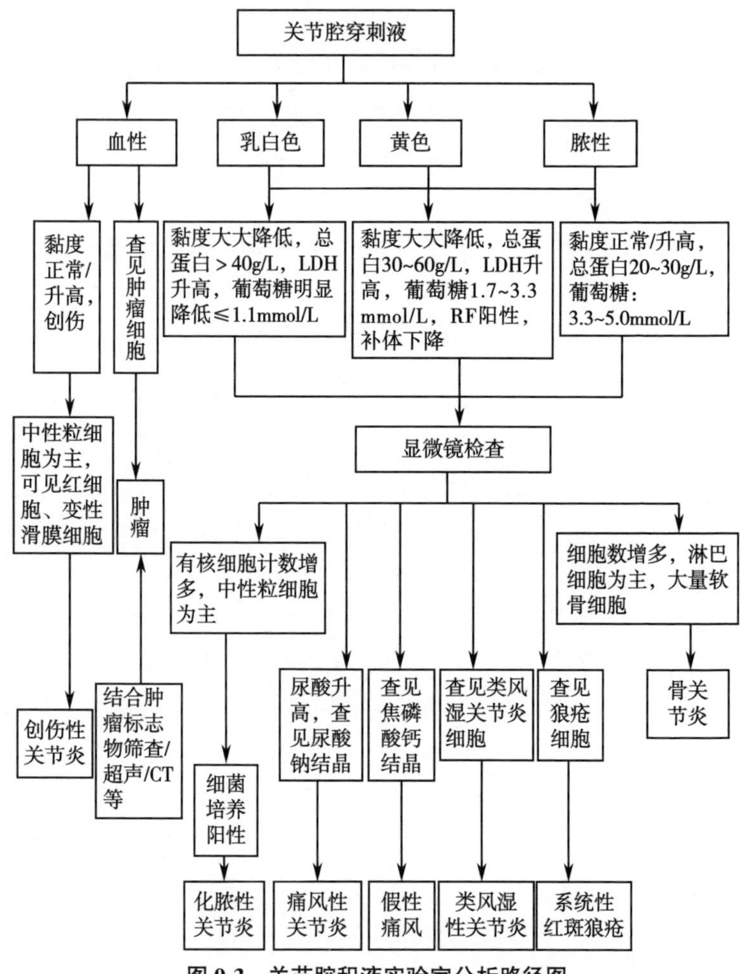

图 9-3 关节腔积液实验室分析路径图

注：LDH. 乳酸脱氢酶；RF. 类风湿因子。

- 细胞学检查：正常关节液中，约 65% 为单核巨噬细胞，中性粒细胞和淋巴细胞相近，分别为 15%~20%，偶见软骨细胞、滑膜细胞、组织细胞。还可能查到肿瘤细胞、红斑狼疮细胞（中性粒细胞吞噬均匀体）、类风湿关节炎细胞（类风湿关节炎时，中性粒细胞胞浆内有颗粒状嗜碱性包涵物，可能由免疫复合物组成,当其与类风湿因子并存时,称为类风湿关节炎细胞)等。

- 结晶检测:常见的病理性结晶有尿酸钠结晶、焦磷酸钙结晶、胆固醇结晶等。此外,少数药物浓度增高时,也会形成药物结晶。
- 病原生物学检测:细菌/真菌涂片检查、抗酸染色查找结核分枝杆菌。
- 总蛋白检测:11~22g/L;白蛋白与球蛋白之比为4:1。
- 葡萄糖检测:3.3~5.3mmol/L。
- 总补体检测:正常情况下关节滑液中补体含量约为血清的10%。
- 类风湿因子(RF)检测:正常人为阴性。

表9-7 关节腔积液颜色变化及其临床意义

颜色	临床意义
黄色/淡黄色	正常关节腔积液
红色	穿刺损伤、恶性肿瘤、出血性疾病、创伤等
褐色/黄褐色	陈旧性出血、恶性肿瘤等
乳白色	结核性、痛风、类风湿关节炎,系统性红斑狼疮等
乳黄色/乳白色	化脓性感染
金黄色	胆固醇含量增高

四、胃液检查

胃液(gastric juice)是由胃壁黏膜的主细胞、壁细胞和黏液细胞的分泌物组成,正常人每日分泌1.5~2.5L,分泌量因食物成分及各种刺激因素影响可有差异。胃液为无色透明的稀薄液体,呈强酸性反应。胃液成分除水分、盐酸、胃蛋白酶原、内因子及胃脂肪酶外,还有黏液、电解质(如钠、钾、钙、磷酸氢根)等。胃液检查对于了解胃的分泌功能,胃、十二指肠相关疾病诊断和鉴别诊断有较好的实用价值。胃液检查的结果与胃液标本的采集密切相关,患者应在 24~72h 内停止服用影响测定结果的药物,检查前晚只能进食流质食物,检查前 12h 内不能进食或饮水,一般采用插胃管方式获取胃液。胃液检查内容包括一般理学检查、化学与免疫学检查及显微镜检查等,其中化学检查尤其是胃酸测定在临床上应用广泛,有较大的实用价值(图 9-4)。

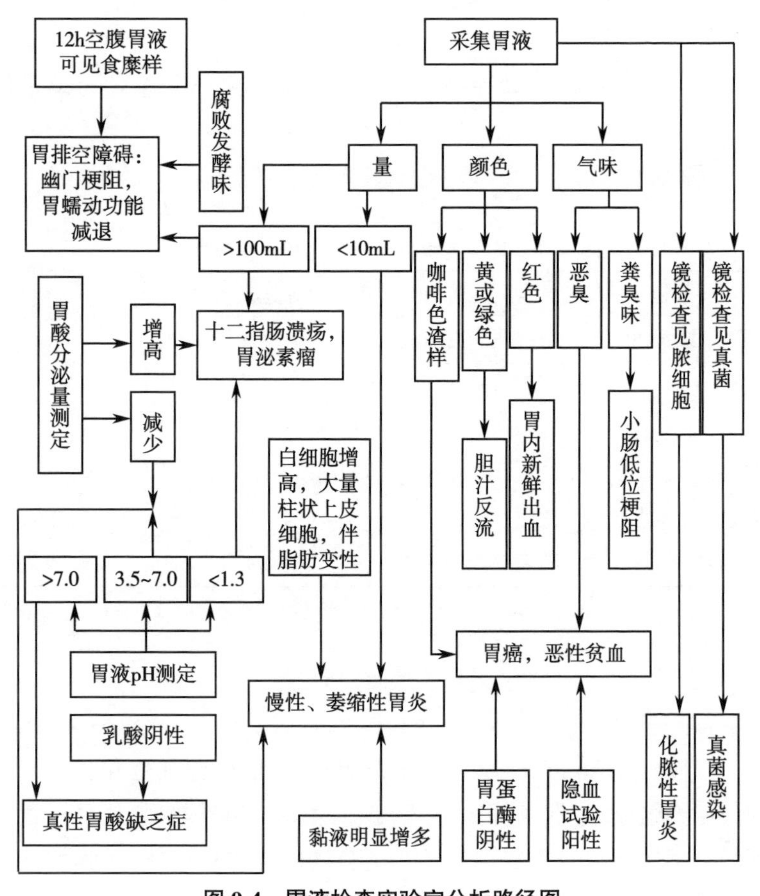

图 9-4 胃液检查实验室分析路径图

参考范围:

- 一般理学检查:包括量、颜色、pH 测定、气味,黏液量、食物残渣等。
- 胃酸分泌量测定:
  - 基础胃液量:经 12h 空腹后的正常胃液量约为 50mL 左右,在吞管成功后应用电动负压吸引器,以 4.0~6.67kPa 负压持续抽取 1h 所得胃液总量,称为基础胃液量,它更能代表标准状态下(清晨空腹未接受任何食物或药物等的刺激)胃的分泌功能,且具有定量的意义。
  - 基础酸排出量(basal acid output,BAO):计算总酸的 mmol/L 量,结合 1h 胃液量算出基础酸排出量,正常人 3.9mmol/h ± 1.98mmol/h;最大酸排出量(MAO):正常人 3~23mmol/h;高峰酸排出量(PAO):20.6mmol/h ± 8.37mmol/h。
- 乳酸定性试验:阴性。
- 隐血试验:阴性。
- 胃蛋白酶测定:40~60U/mL。

五、淋巴穿刺液检查

正常成年人在安静状态下每小时大约有 120mL 的淋巴液进入血液循环。来自右侧头颈部、右臂和右胸部的约 20mL 的淋巴液经由右淋巴导管导入静脉,其余 100mL 的淋巴液都通过胸导管导入静脉。人体每天大约生成 2~4L 的淋巴液,大致相当于全身的血浆总量。如果体内的主要淋巴管被阻塞,则组织液中的蛋白质将积聚增多,组织液的胶体渗透压不断升高,进一步增加毛细血管液体的滤出,引起严重的组织水肿(图 9-5)。

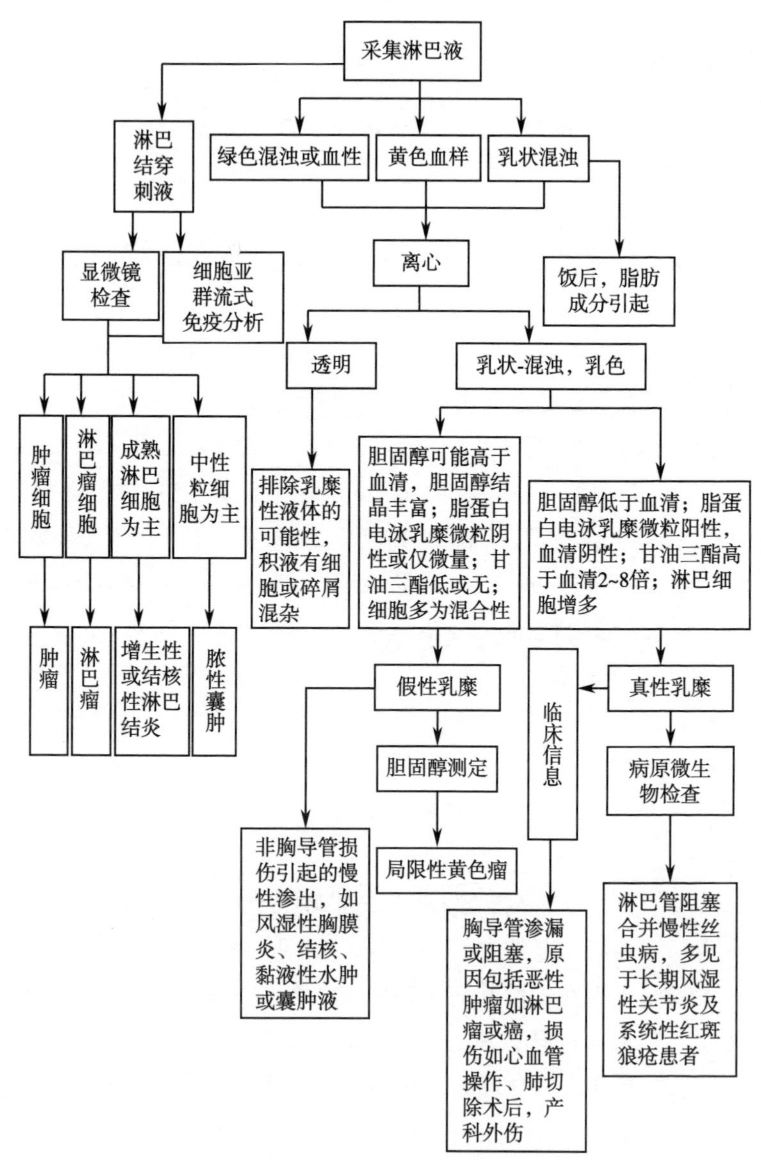

图 9-5　淋巴液实验室分析路径图

参考范围：

- 一般理学检查：淋巴液为淡黄色液体，由血浆和小淋巴细胞构成。餐后因其含脂肪成分呈乳状混浊外观；禁食时淋巴液清澈透明。
- 淋巴液及血清胆固醇、甘油三酯检测：见第十一章相关内容。
- 乳糜性和假乳糜性液体的鉴别见表 9-8。

表 9-8 乳糜性和假乳糜性淋巴液鉴别

检查项目	乳糜性液体	假乳糜性液体
外观	乳状，黄色，血性	乳状，绿色
胆固醇	低于血清值	可能高于血清值，胆固醇及胆固醇结晶丰富
脂蛋白电泳	查到乳糜微粒 血清中无乳糜微粒	无或仅微量乳糜微粒
甘油三酯	比血清中水平高 2~8 倍	低于血清中水平或低，或无
细胞（沉淀物或细胞浓集）	淋巴细胞增多，大小一致	多种细胞组成（胆固醇结晶）

六、支气管肺泡灌洗液检查

支气管肺泡灌洗液（bronchoalveolar lavage fluid，BALF）中细胞组分和非细胞组分的检查可为呼吸系统疾病的诊断提供强有力的证据。肺部感染的部位进行灌洗液细胞学检查和微生物学培养被认为是一种较特异的诊断方式。对 BALF 进行细胞学、生化和免疫学等一系列检测和分析，是作为研究肺部疾病的病因、发病机制、诊断、评价疗效和判断预后的一项手段。由于肺泡灌洗液较黏稠，需要对采集到的 BALF 区分上清液和沉渣成分，常用的方法为离心和纱布过滤，但应注意纱布过滤可能在去除黏液的同时会损失部分细胞和其他成分(肺孢子菌可能黏附在黏液中)。分离后的上清液用于化学和免疫学等的检查，沉渣涂片进行细胞学和病原生物学检查(图 9-6)。

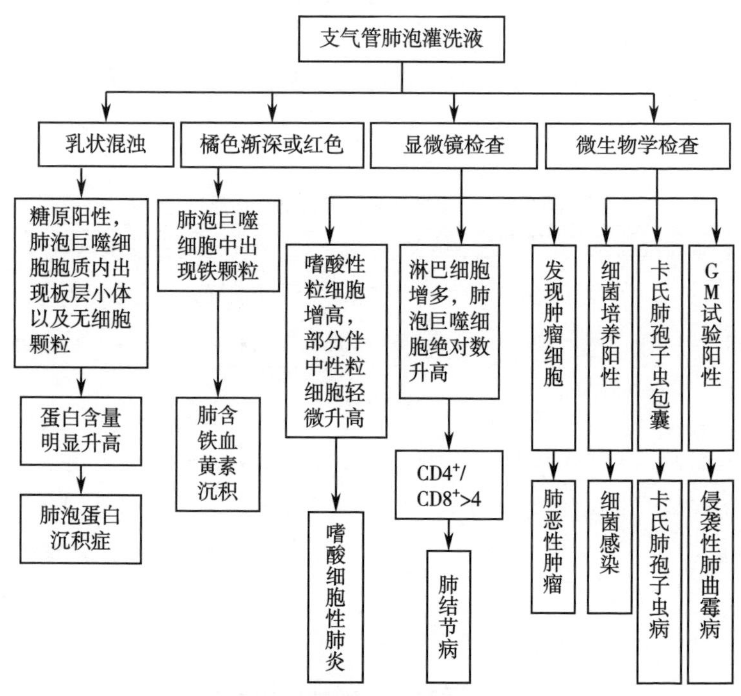

图 9-6　支气管肺泡灌洗液实验室分析路径图

注：GM 试验指半乳糖甘露醇聚糖抗原检测。

参考范围：

- 一般性状检查：BALF 的量用于计算灌洗液回收率，同时观察其颜色。BALF 的颜色变化与疾病相关：BALF 呈乳白色豆腐渣样，可见于肺泡蛋白沉积症和硅沉着病患者；肺出血 - 肾炎综合征患者的 BALF 为粉红色。
- 显微镜检查：高倍镜下计数除上皮细胞以外的有核细胞和红

细胞,根据灌洗液回收量计算回收细胞数。涂片瑞氏染色后观察 BALF 中细胞并分类计数,注意查找肿瘤细胞。

- 细胞免疫分型:采用流式细胞免疫分型鉴定淋巴细胞亚群。
- 病原生物学检查:正常人无细菌。
- 生化和免疫学检查:见第六章和第二十五章相关内容。
- 非吸烟者与吸烟者支气管肺泡灌洗液淋巴细胞亚群参考范围见表 9-9。

表 9-9　非吸烟者与吸烟者支气管肺泡灌洗液淋巴细胞亚群参考范围

细胞类型	非吸烟者 /%	吸烟者 /%
T 细胞($CD3^+$)	70.3	69.2
$CD4^+$	44.7	32.2
$CD4^+$	20.7	29.2
$CD4^+/CD8^+$	2.6	1.6
B 细胞	3.2	6.4

(张春莹　郑 沁)

第十章

内分泌功能与疾病的实验诊断

内分泌疾病的诊断包括内分泌功能诊断、定位诊断和病因诊断三个方面。实验室检查结果是内分泌疾病诊断的重要依据，内分泌功能检测与临床症状结合分析才能正确识别疾病，并对症治疗。

一、甲状腺功能的实验室检查

甲状腺是人体内分泌腺体之一，其分泌的甲状腺激素是维持机体细胞生命活动的重要激素。常见的甲状腺功能异常疾病有甲状腺功能亢进症和甲状腺功能减退症。甲状腺功能紊乱的实验室检查包括甲状腺功能状态、定位和病因学检查（图 10-1）。

参考范围：

- 促甲状腺激素（TSH）检测：0.27~4.2mIU/L（ECLIA）。妊娠期 TSH 参考范围（ECLIA）：妊娠早期，0.09~4.52mIU/L；妊娠中期，0.45~4.32mIU/L；妊娠晚期，0.3~4.98mIU/L，参考《妊娠和产后甲状腺疾病诊治指南（第 2 版）》。

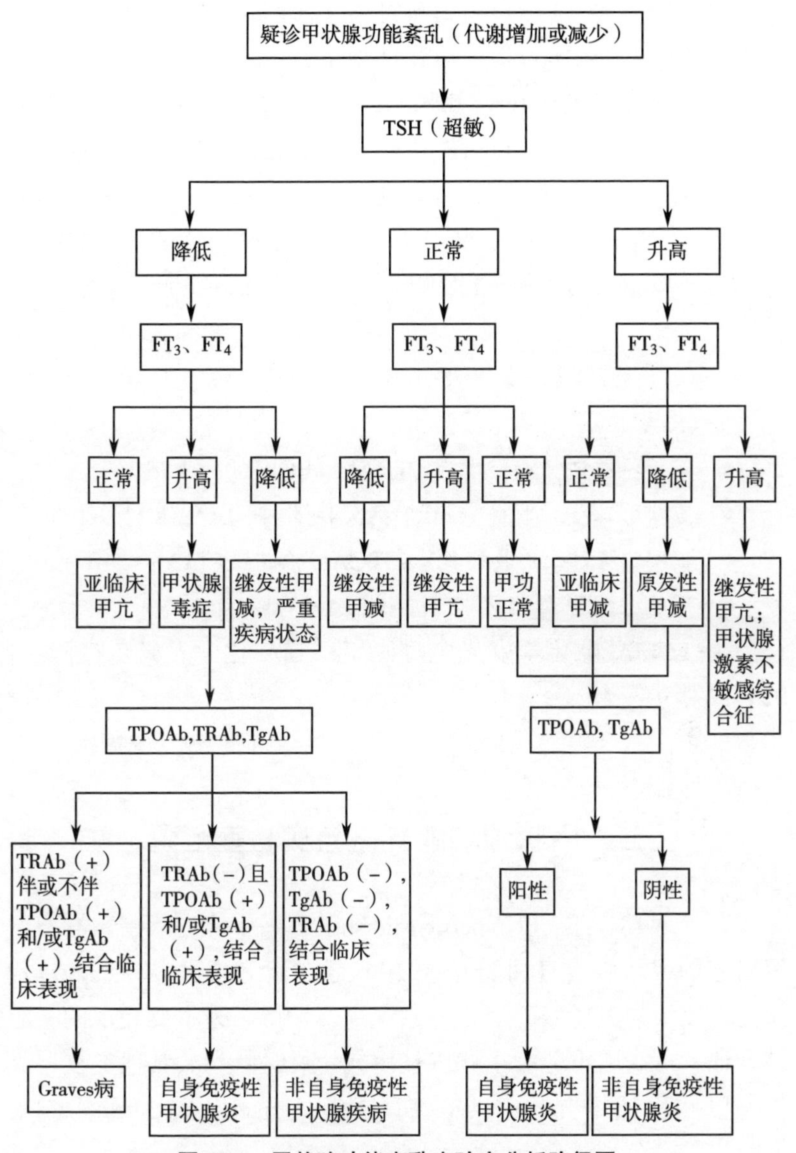

图 10-1　甲状腺功能紊乱实验室分析路径图

注：TPOAb. 甲状腺过氧化物酶抗体；TgAb. 甲状腺球蛋白抗体；TRAb. 促甲状腺激素受体抗体。

- 总甲状腺素（TT_4）、总三碘甲状腺原氨酸（TT_3）检测（ECLIA）：TT_3，1.3~3.1nmol/L；TT_4，62~164nmol/L。
- 游离甲状腺素（free thyroxine，FT_4）、游离三碘甲状腺原氨酸（free triiodothyronine，FT_3）检测（ECLIA）：FT_3，3.6~7.5pmol/L；FT_4，12.0~22.0pmol/L；妊娠期 FT_4 参考范围：妊娠早期，13.15~20.78pmol/L；妊娠中期，9.77~18.89pmol/L；妊娠晚期，9.04~15.22pmol/L（参考《妊娠和产后甲状腺疾病诊治指南（第2版）》）。
- 反 T_3（rT_3）检测：0.78~1.38nmol/L（CLIA）；0.31~0.98nmol/L（RIA）。
- 促甲状腺激素受体抗体（TRAb）（ECLIA）：<1.75IU/L。
- 甲状腺球蛋白抗体（anti-TgAb）检测（ECLIA）：<115IU/mL。
- 抗甲状腺过氧化物酶抗体（TPOAb）检测（ECLIA）：<34IU/mL。
- 甲状腺球蛋白（Tg）检测（ECLIA）：1.4~78μg/L。

注：ECLIA. 电化学发光免疫测定；CLIA. 化学发光免疫测定；RIA. 放射免疫测定。

（张 玫 安振梅）

二、甲状腺功能亢进与实验室检查

甲状腺功能亢进（hyperthyroidism）简称甲亢，指由于各种原因引起的甲状腺自身功能亢进，甲状腺激素分泌过多导致的以代谢亢进以及神经、循环、消化等系统兴奋性增高为主要表现的一组综合征。按病因可分为甲状腺性甲亢、垂体性甲亢、其他类型甲亢等。甲状腺性甲亢以 Graves 病（Graves disease，GD）最为常见（图 10-2）。

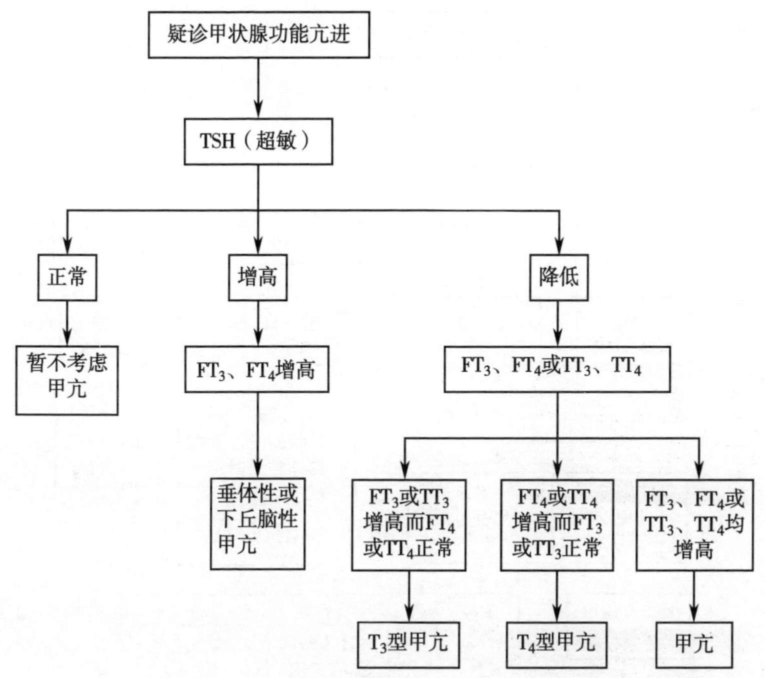

图 10-2　甲状腺功能亢进的实验室分析路径图

（张 玫　安振梅）

三、甲状腺功能减退症与实验室检查

甲状腺功能减退症（hypothyroidism）简称甲减，指机体自身甲状腺激素合成、分泌或生物学作用降低导致的全身性低代谢综合征。按病因分为原发性甲减、继发性甲减和甲状腺激素抵抗综合征等（图 10-3）。

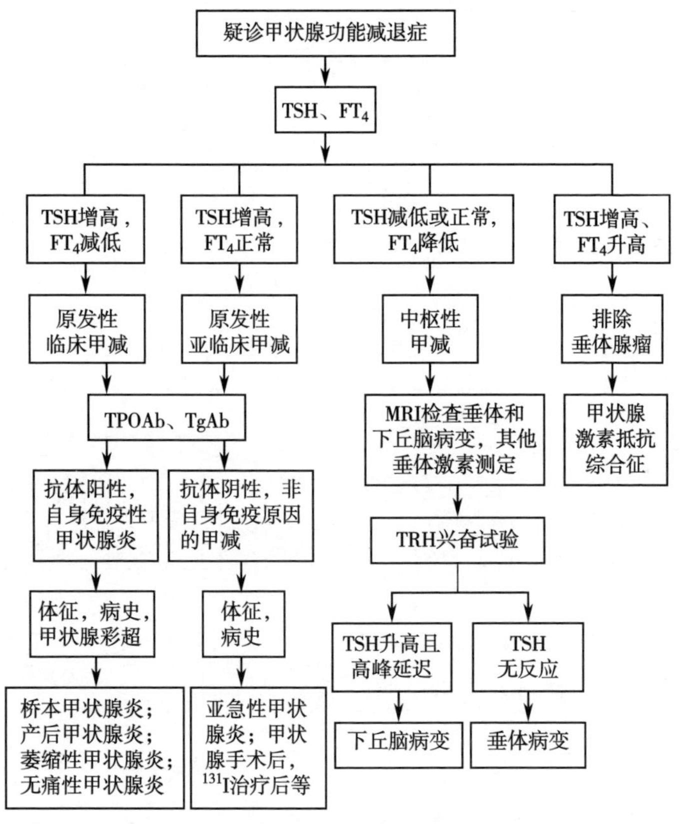

图 10-3 甲状腺功能减退症实验室分析路径图

（张 玫 安振梅）

四、肢端肥大症与实验室检查

肢端肥大症（acromegaly）一般是指由于生长激素（growth hormone，GH）持续过度分泌所引起的机体发育异常的一种疾病，过多分泌 GH 发生于骨骺愈合之前及之后分别称为巨人症和肢端肥大症。过量的 GH 多来源于垂体良性肿瘤。典型的临床表现为渐进性的骨骼生长、手足增大、皮肤增厚、颜面粗糙等。血清生长激素和胰岛素样生长因子水平是其实验诊断的依据(图 10-4)。

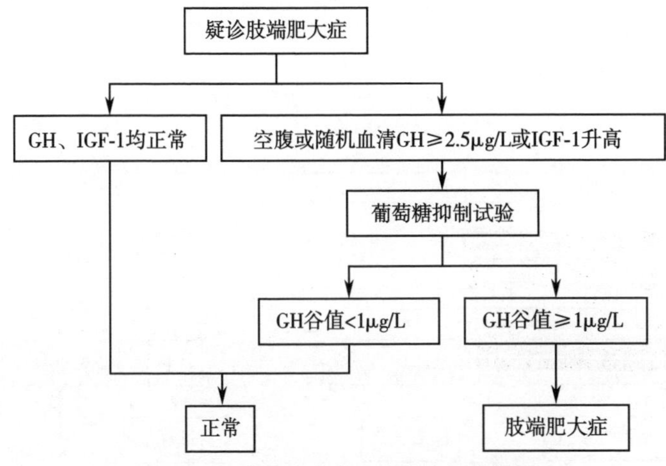

图 10-4　肢端肥大症实验室分析路径图

参考范围：

- IGF(胰岛素样生长因子)结合蛋白-3(IGFBP-3)检测：2~4mg/L。

（何 訸　安振梅）

五、尿崩症与实验室检查

尿崩症(diabetes insipidus)是指精氨酸升压素(arginine vasopressin, AVP)[又称抗利尿激素(antidiuretic hormone, ADH)]缺乏，或肾脏对 ADH 不敏感导致肾小管重吸收水的功能障碍，从而引起的一组以多尿、烦渴、多饮、低比重尿和低渗尿为特征的症候群。由 ADH 缺乏引起者称为中枢性尿崩症，由肾脏对 ADH 不敏感引起者则称为肾性尿崩症。尿崩症可发生于任何年龄,但以青少年为多见。男性多于女性,男女比例约为 2∶1(图 10-5)。

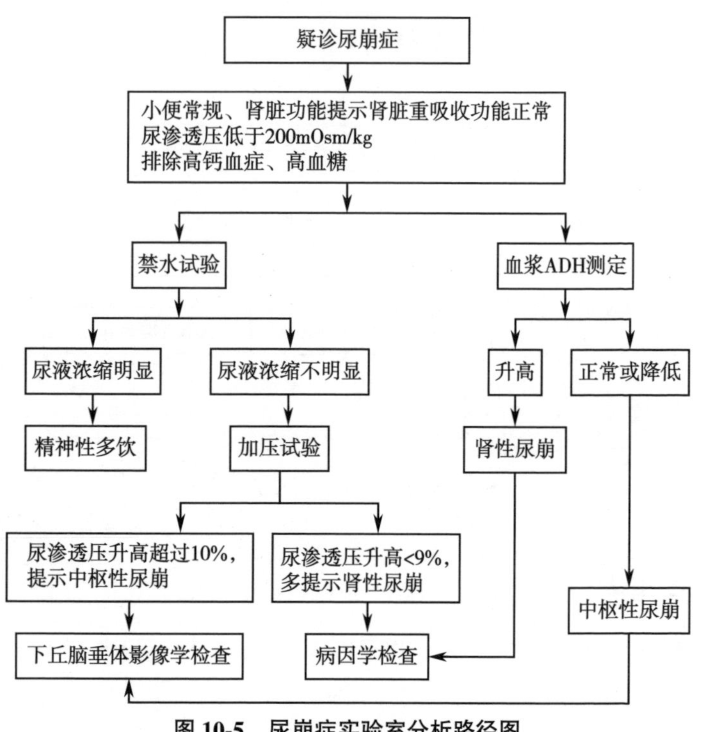

图 10-5 尿崩症实验室分析路径图

参考范围:

- 24 时尿量、尿比重 / 渗透压、血肌酐、电解质及血渗透压:见第五章相关内容。
- 抗利尿激素测定:正常人在随意饮水状况下血浆 ADH 基础值为 1.9~5.7pg/mL,禁水后可升高达 3~5 倍。

(何 訸 安振梅)

六、皮质醇增多症与实验室检查

皮质醇增多症又称库欣综合征(Cushing syndrome,CS)是肾上腺皮质疾病中最常见的一种,由多种原因引起肾上腺皮质分泌过多的糖皮质激素(主要为皮质醇)所致。皮质醇增多症按病因可分为ACTH依赖性和非依赖性皮质醇增多症两大类。主要临床表现为满月脸、多血质面容、向心性肥胖、皮肤紫纹、痤疮、高血压和骨质疏松等。肾上腺的病变可为增生、腺瘤或癌。肾上腺皮质癌的发病年龄呈双峰分布:小于5岁和50岁左右两个高峰(图10-6)。

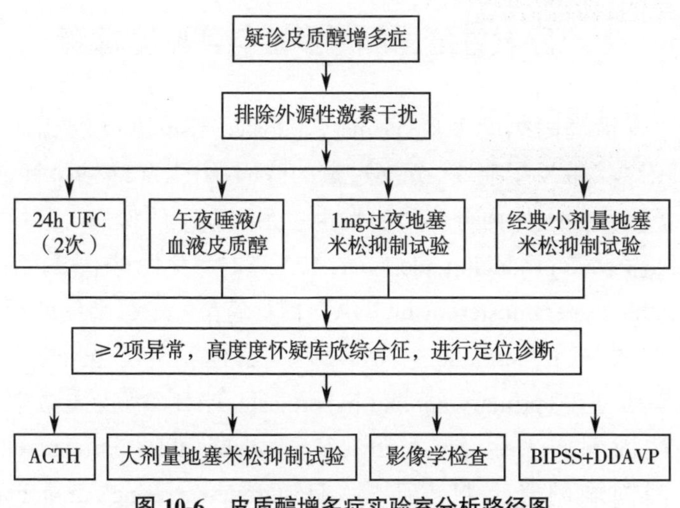

图10-6　皮质醇增多症实验室分析路径图

注:24h UFC. 24小时尿游离皮质醇;ACTH. 促肾上腺皮质激素;BIPSS. 双侧岩下窦取血;DDAVP. 1-脱氨-8精氨酸血管加压素。

参考范围:

- 皮质醇与皮质类固醇结合球蛋白(CBG)检测(电化学发光

免疫测定)：上午8时，147.3~609.3nmol/L；下午4时，64~340nmol/L；午夜12时，≤165.6nmol/L。

- 尿游离皮质醇检测(电化学发光免疫测定)：20.26~127.55μg/24h。
- 尿17-羟皮质类固醇检测：成年男性13.8~41.4μmol/24h；成年女性11~28μmol/24h。
- 促肾上腺皮质激素(ACTH)检测(电化学发光免疫测定)：5~78ng/L。
- 硫酸脱氢表雄酮(DHEA-S)检测：见第十二章“卵巢功能紊乱与实验室检查”部分。

(张 玫 安振梅)

七、原发性醛固酮增多症与实验室检查

原发性醛固酮增多症(primary aldosteronism，PA)，是由于肾上腺皮质球状带发生病变，分泌过量的醛固酮，引起潴钠排钾，体液容量扩张致使人体内分泌代谢发生一系列紊乱的疾病。醛固酮腺瘤(aldosterone-producing adenoma，APA)和特发性醛固酮增多症(idiopathic hyperaldosteronism，IHA)(简称特醛)，是最常见的两种亚型，分别占PA的70%~80%、10%~20%。其他亚型还包括原发性肾上腺皮质增生(primary adrenal hyperplasia，PAH)、糖皮质激素可抑制性醛固酮增多症(glucocorticoid-remdiable aldosteronism，GRA)、分泌醛固酮的肾上腺皮质癌(aldosterone-secreting adrenocortical carcinoma)、家族性醛固酮增多症(familial hyperaldosteronism，FH)、异位醛固酮分泌腺瘤和癌(ectopic aldosterone-producing adenoma and carcinoma)(图10-7)。

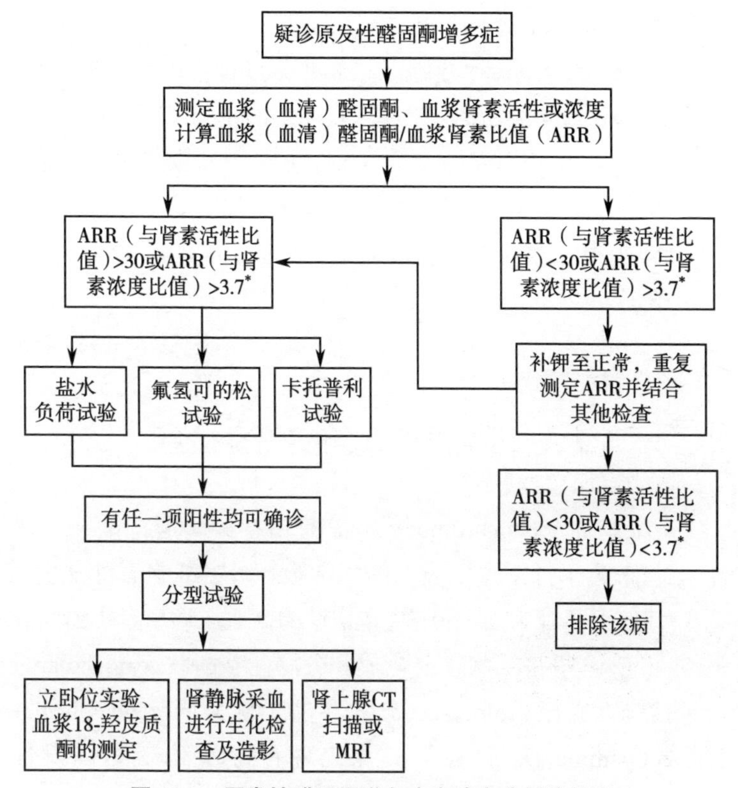

图 10-7　原发性醛固酮增多症实验室分析路径图

注：ARR. 血浆（血清）醛固酮 / 血浆肾素比值；*. 各实验室应根据实际情况建立自己实验室的切点值。

参考范围：

- 放射免疫分析法：
  - 血浆肾素活性：卧位，0.05~0.8ng/（ml·h）；立位，0.56~2.79ng/（ml·h）。
  - 血管紧张素Ⅱ：卧位，28.2~52.2ng/L；立位，29.0~71.6ng/L。
  - 血浆醛固酮：卧位，4.5~17.5ng/dL；立位，9.8~27.5ng/dL（醛固酮单位换算：1ng/dL=27.7pmol/L）。

- 化学发光法：
  - 血浆肾素浓度：卧位，2.8~39.9μIU/mL；立位，4.4~46.1μIU/mL。
  - 血浆醛固酮：卧位，<3.0~23.6ng/dl；立位，<3.0~35.3ng/dl。
- 血钾及24小时尿钾测定、血气分析、尿酸碱度测定：见第五章和第八章相关内容。
- 24小时尿醛固酮试验（RIA）：普食，1.0~8.0μg/24h；低钠饮食，7.0~26.0μg/24h。

（张 玫　安振梅）

八、嗜铬细胞瘤与实验室检查

嗜铬细胞瘤（pheochromocytoma）是由神经嵴起源的嗜铬细胞肿瘤，大多来源于肾上腺髓质的嗜铬细胞。嗜铬细胞瘤可发生在任何年龄，其发病高峰为20~50岁，在初诊的高血压病患者中所占比例为0.1%~0.5%。嗜铬细胞主要合成和分泌儿茶酚胺（catecholamine，CA），包括肾上腺素（epinephrine）、去甲肾上腺素（norepinephrine）和多巴胺（dopamine，DA）。主要临床表现有高血压，其中阵发性占45%，持续性占50%，血压正常占5%，可有头痛、心悸、多汗三联征。由于部分嗜铬细胞瘤的发病具有“间歇性发作”的特点。因此嗜铬细胞瘤的实验室检查强调时效性，症状发作时进行采样可增加检出的阳性率（图10-8）。

参考范围：

- 血浆游离甲氧基肾上腺素（MN）和去甲氧基肾上腺素（NMN）检测（LC-MS/MS）：MN<62.96pg/mL；NMN<191.15pg/mL。
- 尿MN和NMN：尿MN，1.2~1.9μmol/L（LC-MS/MS）；尿NMN，3.0~3.8μmol/L（HPLC法）。
- 血肾上腺素（HPLC法）：0.05~1.39nmol/L。

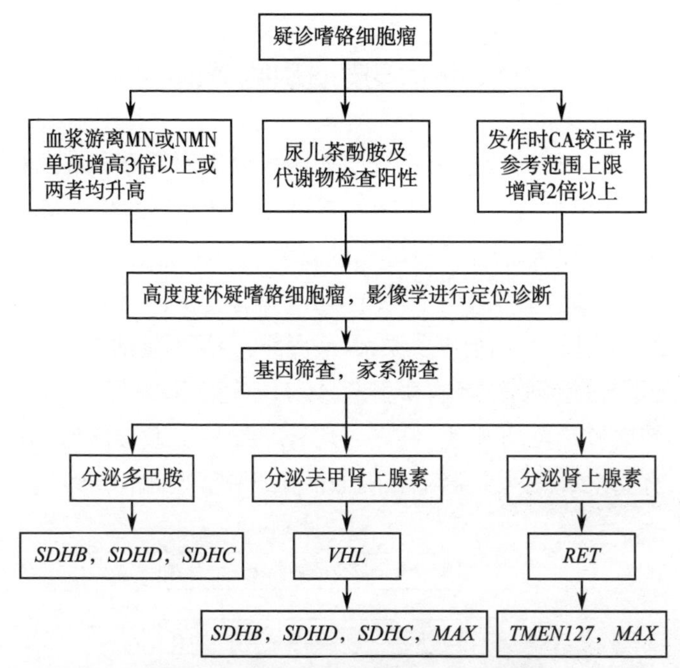

图 10-8　嗜铬细胞瘤实验室分析路径图

注：CA. 儿茶酚胺；*VHL*. 希佩尔 - 林道抑癌基因；*RET*. 酪氨酸蛋白激酶受体原癌基因；*SDHx*. 琥珀酸脱氢酶各亚型基因；*MAX*. MYC 相关因子 X 基因；*TMEM127*. 跨膜蛋白 127 基因。

- 血去甲肾上腺素（HPLC 法）：0.51~3.26nmol/L。
- 尿总 CA（HPLC 法）：519~890nmol/24h（100~150μg/24h）。
- 尿肾上腺素（HPLC 法）：0~103.8nmol/24h（0~20μg/24h）。
- 尿去甲肾上腺素（HPLC 法）：77.85~415.20nmol/24h（15~80μg/24h）。
- 尿 3- 甲氧基 -4 羟基苦杏仁酸（VMA）检测（均相酶免疫法）：≤ 12mg/24h。

注：HPLC. 指高效液相色谱分析；LC-MS/MS. 指液相色谱 - 串联质谱分析

（张 玫　安振梅）

九、肾上腺皮质功能减退症

肾上腺皮质功能减退症按照病因可分为原发性和继发性两大类。原发性慢性肾上腺皮质功能减退症中最常见的是 Addison 病，是由于结核、肿瘤、自身免疫等原因破坏了双侧肾上腺皮质绝大部分而引起皮质激素分泌不足所致的疾病，临床上大多同时有肾上腺糖皮质激素（皮质醇）和盐皮质激素（醛固酮）分泌不足的表现。继发性是由于下丘脑或垂体等病变引起 ACTH 分泌不足所致。本病起病隐匿，初期症状轻、不典型，临床表现有虚弱无力、食欲减退、消瘦、低血压、直立性晕厥、女性腋毛和阴毛稀少或脱落等（图 10-9）。

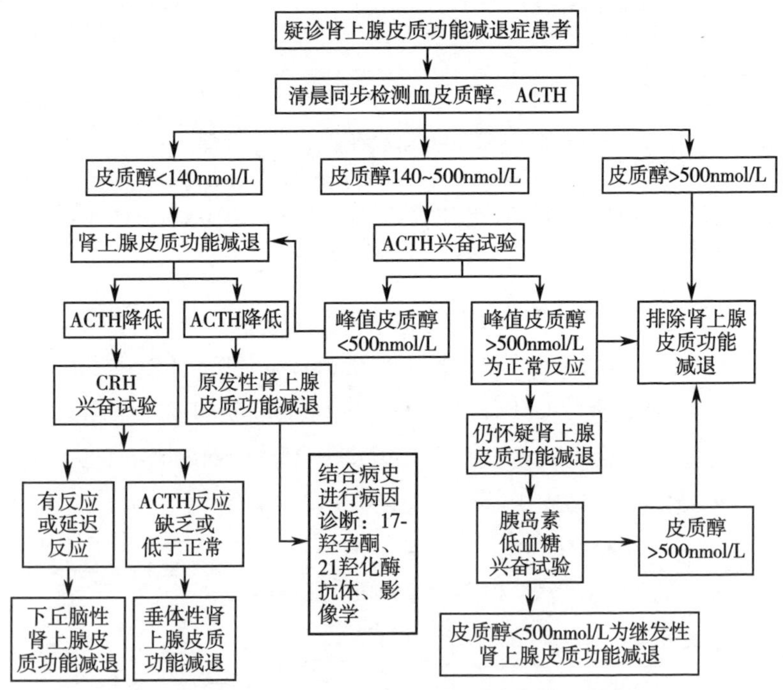

图 10-9 肾上腺皮质功能减退症实验室分析路径图

参考范围：

- 17-羟孕酮检测（ELISA）：男性，0.2~2.1ng/mL；女性卵泡期，0.1~0.8ng/mL；排卵期，0.3~1.4ng/ml；黄体期，0.6~2.3ng/mL；绝经后，0.1~0.5ng/mL；孕晚期，2.0~12.0ng/mL。
- 21-羟化酶抗体检测（ELISA）：阴性<45；阳性≥45。
- 极长链脂肪酸（VLCFA）检测：山萮酸，10.57~28.29mg/L；木焦油酸，9.94~28.26mg/L。
- 蜡酸（液相色谱-串联质谱法）：0~0.43mg/L。

注：ELISA. 指酶联免疫吸附试验。

（张　玫　安振梅）

第十一章

代谢性疾病的实验诊断

新陈代谢是人体生命活动的基本形式,包括物质的合成代谢和分解代谢两个过程。通过新陈代谢,机体同环境之间不断进行物质交换和转化,体内物质也不断进行分解、利用与更新,为个体的生长、发育、生殖和维持内环境恒定提供物质与能量。中间代谢是指营养物质进入机体后在体内合成和分解代谢过程中的一系列化学反应,如某一环节出现功能障碍,则引起代谢性疾病。

一、糖 尿 病

糖尿病是由于胰岛素绝对或相对不足,而引起的以高血糖为特征,伴有脂肪、蛋白质、水电解质等代谢紊乱的代谢性疾病,分为1型糖尿病(type 1 diabetes mellitus,T1DM)、2型糖尿病(type 2 diabetes mellitus,T2DM)、妊娠糖尿病(gestational diabetes mellitus,GDM)和特殊类型糖尿病(图11-1)。

参考范围:

- 空腹血浆葡萄糖(FPG)检测:3.9~6.1mmol/L。
- 餐后2小时血糖检测:3.3~7.8mmol/L。

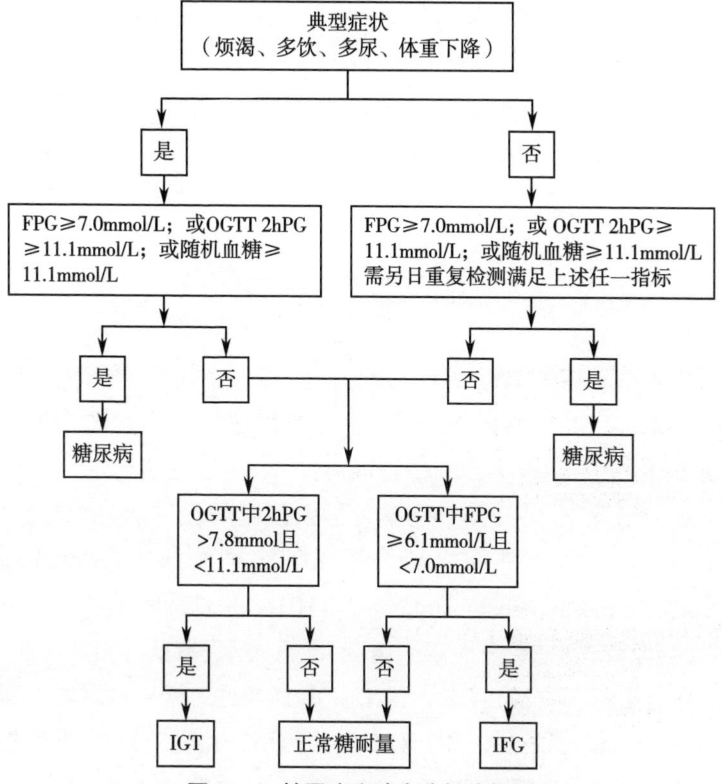

图 11-1　糖尿病实验室分析路径图

注：FPG. 空腹血浆葡萄糖；OGTT. 口服葡萄糖耐量试验；PG. 血浆葡萄糖；IGT. 糖耐量减退；IFG. 空腹血糖受损。

- 糖化血红蛋白（GHb）检测（高效液相色谱分析）：4.5%~6.1%。
- 糖化血清白蛋白（GA）检测（酶法）：9%~14%。
- 谷氨酸脱羧酶抗体（GADA）检测：阴性。
- 胰岛细胞抗体（ICA）检测：阴性。
- 胰岛素自身抗体（IAA）检测：阴性。
- 蛋白酪氨酸磷酸酶蛋白抗体（IA-2A）检测：阴性。
- 胰岛素检测（电化学发光法）：空腹胰岛素，1.5~15μU/mL。

- C 肽检测(电化学发光法):空腹 C 肽,0.48~0.78nmol/L。
- 胰岛素原(PI)检测:1.11~6.9pmol/L。
- 尿白蛋白检测(免疫比浊法):尿 Alb/Cr,<30mg/g;尿 Alb 排泄率,10~20μg/min。

(宋昊岚 安振梅)

二、糖尿病急症

糖尿病患者常发生的糖尿病急性并发症,主要包括糖尿病酮症酸中毒、高渗性非酮症高血糖昏迷和糖尿病乳酸性酸中毒。糖尿病酮症酸中毒(diabetic ketoacidosis,DKA)是在胰岛素绝对或相对缺乏的情况下,伴或不伴有诱发因素引起的糖尿病急性并发症,在 T1DM 患者较为常见。高渗性非酮症高血糖昏迷(nonketotic hyperglycaemic-hyperosmolarcoma,NKHHC)是糖尿病的严重并发症之一,以严重高血糖、高血浆渗透压、严重失水、中枢神经系统症状、无酮症酸中毒为特征,在老年 T2DM 患者多见。糖尿病乳酸性酸中毒(diabetic lactic acidosis,DLA)各种原因引起血乳酸升高,导致机体出现代谢性酸中毒,称为乳酸性酸中毒,在糖尿病的基础上发生的乳酸性酸中毒称为糖尿病乳酸性酸中毒(图 11-2)。

参考范围:

- 尿酮体:阴性。
- 血清 β- 羟丁酸:0.02~0.27mmol/L。
- 乳酸(lactic acid)检测:不同样本中乳酸浓度不同,见表 11-1。
- 血清肌酐、尿素、血气分析、血电解质见第五章和第八章相关内容。

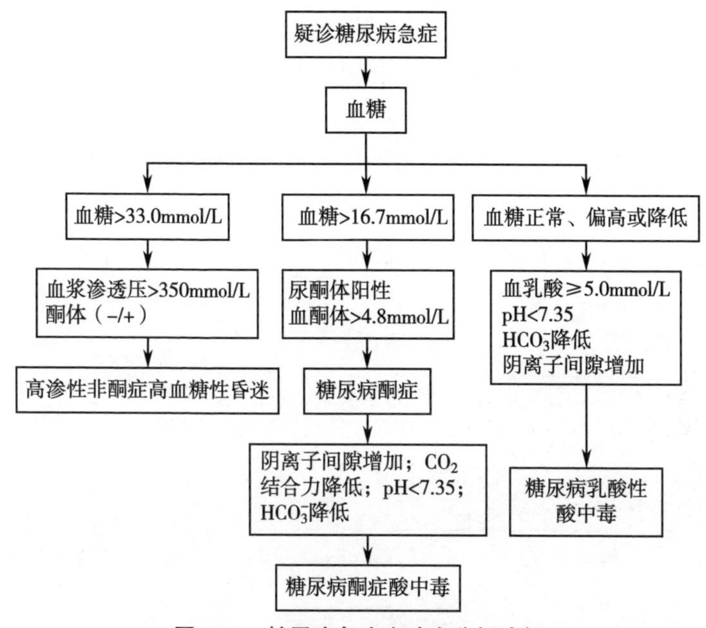

图 11-2　糖尿病急症实验室分析路径

表 11-1　不同样本中乳酸浓度的参考范围

样本	乳酸浓度参考范围 /($mmol \cdot L^{-1}$)
静脉血	
静息时	0.5~1.3
住院患者	0.9~1.7
动脉血	
静息时	0.36~0.75
住院患者	0.36~1.25

注：住院患者血乳酸浓度参考范围变化较大。

（宋昊岚　安振梅）

三、低血糖症

低血糖症是一组多种病因引起的以静脉血浆葡萄糖浓度过低，以交感神经兴奋和脑细胞缺糖为主要特点的综合征。不能单凭一次血糖浓度即诊断低血糖，应当通过 Whipple 三联症来确定低血糖的诊断。Whipple 三联症：与低血糖相符的症状和 / 或体征；血糖浓度低；血糖回升后上述症状或体征缓解（图 11-3）。

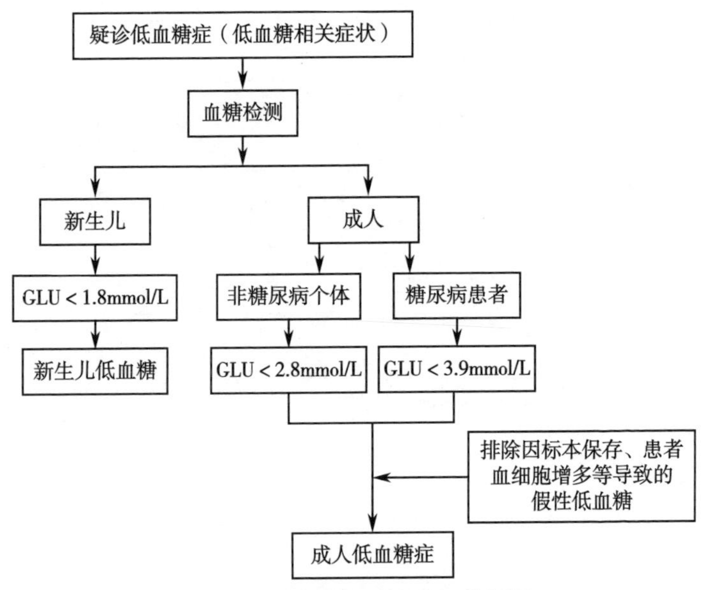

图 11-3 低血糖实验室分析路径图

注：GLU. 血浆葡萄糖。

（宋昊岚 安振梅）

四、脂蛋白代谢紊乱

脂蛋白代谢紊乱按病因可分为原发性与继发性血脂异常两类。

因遗传所致载脂蛋白、脂蛋白代谢酶及有关受体的结构和功能缺陷者为原发性血脂异常症。系统性疾病或药物所致的脂蛋白紊乱称为继发性血脂异常症，如糖尿病、肾病综合征、库欣综合征以及甲状腺功能减退等可导致高脂血症。脂蛋白代谢紊乱与动脉粥样硬化、代谢综合征、胰腺炎等密切相关，血脂检测可反映全身脂类代谢的状态，既可作为脂蛋白代谢紊乱的诊断指标，也常用于评估某些疾病的发病风险（图 11-4）。

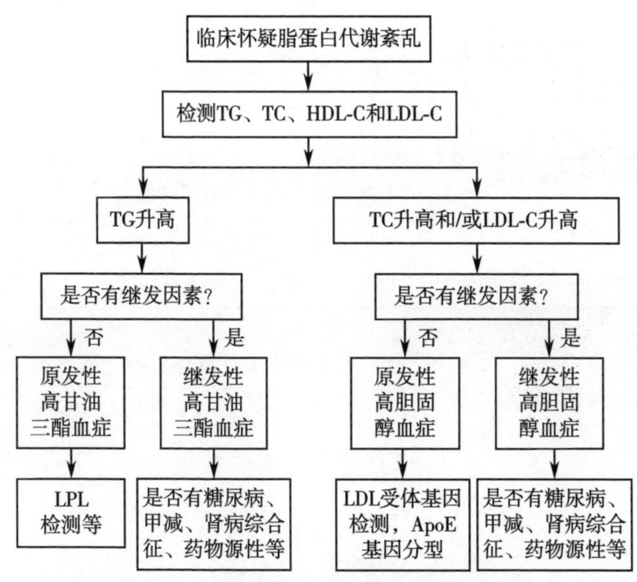

图 11-4　脂蛋白代谢紊乱实验室分析路径图

按 1970 年 WHO 分型法可将原发性脂代谢紊乱分为 6 型，见表 11-2。

WHO 分型方法对指导临床上诊断和治疗高脂血症有很大帮助，但由于过于繁杂，未被广泛采用，目前临床医生更为常用的是高脂血症临床简易分型（表 11-3）。

表 11-2 原发性脂蛋白代谢紊乱分型（WHO）

分型	异常脂蛋白	血浆静置实验	病因
Ⅰ	乳糜微粒（CM）	奶油上层、下层澄清	LPL 或 ApoC 缺乏或缺陷
Ⅱa	β脂蛋白（LDL）	澄清	LDL 受体缺乏或缺陷、ApoB 变异
Ⅱb	β脂蛋白（LDL） 前β脂蛋白（VLDL）	澄清 / 轻微浑浊	ApoB 或 LDL 与 VLDL 合成增多
Ⅲ	β脂蛋白（VLDL）	奶油上层、下层浑浊	ApoE 基因变异
Ⅳ	前β脂蛋白（VLDL）	浑浊	VLDL 合成与清除异常、LPL 活性降低
Ⅴ	CM 前β脂蛋白（VLDL）	奶油上层，下层浑浊	ApoC Ⅲ 增多而 ApoC Ⅱ 缺陷 LPL 活性降低

表 11-3 血脂异常的临床简易分型

	TC	TG	HDL-C	相当于 WHO 的表型
高胆固醇血症	增高			Ⅱa
高 TG 血症		增高		Ⅳ、Ⅰ
混合型高脂血症	增高	增高		Ⅱb、Ⅲ、Ⅳ、Ⅴ
低 HDL-C 血症			降低	

参考范围：

- 甘油三酯（TG）测定：0.29~1.83mmol/L。
- 总胆固醇（TC）测定：2.8~5.7mmol/L。
- 高密度脂蛋白胆固醇（HDL-C）检测：>0.90mmol/L。

- 低密度脂蛋白胆固醇(LDL-C)检测:<4.0mmol/L。
- 脂蛋白电泳:琼脂糖电泳α脂蛋白约为26%~45%,前β脂蛋白约为6%~22%,β脂蛋白约为43%~58%,乳糜微粒阴性。
- 血浆静置实验:健康人为阴性。
- 载脂蛋白AI、载脂蛋白B100检测:ApoAI,1.04~2.25g/L;ApoB100,0.6~1.33g/L;ApoAI/ApoB100,1.0~2.5。
- Lp(a)测定(免疫透射比浊法):<0.3g/L。
- 脂蛋白脂肪酶(LPL)检测:健康人,>150mg/L;LPL纯合子缺乏者,<40mg/L;LPL杂合子缺乏者,40~150mg/L。

(干 伟 罗通行)

五、高尿酸血症和痛风的实验室检查

血尿酸超过其在血液或组织液中的饱和度后在关节局部形成尿酸钠晶体并沉积,诱发局部组织的炎症和破坏,发展为痛风。对无症状高尿酸血症患者,关节超声、双能CT或X线发现尿酸钠晶体沉积和/或痛风性骨蚀,诊断为亚临床痛风。目前临床并无有效方法预测高尿酸血症是否发展成痛风,但有器官移植手术史、长期服用利尿剂、高肉类及海鲜摄入、痛风家族史等患者是痛风性关节炎高危人群(图11-5)。

(何 訸 安振梅)

六、高钙血症

血钙水平高于参考值上限即可诊断为高钙血症(hypercalcemia),不同实验室所设置的参考值范围可能不同。约90%的高钙血症由原发性甲状旁腺功能亢进及恶性肿瘤引起,其次为继发性甲状旁腺功能亢进症、维生素D或维生素A中毒、应用噻嗪类利尿剂、肾上腺皮质功能减退、甲状腺功能亢进、畸形性骨突、结节病、肾衰竭等(图11-6)。

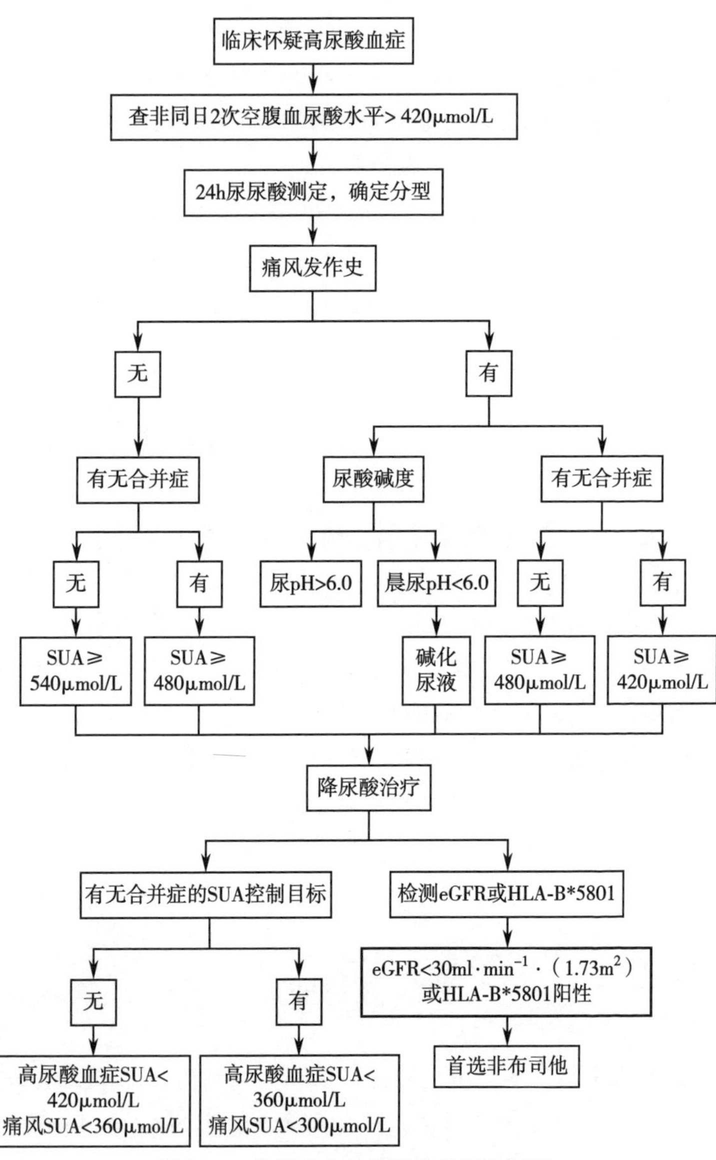

图 11-5 高尿酸血症实验室分析路径图

注：SUA. 血清尿酸。

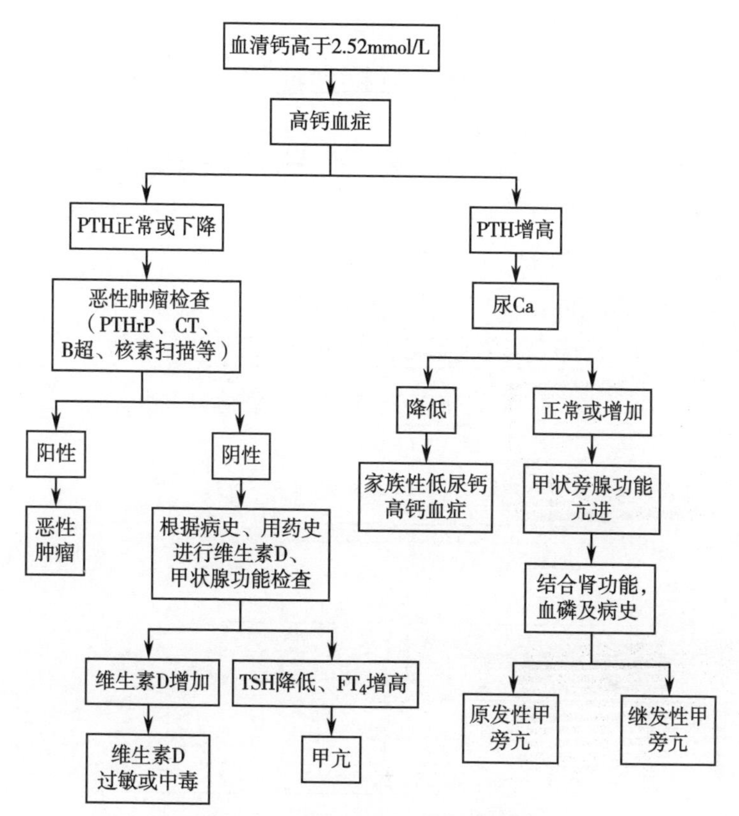

图 11-6　高钙血症实验室分析路径图

参考范围：

- 血清总钙检测：2.11~2.52mmol/L。
- 血磷检测：0.85~1.51mmol/L。
- 甲状旁腺激素（PTH）检测（电化学发光法）：1.6~6.9pmol/L。
- 维生素 D 检测（UPLC-MS/MS）：30~100ng/mL。

（何 訸　安振梅）

七、低钙血症

引起低钙血症原因有低蛋白血症、甲状旁腺功能减退症、食物中含钙不足、维生素 D 代谢障碍引起 1,25(OH)$_2$D 缺乏、高磷酸盐血症、低镁血症等(图 11-7)。急性低钙血症可引发自发性手足抽搐、腹痛、支气管哮喘和癫痫样大发作(表 11-4)。

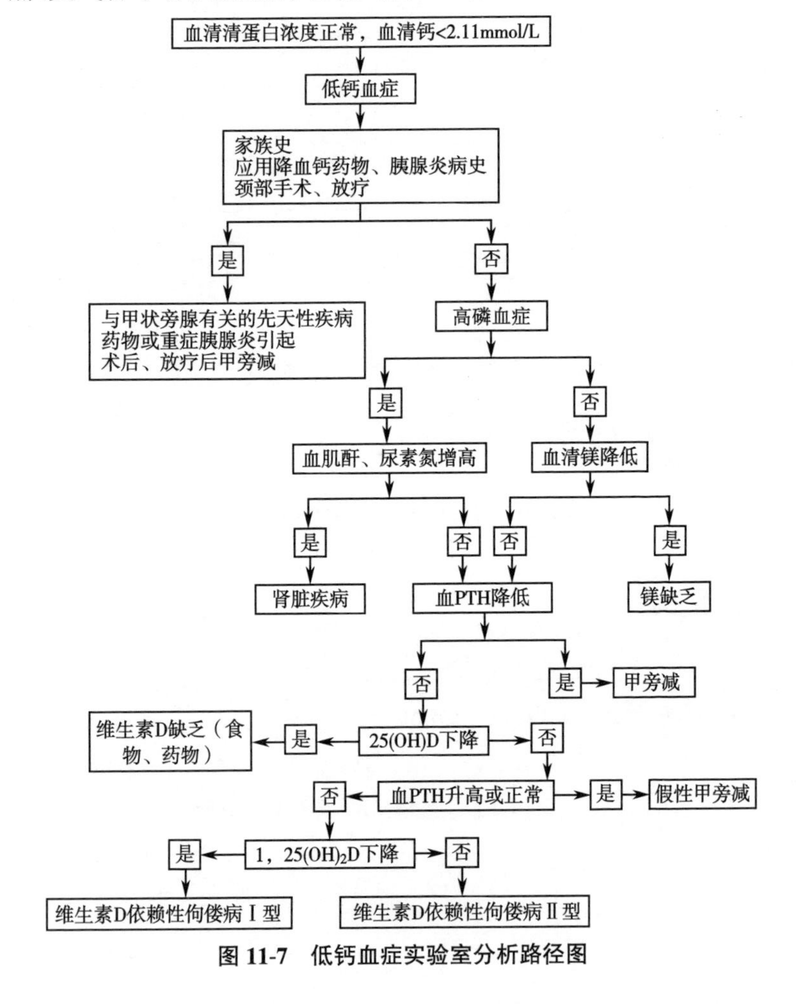

图 11-7　低钙血症实验室分析路径图

表 11-4 维生素 D 缺乏的分级建议

分级	25(OH)D/(nmol·L^{-1})
维生素 D 不足或轻度缺乏	25~50
维生素 D 中度缺乏	12.5~25
维生素 D 重度缺乏	<12.5

(何 訸 安振梅)

第十二章 性激素水平与疾病的实验诊断

性激素是指由性腺、胎盘、肾上腺皮质网状带等组织合成的甾体激素，具有促进性器官成熟、副性征发育及维持性功能等作用。性激素水平受下丘脑 - 垂体 - 性腺轴的调节，在这个系统中任何一个环节发生功能或器质性病变均会导致相关疾病。

一、卵巢功能紊乱与实验室检查

卵巢功能紊乱主要表现为性激素和相关的垂体激素异常。引起卵巢功能紊乱的病因较多，因此实验室相关实验主要为临床进行病因诊断提供依据（图 12-1，表 12-1，表 12-2）。

二、雄激素增多症与实验室检查

雄激素增多症是由于雄性激素分泌增多而造成一系列症状。儿童及青少年雄激素增多症常表现为性早熟，成人雄激素增多症则常有性欲增强、毛发增多或脱发、痤疮等表现。本节主要叙述性早熟的实验诊断（图 12-2）。我国对九大城市儿童青少年性发育大规模的调查认为：女孩及男孩性成熟年龄呈年代提前趋势（表 12-3）。

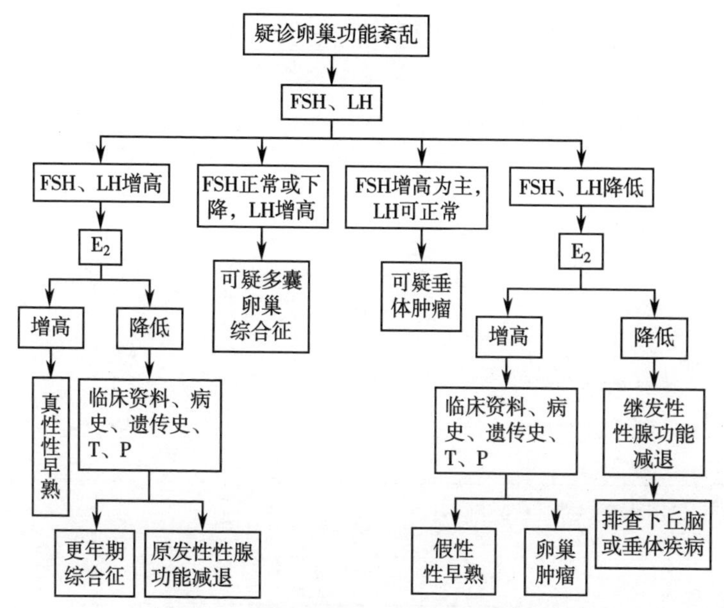

图 12-1 卵巢功能紊乱实验室分析路径图

注：FSH. 卵泡刺激素；LH. 黄体生成素；E_2. 雌二醇；T. 睾酮；P. 孕酮。

表 12-1 性激素参考范围(电化学发光法)

时期	LH/(mIU·mL^{-1})	FSH/(mIU·mL^{-1})	E_2/(pg·mL^{-1})	P/(ng·mL^{-1})	PRL/(ng·mL^{-1})	T/(ng·mL^{-1})	AMH/(ng·mL^{-1})
卵泡期	2.4~12.6	3.5~12.5	12.4~233	0.057~0.893	6.0~29.9	0.084~0.481	1.43~11.6
排卵期	14.0~95.6	4.7~21.5	41.0~398	0.121~12.0			
黄体期	1.0~11.4	1.7~7.7	22.3~341	1.83~23.9			
绝经后	7.7~58.5	25.8~134.8	<5~138	0.05~0.126			

注：LH. 黄体生成素；FSH. 卵泡刺激素；E_2. 雌二醇；P. 孕酮；PRL. 催乳素；T. 睾酮；AMH. 抗米勒管激素。

表 12-2　硫酸脱氢表雄酮参考范围（电化学发光法）

年龄 / 岁	DHEA-S/（μmol·L^{-1}）	
	女性	男性
10~14	0.9~7.6	0.7~6.7
15~19	1.8~10.0	1.9~13.4
20~24	4.0~11.0	5.7~13.4
25~34	2.7~9.2	4.3~12.2
35~44	1.7~9.2	2.4~11.6
45~54	1.0~7.0	1.2~9.0
55~64	0.5~5.6	1.4~8.0
65~74	0.3~6.7	0.9~6.8
≥ 75	0.3~4.2	0.4~3.3

注：DHEA-S. 硫酸脱氢表雄酮。

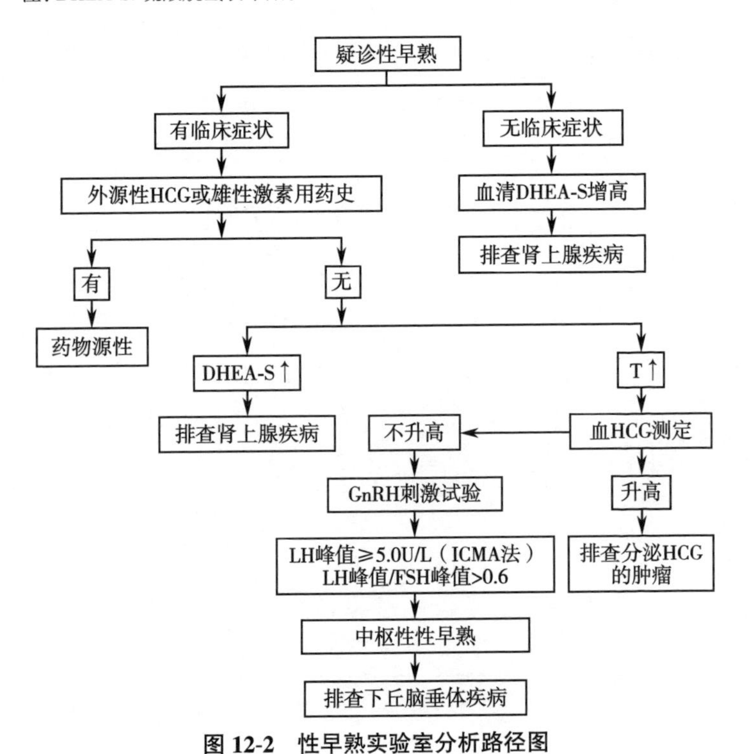

图 12-2　性早熟实验室分析路径图

表 12-3　儿童性激素参考范围（化学发光法）

性别	时期	FSH/（IU·L^{-1}）	E_2/（pg·mL^{-1}）	P/（ng·mL^{-1}）	T/（ng·mL^{-1}）	LH/（IU·L^{-1}）	DHEA-S/（μg·dL^{-1}）
女童	卵泡期	2.5~10.2	19.5~144.2	0.15~1.4	Tanner 1<0.89 Tanner 2<0.38 Tanner 3<0.34 Tanner 4<0.39 Tanner 5：0.1~0.5	<6.0	35~430
	排卵期	3.4~33.4	63.9~356.7	–			
	黄体期	1.5~9.1	55.8~214.2	3.34~28.03			
	绝经后	23~116.3	0~32.2	<0.73			
男童		1.4~18.1	0~39.8	0.28~1.22	Tanner 1<0.47 Tanner 2<1.74 Tanner 3：0.1~8.02 Tanner 4：0.64~7.36 Tanner 5：0.56~8.97	<6.0	80~560

三、闭经与实验室检查

闭经(amenorrhoea)通常分为原发性闭经和继发性闭经两种。青春期前、妊娠、哺乳期闭经和绝经属生理现象。闭经的病因很多，导致原发性闭经常见的原因有下丘脑功能异常、性腺发育障碍、米勒管发育不全等；导致继发性闭经的常见原因有多囊卵巢综合征、卵巢早衰及高催乳素血症等，其中以下丘脑性闭经最常见，在进行诊断时要注意结合性激素的检测结果(图 12-3)。

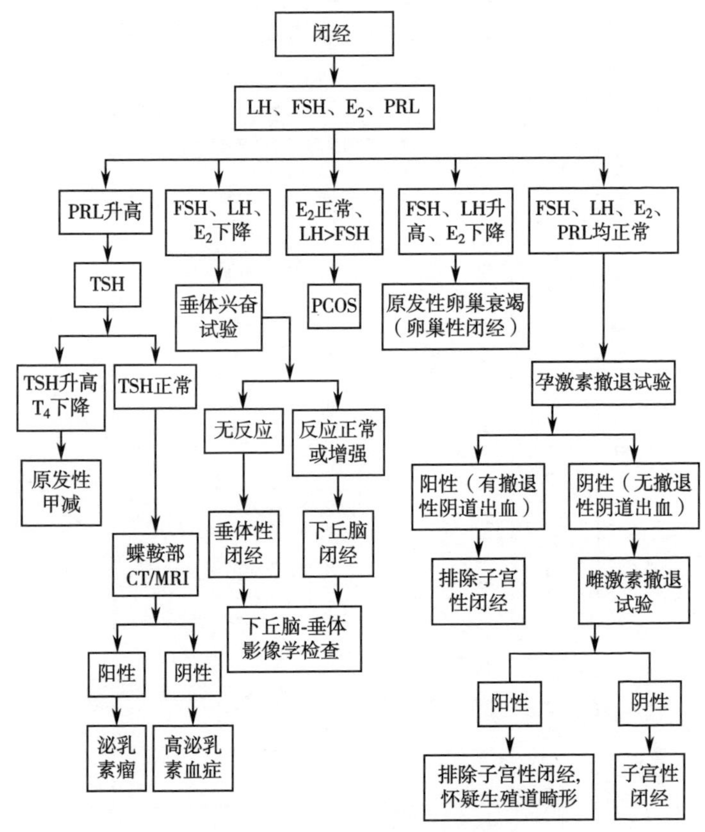

图 12-3 闭经实验室分析路径图

四、睾丸功能减退与实验室检查

睾丸内分泌疾病包括原发性睾丸功能减退和下丘脑 - 垂体病变所致的继发性睾丸功能减退。原发性睾丸功能减退症通常是由于性染色体异常而致的遗传性疾病，如克兰费尔特综合征（Klinefelter syndrome）、特纳综合征、睾丸间质细胞发育不全等，其中以克兰费尔特综合征最为常见。由于年龄老化而导致睾丸功能减退的男性迟发性性腺功能减退症（late onset hypogonadism in male，LOH），也是原发性睾丸功能减退的重要原因。继发性睾丸功能减退多由于下丘脑及垂体病变引起，此外糖尿病、甲状腺功能亢进或减退也均可引起睾丸功能减退（图 12-4）。

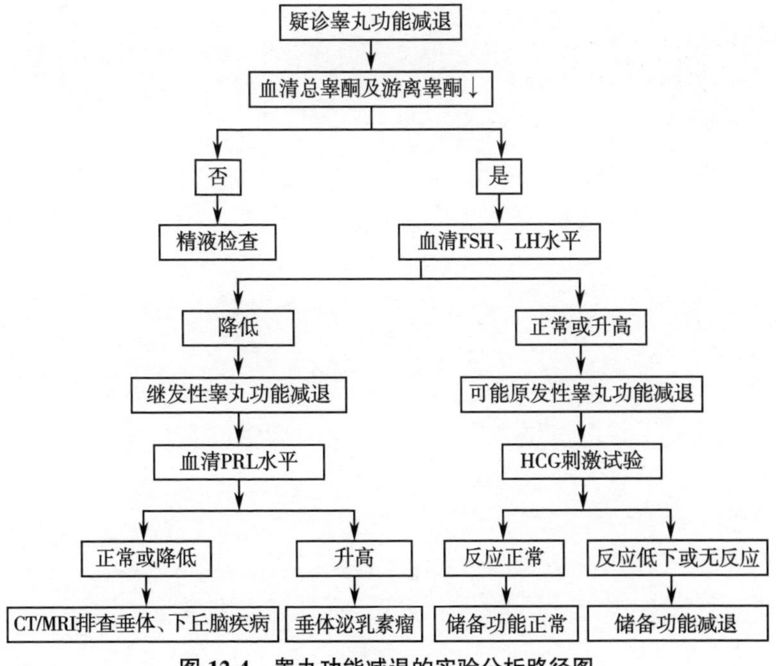

图 12-4　睾丸功能减退的实验分析路径图

参考范围：

- LH 及 FSH 水平检测（男性）：LH，1.7~8.6IU/L；FSH，1.5~12.4IU/L。

（梁珊珊　张 玫　安振梅）

第十三章
病毒性肝炎与实验诊断

病毒性肝炎是肝脏疾病中的常见病，是由感染肝炎病毒而引起的以肝脏炎症和坏死病变为主的一组感染性疾病，其感染率和发病率很高，目前公认的有 5 种肝炎病毒，分别是甲型肝炎病毒（hepatitis A virus，HAV）、乙型肝炎病毒（hepatitis B virus，HBV）、丙型肝炎病毒（hepatitis C virus，HCV）、丁型肝炎病毒（hepatitis D virus，HDV）和戊型肝炎病毒（hepatitis E virus，HEV）。

一、甲型肝炎病毒感染与疾病

甲型肝炎病毒主要通过粪 - 口途径传播，引起急性病毒性肝炎，传染源为患者或隐性感染者。通常由患者粪便排出体外，经污染食物、水源、海产品及食具等传播而引起暴发或散发流行，潜伏期平均 30 天（15~45 天），发病较急，多出现发热、肝肿大、疼痛等症状，一般不转为慢性肝炎和慢性携带者，除重症肝炎外，患者大多预后良好。好发年龄为 5~30 岁（图 13-1）。

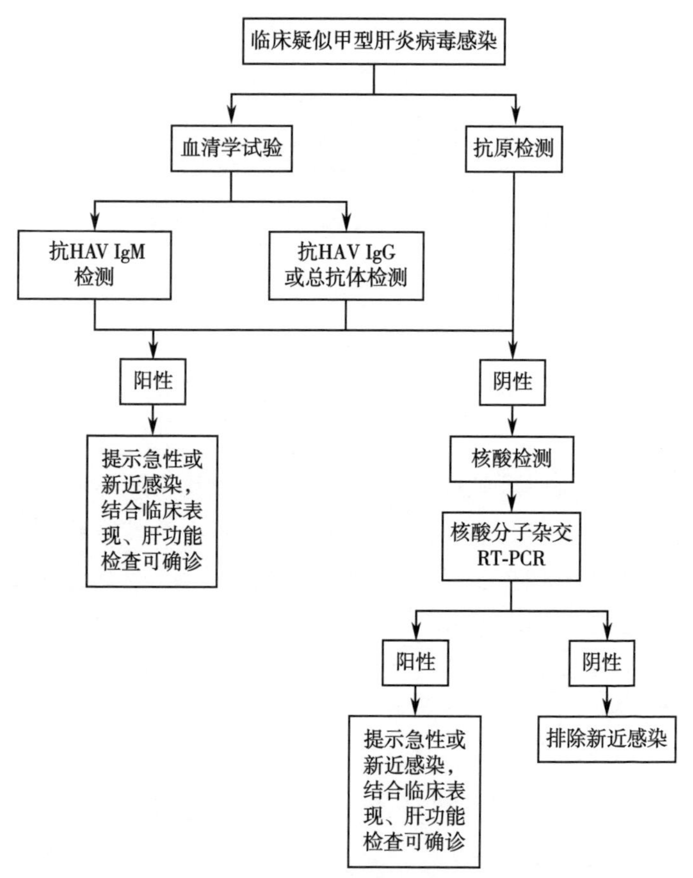

图 13-1 甲型肝炎病毒感染实验室分析路径图

结果解释：

- 血清学试验：主要包括抗 -HAV IgM、抗 -HAV IgG 或 HAV 总抗体，底物显色为阳性。
- 抗原检测：HAV 抗原检测缺乏商品化试剂，难以常规开展。
- 核酸检测：核酸分子杂交与逆转录 PCR（RT-PCR）。RT-PCR 可用于极早期（窗口期）检测及 IgM 可疑阳性标本的核实，核酸检测目前没有被推荐用于急性甲型肝炎诊断的常规检测。

二、乙型肝炎病毒感染与疾病

人类乙型肝炎病毒属于正嗜肝病毒属(*Orthohepadnavirus*)。其基因组长约3.2kb,为部分双链环状DNA,分别编码乙型肝炎表面抗原(HBsAg)、乙型肝炎e抗原(HBeAg)、乙型肝炎核心抗原(HBcAg)、病毒聚合酶和HBx蛋白。慢性乙型肝炎(CHB)是我国病毒性肝炎、肝硬化和肝癌的最主要致病因素。人感染HBV后,HBsAg阳性和/或HBV DNA阳性持续6个月以上,称为慢性乙型肝炎(CHB)。在围产期和婴幼儿时期感染HBV者中,分别有90%和25%~30%将发展成慢性感染。随着疾病进展,约20%~40%CHB患者将发展为肝硬化、肝硬化失代偿等终末期肝病及HCC。最常见的HBV感染模式是垂直传播感染(围产期母婴传播),幼儿期与成年感染者密切接触导致的感染,性传播感染、毒品注射及其他和感染者的体液物理接触。在世界范围内,HBV引发慢性肝炎、肝硬化和肝癌等严重健康问题(图13-2,表13-1,表13-2,表13-3)。

表13-1 急性和慢性乙型肝炎主要HBV标志物存在模式

标志物	急性肝炎	慢性肝炎
HBsAg	先阳性、后消失	阳性、持续
抗-HBc IgM	阳性、高效价	低效价或者阴性
抗-HBc总抗体	阳性	阳性
HBeAg/抗-HBe	先HBeAg阳性,随后抗-HBe阳转	HBeAg或者抗HBe阳性
HBV DNA	先阳性、后消失	持续存在、效价高或低
抗HBs	恢复期出现	通常阴性

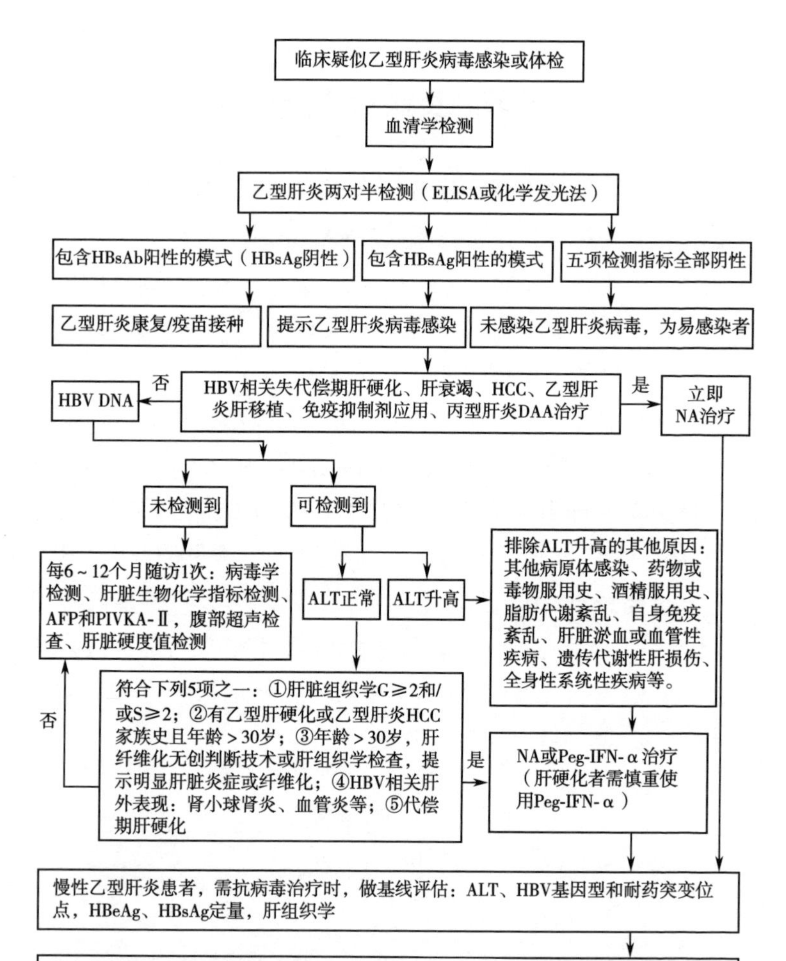

图 13-2 乙型肝炎病毒感染实验室分析路径图

注：HBsAg. 乙型肝炎表面抗原；HBV. 乙型肝炎病毒；ALT. 丙氨酸转氨酶；HCC. 肝细胞癌；DAA. 直接抗病毒药物；NA. 核苷类似物，包括恩替卡韦（ETV）、富马酸替诺福韦二吡呋酯（TDF）、富马酸丙酚替诺福韦（TAF）；Peg-IFN-α. 聚乙二醇干扰素 α；AFP. 甲胎蛋白；PIVKA-Ⅱ. 维生素 K 缺乏或拮抗剂蛋白检测。

表 13-2　HBV 抗原、抗体检测结果的临床分析

HBsAg	抗 -HBs	HBeAg	抗 -HBe	抗 -HBc	临床意义
+	–	+	–	–	潜伏期或急性乙肝早期
+	–	+	–	+	急性或慢性乙肝，传染性强（俗称“大三阳”）
+	–	–	+	+	乙肝后期或慢性乙肝，复制水平低（俗称“小三阳”）
–	+	–	+	+	乙肝康复，有免疫力
–	+	–	+	–	乙肝康复，有免疫力
+	–	–	–	–	HBV 感染或无症状携带者
–	+	–	–	–	乙肝康复或接种过疫苗，有免疫力
–	–	–	–	–	未感染过 HBV，为易感者

表 13-3　耐药突变位点检测与核苷类药物耐药的关系

药物名称	检测位点
拉米夫定（LAM）	L80I/V/M、V173L、L179P、L180M、M204V/I/S、V207M/I/L、S213T
阿德福韦酯（ADV）	A181V/T、N236T，K241E，Q215S、P237H、N238T/D、V214A
恩曲他滨（FTC）	V173L、L180M、M204V/I/S
恩替卡韦（ETV）	I169T、V173L、L180M、M204V/I/S、S202G/I、T184A/G/I/S、T184F、M250V、M250I、M250L
富马酸替诺福韦二吡呋酯（TDF）	A194T/M
替比夫定（LdT）	M204I/V/S

注：中间的数字表示检测氨基酸位点，数字前的字母表示正常的氨基酸，数字后的字母表示突变后的氨基酸。

三、丙型肝炎病毒感染与疾病

丙型肝炎病毒属于黄病毒科（*Flaviviridae*）的肝病毒属（*Hepacivirus*）。其基因组长约 9.6kb，为单正链 RNA，编码结构蛋白（包括核心蛋白、包膜蛋白、跨膜蛋白）、非结构蛋白及酶类。根据丙型肝炎病毒基因序列差异，将 HCV 分为至少 6 个基因型及多个亚型，按照国际通行的方法，以阿拉伯数字表示 HCV 基因型，以小写的英文字母表示基因亚型（如 1a、2b、3c 等）。HCV 1b 和 2a 基因型在我国较为常见，其中以 1b 型为主（56.8%），其次为 2 型（24.1%）和 3 型（9.1%），基因 4 型和 5 型非常少见，6 型相对较少（6.3%），混合基因型少见（约 2.1%），多为基因 1 型混合 2 型，不同地区间基因型占比略有差异。我国 HCV 感染者白细胞介素 -28B 基因型以 rs12979860CC 型为主（84.1%），而该基因型对聚乙二醇干扰素 α 联合利巴韦林抗病毒治疗应答较好。

HCV 传染源包括患者和隐性感染者，传播途径多种多样，包括：①血液传播，如注射毒品、输血或血制品、血液透析、器官移植等；②经破损的皮肤和黏膜传播，这是目前新发感染最主要的传播方式；③母婴传播，HCV RNA 高载量可能增加传播的危险性；④性接触传播，与 HCV 感染者性接触和有多个性伴侣者，感染 HCV 的危险性较高（图 13-3，表 13-4）。

四、丁型肝炎病毒感染与疾病

丁型肝炎病毒属于沙粒病毒科（*Arenaviridae*）的 δ 病毒属（*Deltavirus*），它是一种缺陷病毒，必须在 HBV 或其他嗜肝 DNA 病毒辅助下才能复制。其基因组长约 1.7kb，为单负链 RNA。

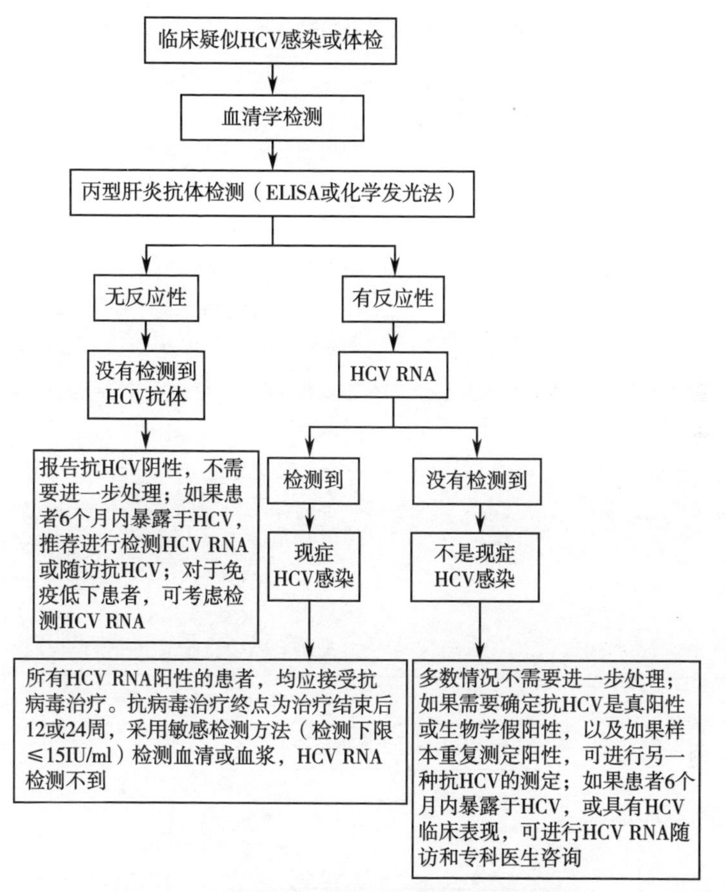

图 13-3　丙型肝炎病毒感染实验室分析路径图

HDV 是与 HBV 密切相关的引起急性和慢性肝病的亚病毒病原体。其感染途径和疾病模式各地有所差异,如美国流行率低,主要通过静脉吸毒传播;希腊和意大利部分地区流行率较高,主要通过家庭密切接触传播。其传染源为患者,经输血或血制品、密切接触和母婴传播(图 13-4,表 13-5)。

表 13-4 丙型肝炎病毒感染实验检测结果解释及处理

实验结果	解释	处理
抗 -HCV 阴性	没有检测到 HCV 抗体	报告抗 -HCV 阴性,不需要进一步处理;如果患者 6 个月内暴露于 HCV,推荐进行检测 HCV RNA 或随访抗 HCV;对于免疫低下患者,可考虑检测 HCV RNA
抗 -HCV 阳性	推测 HCV 感染	重复阳性见于现症 HCV 感染,或既往 HCV 感染已治愈,或抗 -HCV 的生物学假阳性;检测 HCV RNA 确定现症感染
抗 -HCV 阳性 HCV RNA 阳性	现症 HCV 感染	建议患者进行专业医生咨询和连接医疗服务并治疗
抗 -HCV 阳性 HCV RNA 阴性	非现症 HCV 感染	多数情况不需要进一步处理;如果需要确定抗 -HCV 是真阳性或生物学假阳性,以及如果样本重复测定阳性,可进行另一种抗 -HCV 的测定;如果患者 6 个月内暴露于 HCV,或具有 HCV 临床表现,可进行 HCV RNA 随访和专科医生咨询

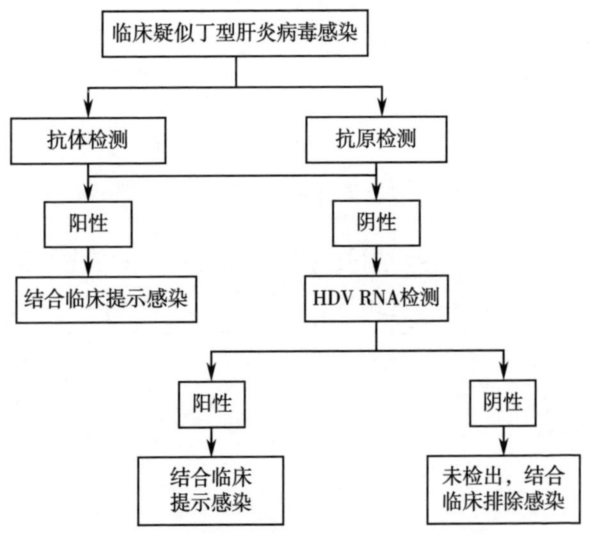

图 13-4 丁型肝炎病毒感染实验室分析路径图

表 13-5　丁型肝炎标志物的报告解释

感染类型	血清学标志物			
	HBsAg	抗 -HBc IgM	抗 -HDV	抗 -HDV IgM
同步感染	+	+	+	+
重叠感染	+	–	+	+/–

五、戊型肝炎病毒感染与疾病

戊型肝炎病毒属于肝炎病毒科(*Hepeviridae*)的肝炎病毒属(*Hepevirus*)。其基因组长约 7.2kb，为单正链 RNA。戊型肝炎病毒是一种严重危害人类健康的肝炎病毒，主要通过粪 - 口途径传播，可通过摄取生的或未彻底煮熟的感染 HEV 动物的肉类或内脏传播，也可通过直接饮用被人类废弃物污染的水源传播，与家畜(包括猪)密切接触也有传播风险。在 HEV 流行国家，临床 HEV 感染最常见于少年和青年人，而儿童和老年人临床 HEV 感染率相对较低(图 13-5，表 13-6)。

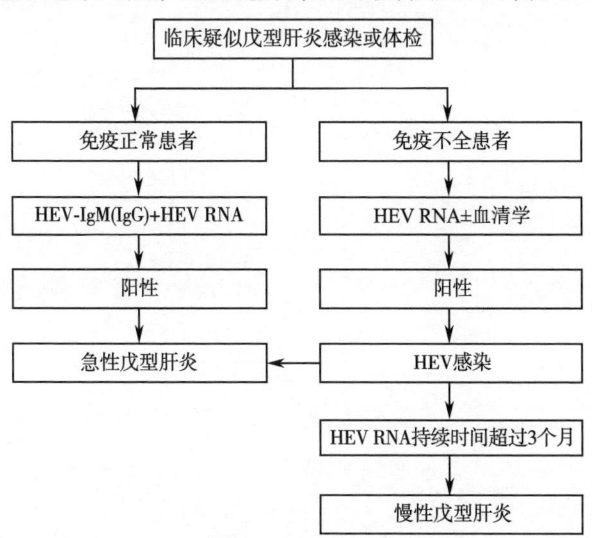

图 13-5　戊型肝炎病毒感染实验室分析路径图

表 13-6 HEV 检测结果的临床分析

感染状态	标志物
现症感染 - 急性	HEV RNA
	HEV RNA+ 抗 -HEV IgM
	HEV RNA+ 抗 -HEV IgG（上升）
	抗 -HEV IgM+IgG（上升）
	HEV 抗原
现症感染 - 慢性	RNA（± 抗 -HEV）持续性超过 3 个月
	HEV 抗原
既往感染	抗 -HEV IgG

（李冬冬　陶传敏）

第十四章 常见病毒感染性疾病与实验诊断

病毒感染性疾病中最常见的是肝炎病毒感染，但由人类免疫缺陷病毒、流行性感冒病毒、冠状病毒、轮状病毒、肠道病毒、疱疹病毒（巨细胞病毒、EB病毒、单纯疱疹病毒、水痘-带状疱疹病毒）和埃博拉病毒等引起的病毒感染性疾病也常有发生与区域性流行。

一、人类免疫缺陷病毒感染与疾病

人类免疫缺陷病毒（HIV）属于逆转录病毒科慢病毒属，是获得性免疫缺陷综合征（艾滋病）的病原体。HIV-1（人类免疫缺陷病毒1型）在全球各地流行的亚型不同，其中最常见是C亚型，美国、欧洲和澳大利亚以B亚型病毒流行为主，非洲主要流行的是A、C、D和CRF-01AE亚型，泰国经性传播的主要是CRF-01AE亚型，静脉吸毒者传播的主要是B亚型，我国主要流行的是B′和B′/C亚型。

HIV感染的主要靶细胞为$CD4^+$ T淋巴细胞，感染后可引起$CD4^+$ T淋巴细胞持续减少，导致感染者细胞免疫功能缺损，并继发体液免疫功能缺损，最终进入AIDS期。其传染源包括HIV感染者和AIDS患者，其传播途径主要有三条：①性接触传播；②血液及血液制品传播；③母婴传播。目前HIV感染的高风险人群主要有男男同性性行为者、静脉注射毒品者、与 HIV/AIDS 患者有性接触者、多性伴人群、性传播感染(sexually transmitted infections, STI)和结核病群体(图 14-1)。

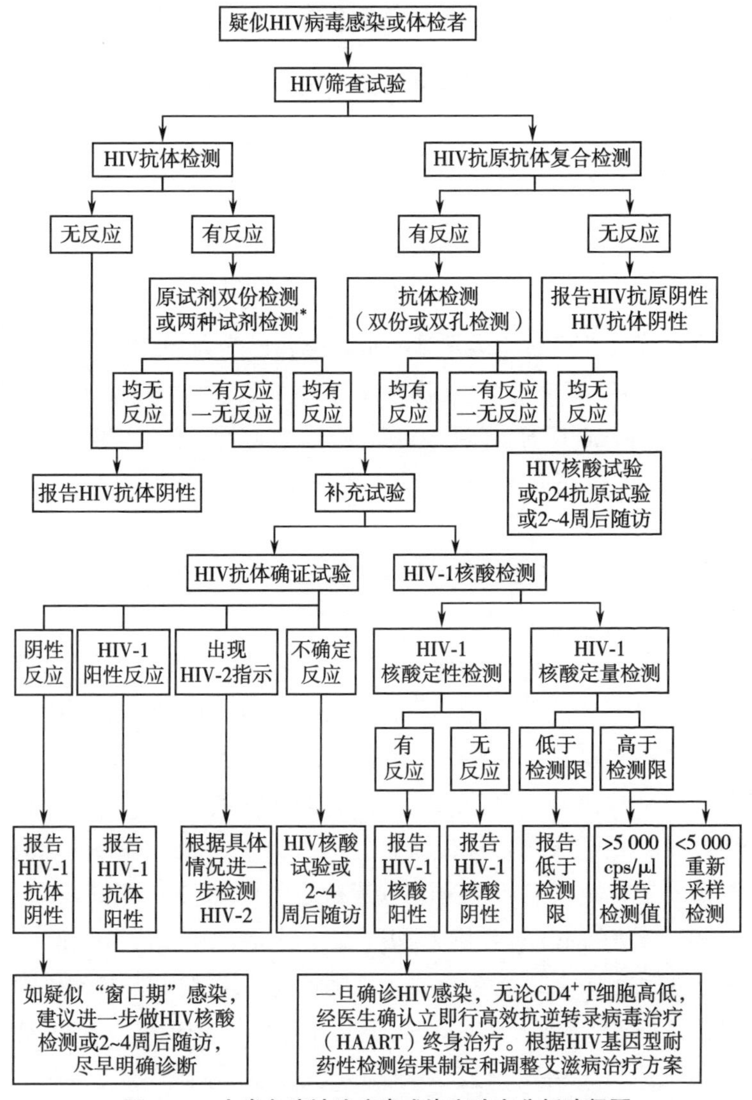

图 14-1 人类免疫缺陷病毒感染实验室分析路径图

结果解释：

- HIV 抗体筛查试验：健康人阴性。
- HIV 抗体确证试验：健康人阴性。
- HIV-1 p24 抗原检测：健康人阴性。
- HIV 核酸检测：健康人阴性。
- HIV 核酸检测包括定性检测及定量检测，可用于 HIV 感染的辅助诊断、病程监测、指导治疗方案及疗效判定、预测疾病进展等。临床常用病毒载量检测来测定感染者体内游离病毒的 RNA 含量，其方法包括逆转录 PCR（RT-PCR）、核酸序列扩增法（nucleic acid sequence based amplification，NASBA）、分支 DNA 杂交实验，这几种技术均由核酸提取、扩增或信号放大、定量检测三部分组成。

（王婷婷　陶传敏）

二、流行性感冒病毒感染与疾病

流行性感冒病毒（influenza virus）简称流感病毒，是引起流行性感冒的病原体。流感病毒属于正黏病毒科，根据核蛋白（nucleoprotein，NP）和基质蛋白（matrix protein，MP）抗原性的差异，分为甲型流感病毒、乙型流感病毒和丙型流感病毒。流感病毒在世界范围内暴发和流行，主要通过飞沫进行传播，也可经口腔、鼻腔、眼睛等黏膜直接或间接接触感染，对于禽流感病毒引起的人类感染，直接接触带病毒的禽类是感染最常见的方式。流感患者和隐性感染者是流感的主要传染源，人群对流感病毒普遍易感。甲型流感病毒变异性强，且容易在人与人之间传播，常引起流感大流行；乙型流感病毒常引起局部、中小型流行，丙型流感病毒则多为散发感染（图 14-2）。

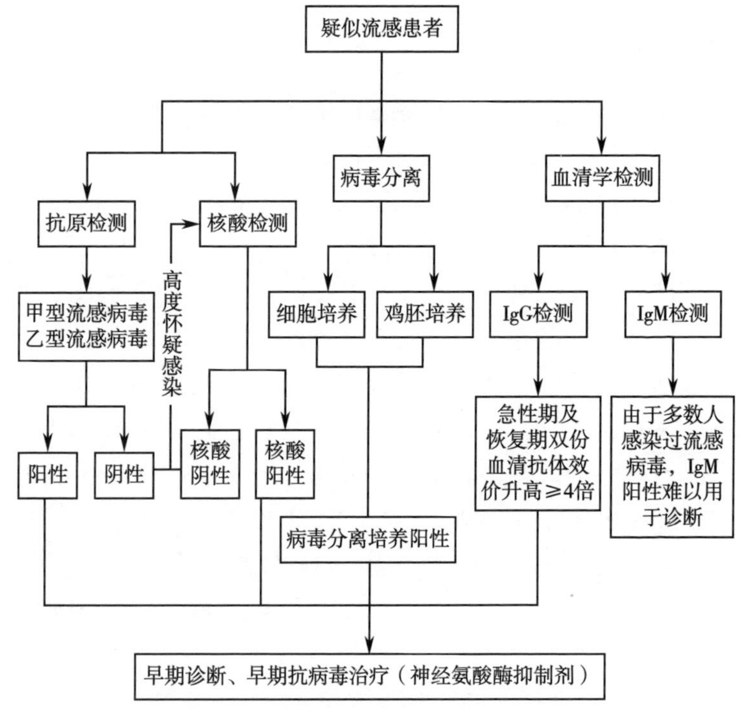

图 14-2 流感病毒感染实验室分析路径图

结果解释：

- 流感病毒检测：标本应在发病前3天采集时阳性率最高，分离病毒和检测病毒抗原或RNA时，可采集无菌鼻腔洗液、鼻拭子、咽喉拭子及咽漱液等。
- 流感病毒抗原检测：健康人阴性。
- 核酸检测：健康人阴性。
- 病毒特异性IgM检测：健康人阴性。

（王婷婷 陶传敏）

三、冠状病毒感染与疾病

冠状病毒（coronavirus，CoV）呈球形，直径 80~160nm，其基因组较大，为非节段单正链 RNA，全长 25~32kb。因其在电镜下所见病毒毒粒表面有类似日冕状的棘突而命名。2003 年的严重急性呼吸综合征（SARS）至 2012 年中东呼吸综合征（MERS），再至 2019 年新型冠状病毒感染，使得冠状病毒相关感染再次成为人们关注的焦点（图 14-3，表 14-1）。

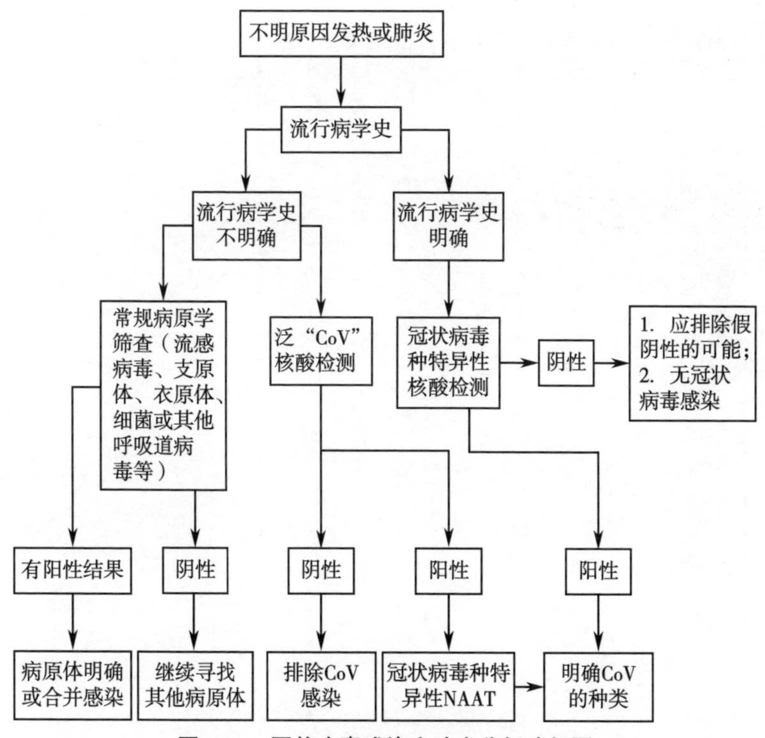

图 14-3　冠状病毒感染实验室分析路径图

注：NAAT. 核酸扩增检测。

表 14-1 7 种人冠状病毒的主要特征

特征	HCoV-229E	HCoV-OC43	HCoV-NL63	HCoV-HKU1	SARS-CoV	MERS-CoV	SARS-CoV-2
国际病毒分类委员会(ICTV)分类	α-CoV	β-CoV,A 亚群	α-CoV	β-CoV,A 亚群	β-CoV,B 亚群	β-CoV,C 亚群	β-CoV
发现年份	1965	1967	2004	2005	2003	2012	2019
疾病	普通感冒	普通感冒	小儿急性下呼吸道感染	急性呼吸道感染	严重急性呼吸综合征,10% 死亡率	中东呼吸综合征,37% 死亡率	新型冠状病毒感染,<2% 死亡率
流行特点	地方性的	地方性的	地方性的	地方性的	流行性的	流行性的	流行性的
主要受体	CD13	唾液酸	ACE2	尚不明确	ACE2	DPP4	ACE2
基因组特点	27.2kb	31.3kb	27.5kb,2 个亚型	29.9kb,3 个亚型	29.7kb	30.1kb	30.0kb

注: HCoV. 人冠状病毒

结果解释：

- 抗原检测：健康人阴性。
- 核酸检测：健康人阴性。
- 病毒特异性 IgM 检测：健康人阴性。

（李冬冬　陶传敏）

四、轮状病毒感染与疾病

轮状病毒（rotavirus，RV）最早在 1973 年由澳大利亚学者 Bishop 等在患胃肠炎儿童的十二指肠黏膜上皮细胞中首次发现，因为病毒颗粒形似车轮而得名，属于呼肠病毒科轮状病毒属，是世界范围内引起婴幼儿急性胃肠炎的主要病原体。轮状病毒被划分为 7 个群（A~G），A、B、C 三群感染人和动物，D~G 群迄今只在动物中发现，其中 A 群在人类感染中最常见，感染 4~24 月龄儿童常引起急性胃肠炎，B 群轮状病毒主要引起成人腹泻（图 14-4）。

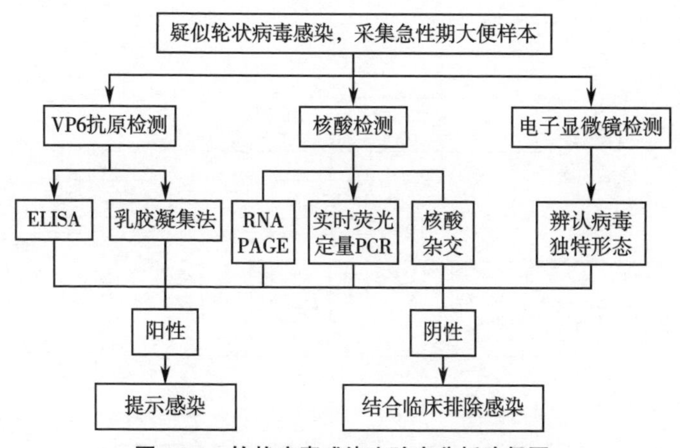

图 14-4　轮状病毒感染实验室分析路径图

PAGE. 聚丙烯酰胺凝胶电泳；ELISA. 酶联免疫吸附测定

结果解释:

- 抗原检测:健康人阴性。
- 核酸检测:健康人阴性。

(王婷婷 陶传敏)

五、肠道病毒感染与疾病

肠道病毒(enterovirus,EV)属于小 RNA 病毒科肠道病毒属。肠道病毒主要包括脊髓灰质炎病毒、柯萨奇病毒(Coxsackie virus,CV)、埃可病毒(ECHO virus)和新型肠道病毒。肠道病毒主要通过粪 - 口途径传播,其次可通过呼吸道飞沫、污染物传播。主要感染人群为婴幼儿和 5~10 岁儿童,患者通常无症状表现,出现症状者也大多为轻型或顿挫感染,最常见的症状为急性非特异性发热,伴随或不伴随出疹。肠道病毒很少引起明显消化道疾病,主要侵犯神经系统、肌肉、心肌、皮肤等靶器官,可引起脊髓灰质炎、脑膜炎和轻度麻痹、疱疹性咽峡炎、手足口病(HFMD)、流行性胸痛、心肌炎和心包炎、结膜炎、新生儿疾病、胰腺疾病等(图 14-5)。

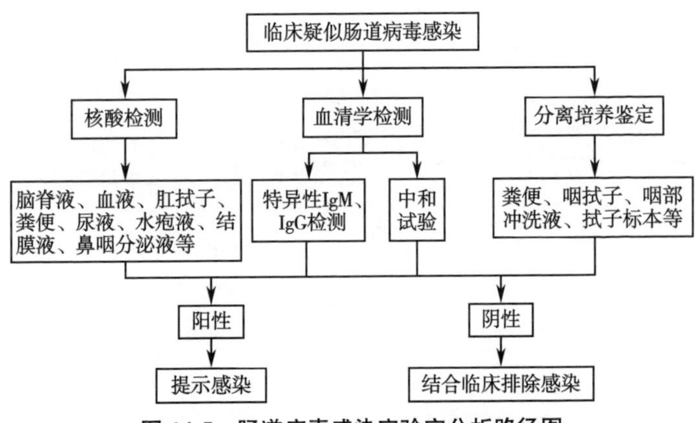

图 14-5 肠道病毒感染实验室分析路径图

结果解释：

- 核酸检测：健康人阴性。

（黄曦悦　陶传敏）

六、巨细胞病毒感染与疾病

巨细胞病毒(cytomegalovirus,CMV)也称为人类疱疹病毒5型(human herpes virus 5,HHV-5),属于β疱疹病毒亚科巨细胞病毒属,是一种可引起感染细胞肿大并出现巨大核内包涵体的病原体,具有严格种属特异性。CMV通常经口腔、生殖道、胎盘、输血或器官移植等途径传播。感染呈全球性分布,传播无季节性或流行特性,可感染任何年龄的人群。通常呈隐性感染,大多数免疫功能正常者感染CMV后无显著临床症状,但在一定条件下侵袭多个器官和系统可产生严重疾病。原发感染后,CMV会终身潜伏于宿主体内,当受到外界刺激(尤其是免疫抑制)时,潜伏的病毒会被激活。

临床CMV感染包括先天性感染、围生期感染、青少年或成人免疫功能正常个体感染和免疫功能缺陷个体感染。CMV是最常见的先天性感染病原体,如免疫功能缺陷个体感染,常见于艾滋病患者、恶性肿瘤患者(特别是接受化疗的白血病和淋巴瘤患者)和实体器官或造血干细胞移植的受者,这些患者的感染可能是由潜伏病毒的再激活或原发感染,或者通过输血和移植器官的外源性感染所致,常因并发细菌或真菌感染而死亡(图14-6)。

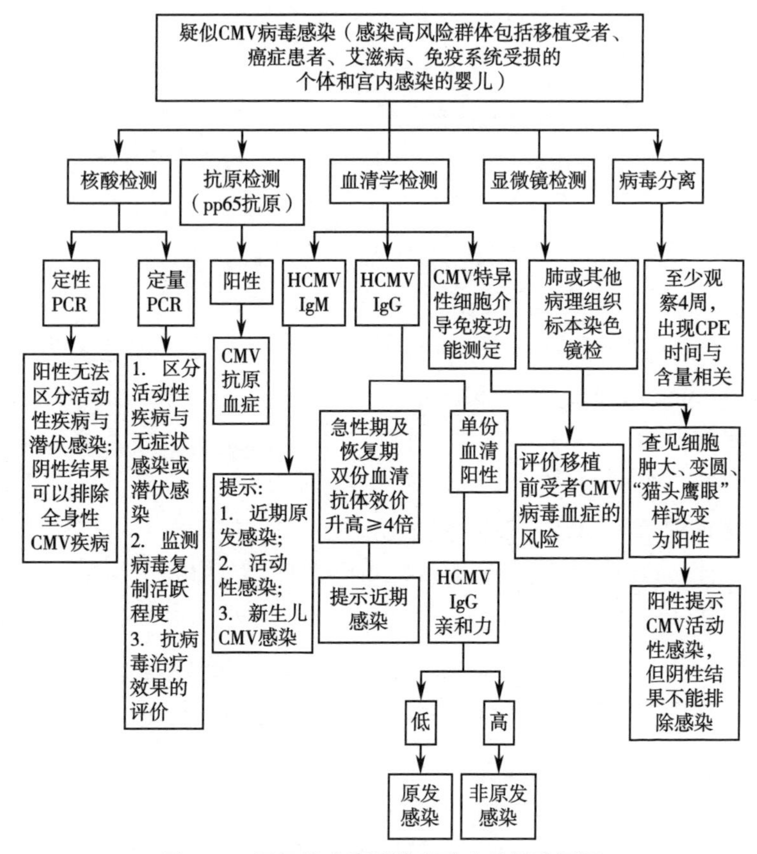

图 14-6 巨细胞病毒感染实验室分析路径图

注：CPE. 致细胞病变效应；HCMV. 人巨细胞病毒。

结果解释：

- 抗原检测：健康人阴性。
- 核酸检测：健康人阴性。
- 病毒特异性 IgM 检测：健康人阴性。

（王婷婷 陶传敏）

七、EB 病毒感染与疾病

EB 病毒(Epstein-Barr virus,EBV),又称为人类疱疹病毒 4 型(human herpes virus 4,HHV-4)。EB 病毒属于疱疹病毒科,γ 疱疹病毒亚科,淋巴滤泡病毒属,病毒在上皮细胞中复制,并长期潜伏于淋巴细胞中。EB 病毒的形态与其他疱疹病毒相似,为双链 DNA 病毒,病毒包膜上有病毒编码的糖蛋白,能识别淋巴细胞上的 EB 病毒受体,介导病毒与细胞融合。EB 病毒感染与多种疾病相关,EB 病毒是第一个被确认的人类致瘤病毒,与多种恶性肿瘤相关。EB 病毒初次感染一般发生于婴幼儿及儿童时期,EB 病毒原发感染后潜伏于体内,几乎没有临床症状(图 14-7,表 14-2)。

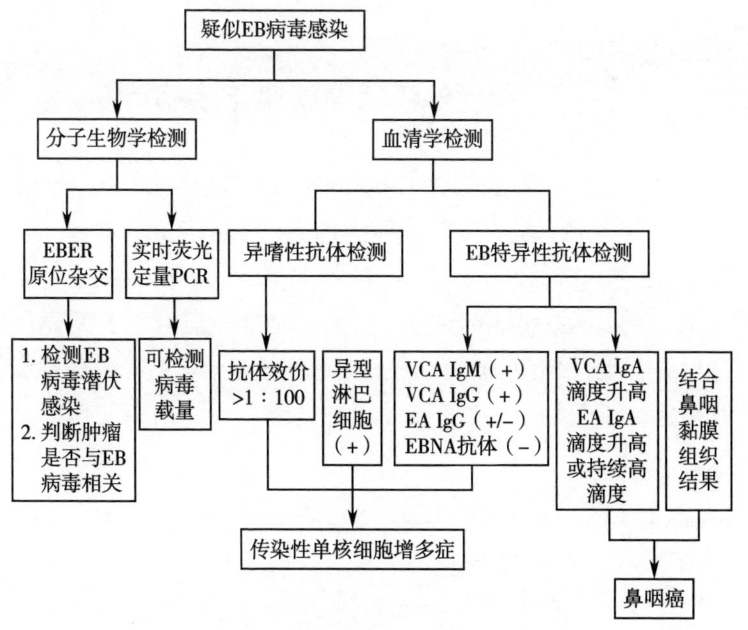

图 14-7　EB 病毒感染实验室分析路径图

表 14-2 EB 病毒各项血清学标志物结果解释

VCA IgM	VCA IgG	EA IgG	EBNA 抗体	异嗜性抗体	结果解释
–	–	–	–	–	无 EB 病毒感染
+	+	+/–	–	+	急性传染性单核细胞增多症
+/–	+	+/–	+	+/–	近期感染
–	+	–	+	–	既往感染

注：VCA. 病毒衣壳抗原；EA. 早期抗原；EBNA. EB 病毒核抗原。

综上，EB 病毒 DNA 定量检测可用于监测移植后或 EB 病毒相关增殖病和肿瘤时血液中的病毒载量，血清学检测则是诊断 EB 病毒感染的首选。

（王婷婷 陶传敏）

八、单纯疱疹病毒感染与疾病

单纯疱疹病毒（herpes simplex virus，HSV）属于 α 疱疹病毒亚科单纯疱疹病毒属，是一种嗜神经的双链、线性 DNA 病毒，HSV 直径在 120~300nm 之间，包括 HSV-1 和 HSV-2 两个血清型。HSV 感染在人群中十分普遍，人类是唯一宿主。HSV 感染发生在世界各地，没有季节易感性，主要通过与分泌物中的病毒直接接触传播，经过破损的皮肤或黏膜进入感染者体内引起疱疹性疾病（图 14-8）。

结果解释：

- 抗原检测：健康人阴性。
- 核酸检测：健康人阴性。

- 病毒特异性检测：健康人阴性。

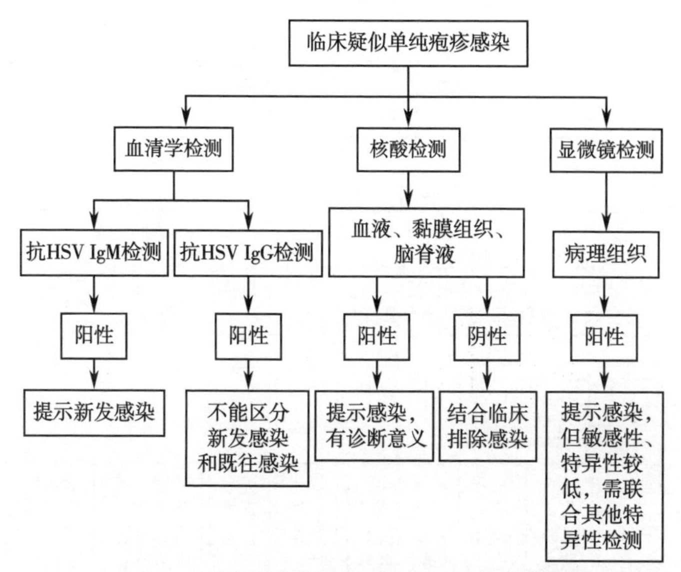

图 14-8　单纯疱疹病毒感染实验室分析路径图

（黄曦悦　陶传敏）

九、水痘 - 带状疱疹病毒感染与疾病

水痘 - 带状疱疹病毒（VZV），又称人类疱疹病毒 3 型，属于 α 疱疹病毒亚科水痘病毒属，是至今发现的 8 种人类致病疱疹病毒之一。VZV 广泛存在，且具有极强的传染性，呈全球流行，人类普遍易感，可通过接触感染者皮肤水疱液或黏膜分泌物传播。VZV 感染可以引起水痘和带状疱疹两种不同的临床疾病（图 14-9）。

结果解释：

- 抗原检测：健康人阴性。

- 核酸检测：健康人阴性。
- 病毒特异性检测：健康人阴性。

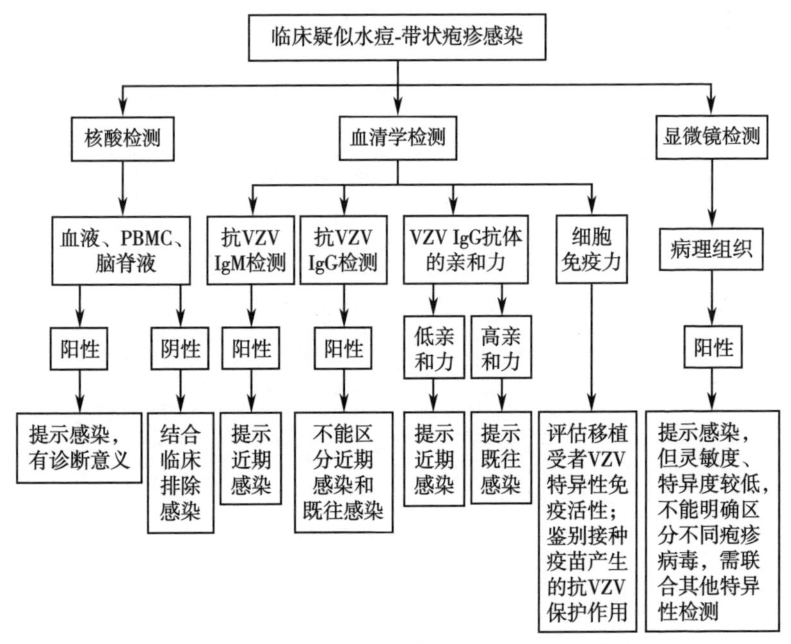

图 14-9 水痘 - 带状疱疹病毒感染实验室分析路径图

注：PBMC. 外周血单个核细胞。

（黄曦悦 陶传敏）

十、埃博拉病毒感染与疾病

埃博拉病毒（Ebola virus）属于丝状病毒科，病毒基因组为不分节段的单股负链 RNA，全长 19.1kb，呈线性排列。埃博拉病毒至少有 7 种病毒特异性结构蛋白，包括核蛋白复合物 L、N、VP30、VP35、主要刺突蛋白 GP、骨架蛋白 VP40 以及 VP24 等。埃博拉病毒首次出现于 1976 年扎伊尔和苏丹，主要通过接触患者或感染动物的血液、体液、分泌物和排泄物及其污染物等而感染，引起埃博拉出血热暴发，病死率超过50%（图14-10）。

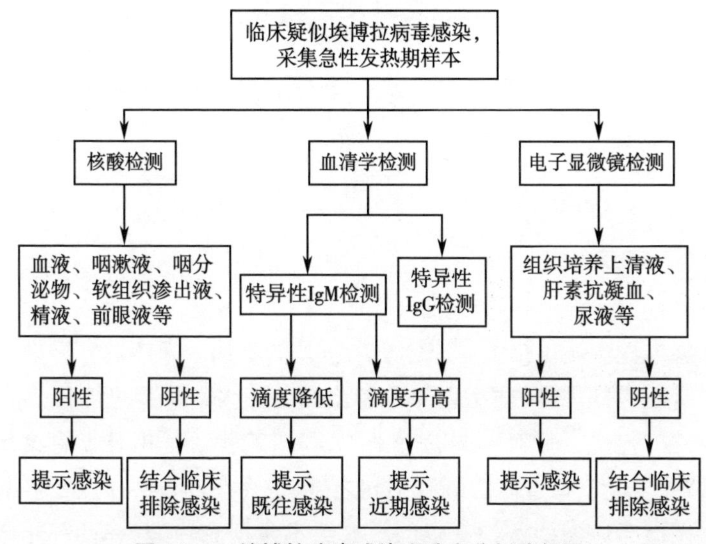

图14-10　埃博拉病毒感染实验室分析路径图

结果解释：

- 核酸检测：健康人阴性。
- 病毒特异性检测：健康人阴性。

（黄曦悦　陶传敏）

第十五章

常见感染性疾病的实验诊断

感染性疾病是指由病原体感染所致的疾病。人体发生感染的基本要素包括病原体、宿主以及两者之间的传播途径与机体抵抗病原体入侵的能力。针对不同的感染源，临床实验室有相对应的检查方法，这些实验室检查方法既有不同之处，也存在许多共通点。本章主要介绍微生物实验室检查中的常规技术包括涂片染色镜检，分离培养技术，药物敏感性检测技术，病原体核酸检测、蛋白检测和免疫检测技术。

一、涂片、染色与显微镜镜检

临床实验室最常用的染色方法是革兰染色、抗酸染色、荧光染色和墨汁染色。有些情况下，利用光学物理的折射原理，标本也可以不染色而直接观察，常常把这种涂片称为湿片。单个标本的涂片染色镜检操作大多可在 30min 内完成，直接涂片的结果往往对临床具有快速诊断的价值。病原菌染色（或不染色）和显微镜镜检两者结合不仅可以迅速了解标本中有无病原体，而且可根据其形态和着色性进行初步分类，为进一步鉴定、药敏试验和临床经验用药提供依据（图 15-1，表 15-1，表 15-2）。

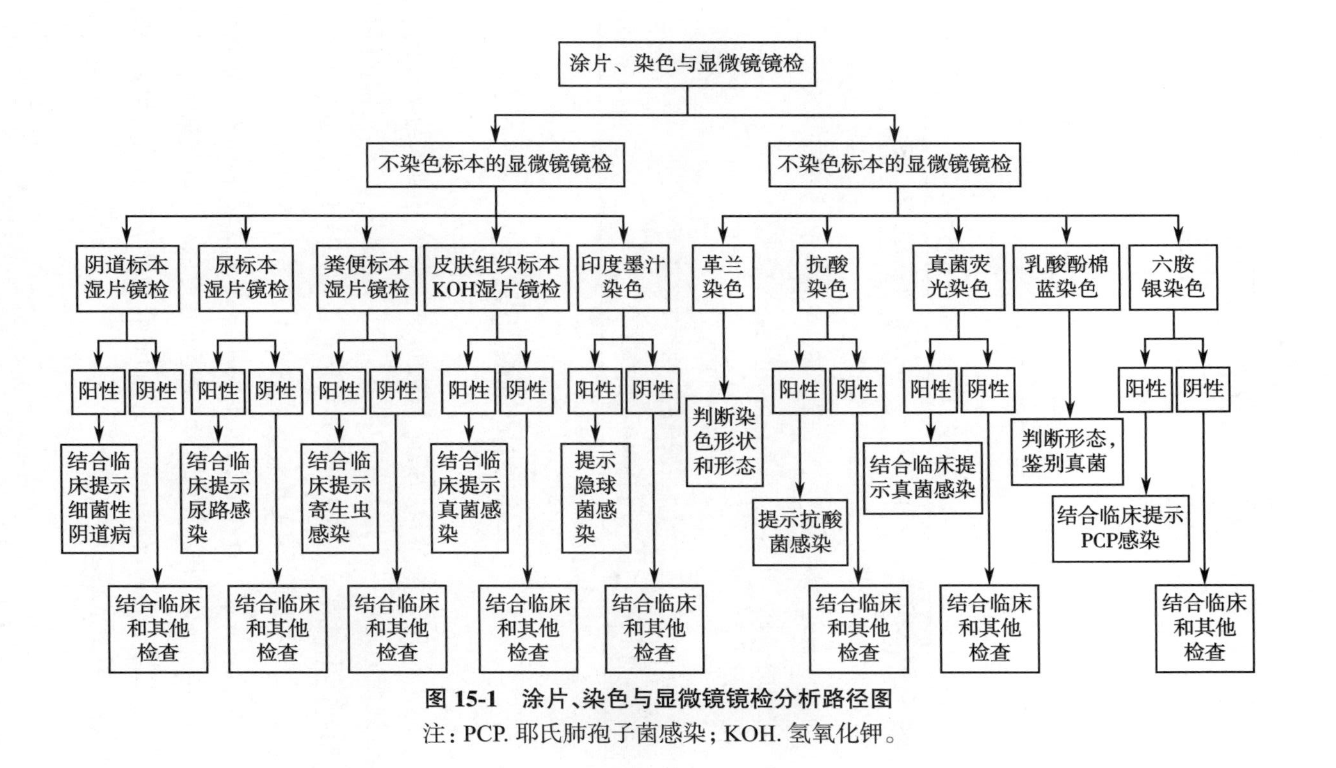

图 15-1　涂片、染色与显微镜镜检分析路径图

注：PCP. 耶氏肺孢子菌感染；KOH. 氢氧化钾。

表 15-1 阴道清洁度分级

上皮细胞	白细胞	乳酸杆菌	其他菌	清洁度
+++	0~5 个 /HP	+++	无或极少	Ⅰ
++	6~15 个 /HP	++	+	Ⅱ
+	16~30 个 /HP	+	++	Ⅲ
极少	>30 个 /HP	无或极少	+++	Ⅳ

表 15-2 齐 - 内染色半定量结果报告

镜下观察结果	齐 - 内染色报告(半定量)
未发现抗酸菌 /300 视野	抗酸杆菌阴性
1~2 条 /300 视野	抗酸杆菌可疑(±),重新涂片,再送标本复查
1~9 条 /100 视野	抗酸杆菌阳性 1+
1~9 条 /10 视野	抗酸杆菌阳性 2+
1~9 条 / 视野	抗酸杆菌阳性 3+
>9 条 / 视野	抗酸杆菌阳性 4+

二、分离培养与鉴定

病原菌的分离是指从混杂微生物中获得单一菌株纯培养的方法。纯培养是指一个培养物中所有的病原菌都是由一个细胞分裂、繁殖而产生的后代。临床上主要采用平板划线法进行病原菌的初步分离,根据不同标本类型选择合适的划线方法,最常用的有连续划线法和分区划线法。连续划线法主要用于含菌量较少的标本如脑脊液、尿液等;分区划线法主要应用于菌量较多的标本如痰液、粪便等;还有一些标本有特殊的培养方法,如血液一般常规采用血培养瓶进行增菌培养(图 15-2)。

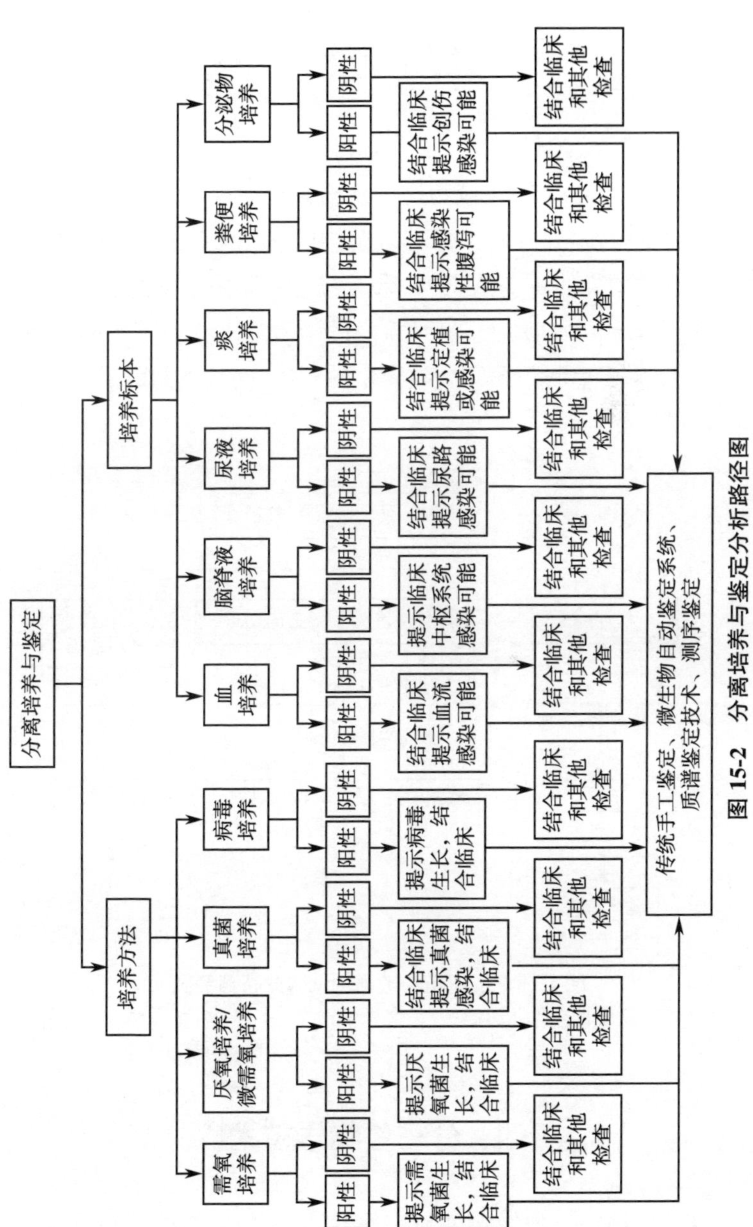

图 15-2　分离培养与鉴定分析路径图

三、抗菌药物敏感性试验

抗菌药物敏感性试验(antimicrobial susceptibility test,AST),简称药敏试验,是指在体外检测抗菌药物对病原微生物有无抑菌或杀菌作用的试验,主要针对细菌和真菌类的病原微生物。AST是临床治疗微生物感染的重要依据,如果能获得目标微生物的准确药敏结果,既能有效辅助临床对感染性疾病的诊治,又能减少广谱抗菌药物的使用,减少多重耐药菌株所致感染的发生,同时还能监测病原菌耐药性的变迁(图15-3)。

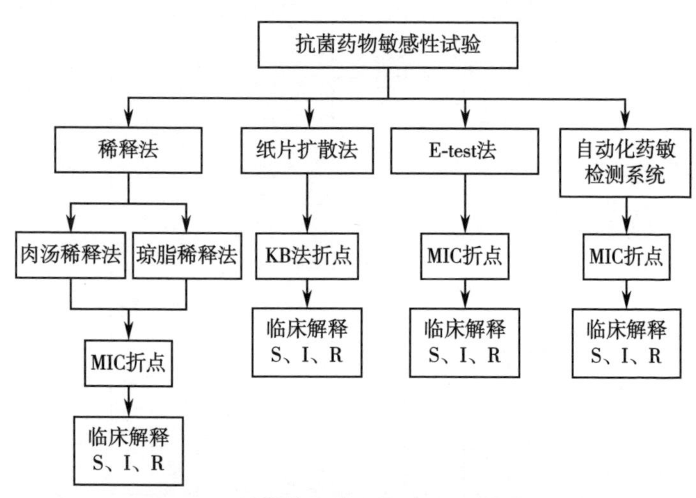

图15-3　抗菌药物敏感性试验分析路径图

注：MIC.最低抑菌浓度；KB法.纸片扩散法；S.敏感；R.耐药；I.中介。

四、分子生物学技术

分子生物学技术的问世和快速发展,为微生物检验提供了一个崭新的途径，使诊断更加快速、简便，同时灵敏度得到极大提高。微生物检测最常用的分子生物学技术包括核酸杂交技术、核酸扩增技术、核酸测序技术等，广泛用于细菌、真菌、病毒以及寄生虫感染的检测，致病性与耐药性分析，流行病学研究等（图 15-4）。

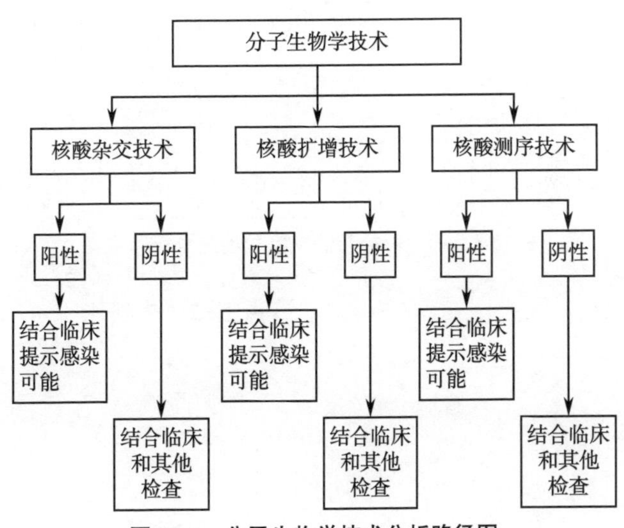

图 15-4　分子生物学技术分析路径图

五、病原微生物的免疫学检测

病原微生物免疫学检测是利用抗原抗体特异性反应建立的检测技术，免疫学方法具有高亲和力、高特异性、高效性等优点，既可采用已知的特异性抗体检测标本中微生物抗原，又可采用已知微生物抗原检测患者血清或其他标本中的抗体。该技术已经成熟应用于感染性疾病的诊断、预后判断等。目前临床比较常用的有凝集试验、免疫胶体金法、发光免疫分析法、酶免疫技术、免疫荧光检测等（图 15-5）。

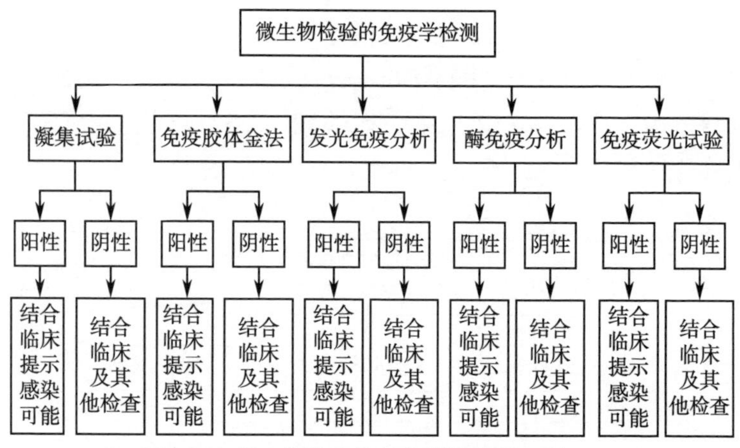

图 15-5 微生物检验的免疫学检测分析路径图

（肖玉玲 李潇涵 谢 铁）

第十六章 细菌感染性疾病与实验诊断

细菌感染性疾病是以细菌为感染源，通过感染途径引起机体（宿主）发生各种疾病。细菌感染性疾病可波及全身多个系统，也可局限在机体的局部范围，根据不同病原体的特点和宿主的免疫状况，细菌感染性疾病过程可分为急性和慢性病程。随着新现和再现的病原体不断增多，感染性疾病的诊断和治疗情况也愈发复杂。

一、链球菌感染与疾病

链球菌是一类革兰氏阳性、触酶阴性的球形兼性厌氧菌，菌体成双或长短不一的链状排列。引起人类疾病与感染最常见的链球菌包括化脓链球菌（A 群链球菌）、无乳链球菌（B 群链球菌）、肺炎链球菌（*Streptococcus pneumoniae*）和近年来引起高度重视的猪链球菌（*Streptococcus suis*）。

链球菌感染实验室分析路径见图 16-1。

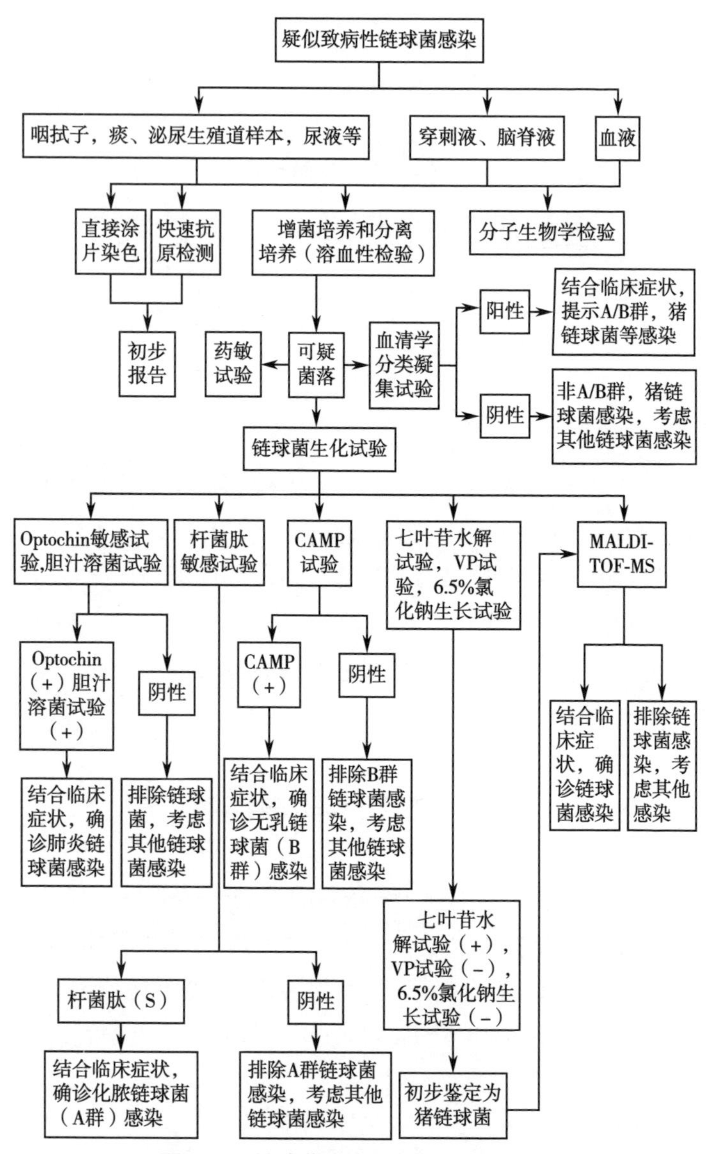

图 16-1　链球菌感染实验室分析路径图

注：MALDI-TOF-MS. 基质辅助激光解析电离飞行时间质谱。

（吴思颖　康　梅）

二、肠道菌感染与疾病

肠道感染最常见的症状是腹泻,腹泻是威胁人类健康的重要疾病,可导致感染性腹泻的病原微生物种类繁多包括细菌、真菌、病毒、寄生虫等。常见致腹泻病原菌包括:沙门菌、志贺菌、致腹泻大肠埃希菌、小肠结肠炎耶尔森菌、霍乱弧菌及其他弧菌、弯曲菌、艰难梭菌、金黄色葡萄球菌、蜡样芽孢杆菌等(图 16-2~ 图 16-9,表 16-1)。

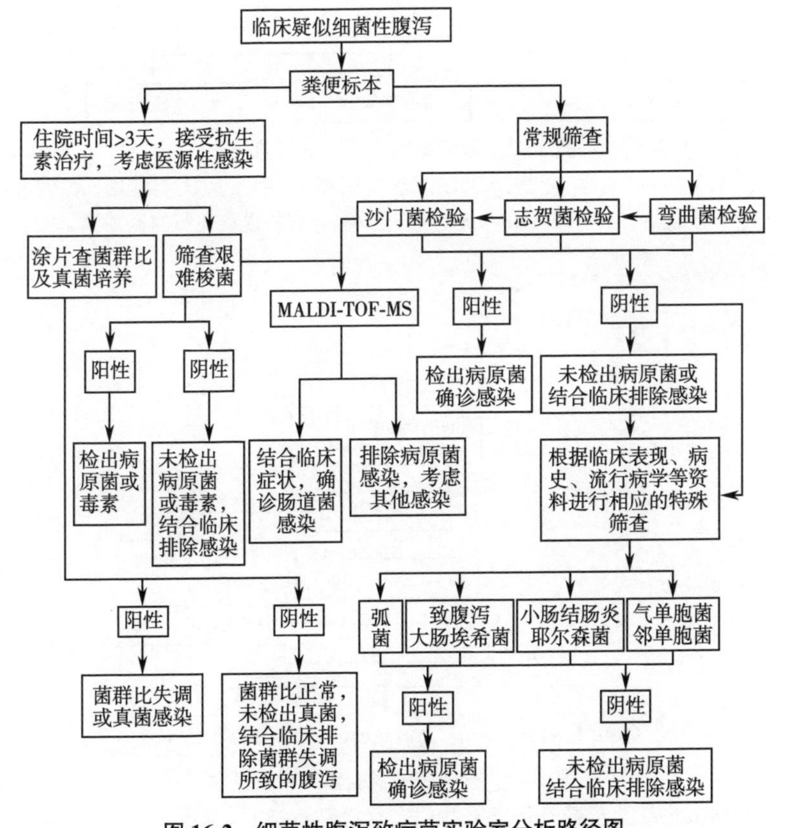

图 16-2　细菌性腹泻致病菌实验室分析路径图

注:MALDI-TOF-MS. 基质辅助激光解析电离飞行时间质谱。

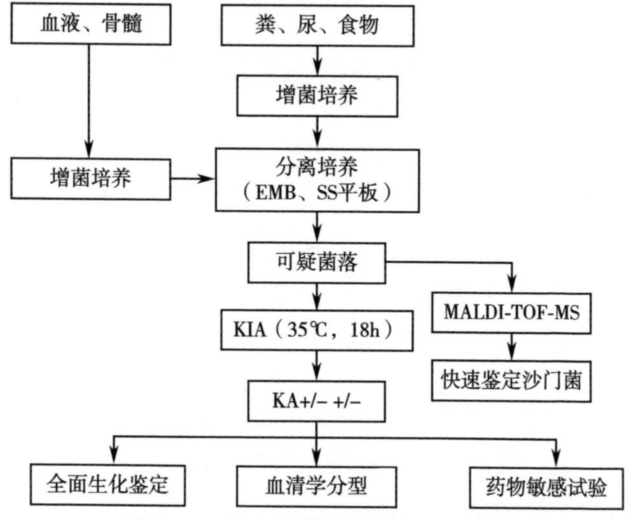

图 16-3　沙门菌的实验室分析路径图

注：EMB. 伊红美蓝培养基；SS. 沙门志贺培养基；KIA. 克氏双糖铁；K. 碱性；A. 酸性；MALDI-TOF-MS. 基质辅助激光解析电离飞行时间质谱。

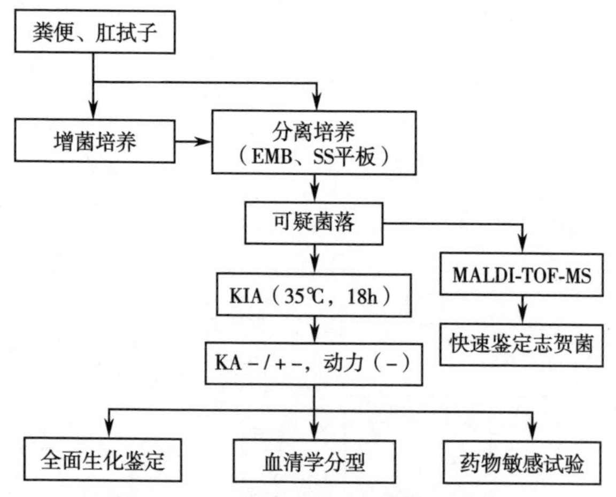

图 16-4　志贺菌的实验室分析路径图

注：EMB. 伊红美蓝培养基；SS. 沙门志贺培养基；KIA. 克氏双糖铁；K. 碱性；A. 酸性；MALDI-TOF-MS. 基质辅助激光解析电离飞行时间质谱。

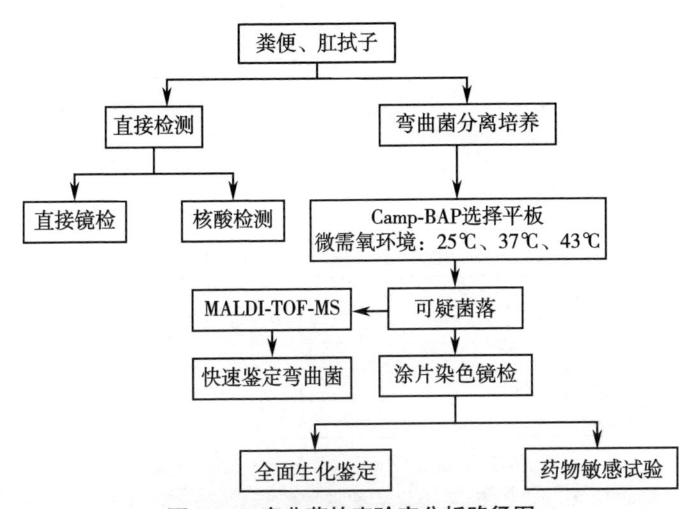

图 16-5　弯曲菌的实验室分析路径图

注：Camp-BAP. 弯曲杆菌选择培养基；MALDI-TOF-MS. 基质辅助激光解析电离飞行时间质谱。

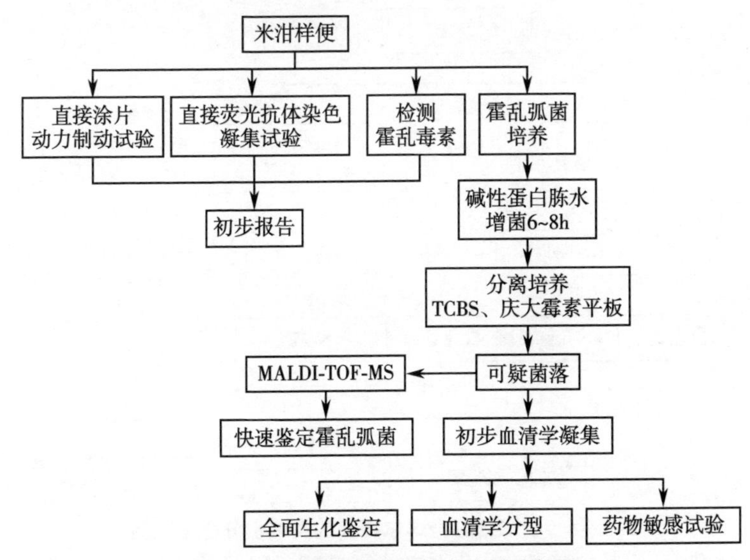

图 16-6　霍乱弧菌的实验室分析路径图

注：TCBS. 硫代硫酸盐柠檬酸盐胆盐蔗糖琼脂培养基；MALDI-TOF-MS. 基质辅助激光解析电离飞行时间质谱。

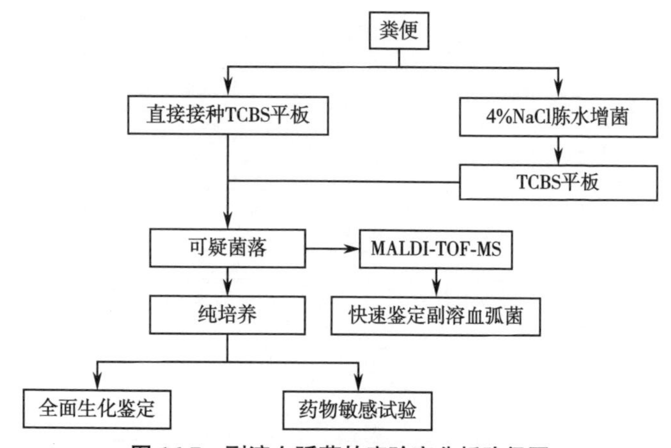

图 16-7　副溶血弧菌的实验室分析路径图

注：TCBS. 硫代硫酸盐柠檬酸盐胆盐蔗糖琼脂培养基；MALDI-TOF-MS. 基质辅助激光解析电离飞行时间质谱。

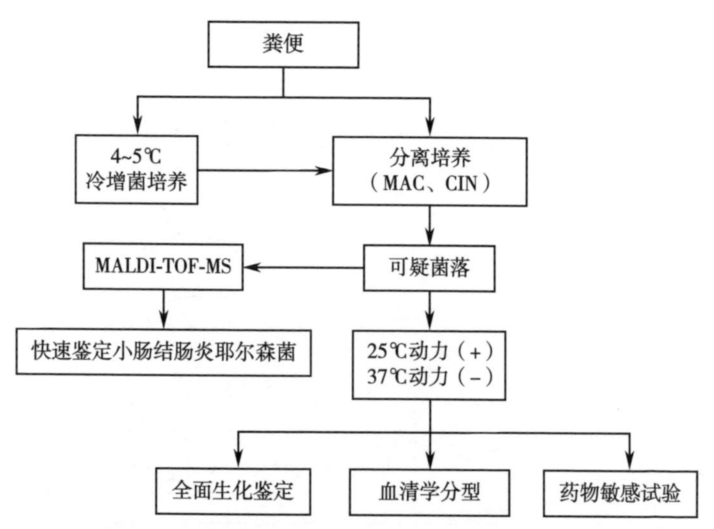

图 16-8　小肠结肠炎耶尔森菌的实验室分析路径图

注：MAC. 麦康凯培养基；CIN. 头孢磺啶 - 氯苯酚 - 新生霉素；MALDI-TOF-MS. 基质辅助激光解析电离飞行时间质谱。

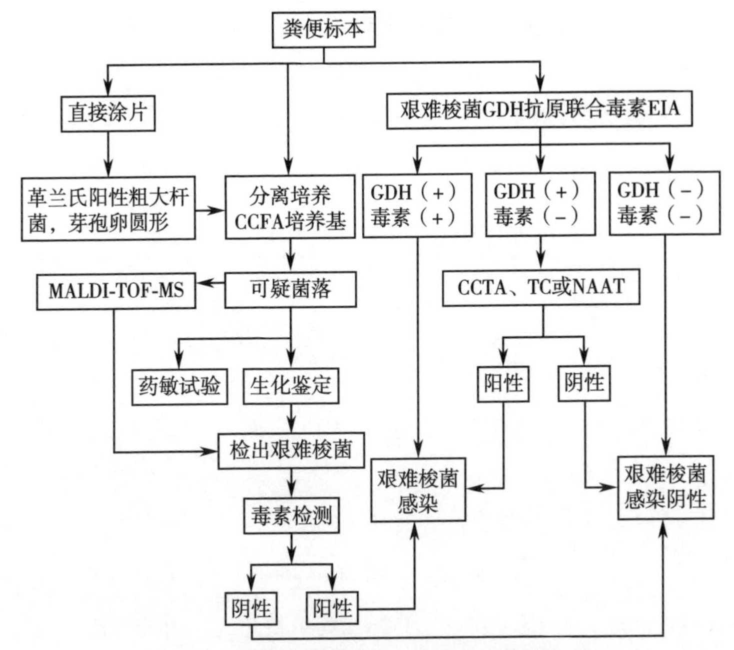

图 16-9　艰难梭菌感染的实验室分析路径图

注：CCFA. 环丝氨酸 - 头孢西丁 - 果糖琼脂；GDH. 艰难梭菌谷氨酸脱氢酶；NAAT. 核酸扩增检测；TC. 产毒素培养；EIA. 酶免疫分析；CCTA. 细胞毒性试验；MALDI-TOF-MS. 基质辅助激光解析电离飞行时间质谱。

表 16-1　肥达试验结果的临床分析

O 抗原	H 抗原	PA 抗原	PB 抗原	结果分析
>1:80	>1:160	<1:80	<1:80	伤寒感染可能性大
<1:80	<1:80	<1:80	<1:80	伤寒感染可能性极小或发病不到一周
>1:80	<1:80	<1:80	<1:80	伤寒感染早期或其他沙门菌感染
<1:80	>1:160	<1:80	<1:80	曾患过伤寒或接种伤寒菌苗
>1:80	<1:160	>1:80	>1:80	副伤寒感染可能性大

注：单次效价增高的定论可靠性差，应在疾病的早期和中后期分别采集血清样本，若第二份血清比第一份的效价增高 4 倍以上具有诊断意义。

由于许多沙门菌存在共同的O、H抗原，以及既往感染或预防接种等均可引起交叉反应，所以仅以血清抗体检测无法准确鉴定和区分伤寒与非伤寒沙门菌。因此，虽然肥达反应可作为诊断沙门菌感染的辅助指标，但却不能取代沙门菌的分离培养及鉴定(表16-2)。

表16-2 艰难梭菌不同检测方法优缺点比较

检测方法	检测对象	时间	优点	缺点
培养	艰难梭菌	1~3d	可获得菌株	耗时长，不能区分产毒株和非产毒株
GDH检测	艰难梭菌	1~2h	简单快速	不能区分产毒株和非产毒株
CCTA	毒素B	1~3d	金标准	耗时长，技术要求高
TC	产毒艰难梭菌	3~5d	金标准	耗时长，技术要求高
EIA毒素检测	毒素A/B	1~2h	简单快速、特异性高	敏感性低
NAAT	毒素基因	1~2h	快速，敏感性和特异性高	费用高

注：GDH.艰难梭菌谷氨酸脱氢酶；CCTA.细胞毒性试验；TC.产毒素培养；EIA.酶免疫分析；NAAT.核酸扩增检测。

（吴思颖　康　梅）

三、淋病奈瑟球菌感染与疾病

淋病奈瑟球菌是奈瑟菌属重要致病菌种之一，为革兰氏阴性双球菌，成双、肾形排列。淋病是由淋病奈瑟球菌(简称淋球菌)引起的泌尿生殖系统的化脓性感染，也可侵犯眼睛、咽部、直肠和盆腔等处以及血行播散性感染，是我国当前流行的主要性传播疾病(图16-10，表16-3)。

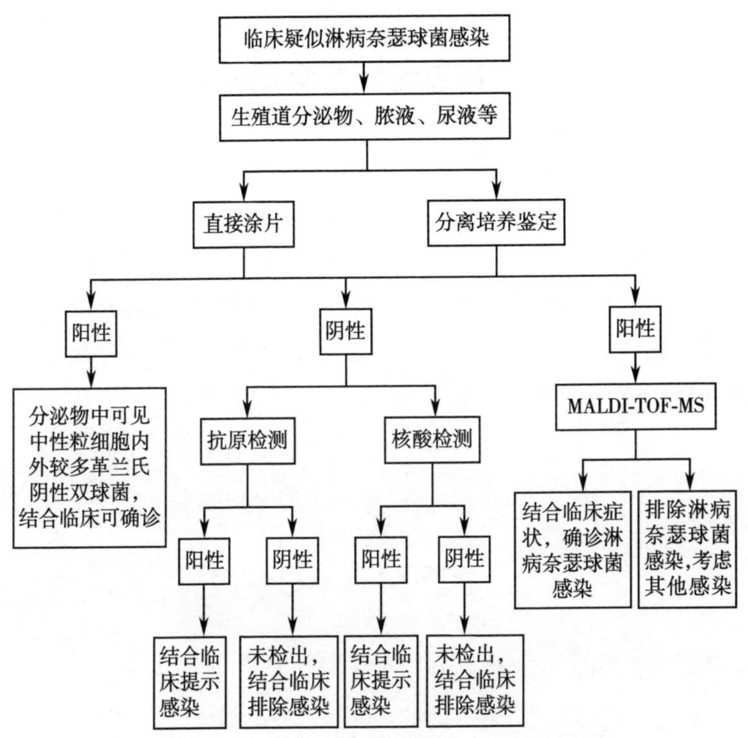

图 16-10　淋病奈瑟球菌实验室分析路径图

表 16-3　淋病奈瑟球菌的核酸扩增试验性能比较

试验方法	标本	敏感性 /%	特异性 /%
聚合酶链反应	子宫颈	92.4	99.5
	女性尿液	64.8	99.8
	男性尿液	94.1	99.9
链取代扩增反应	子宫颈	96.6	98.9~99.8
	女性尿液	84.9	98.8~99.8
	男性尿液	98.1	96.8~98.7
	男性尿道标本	98.1	96.8~98.7
转录介导扩增	子宫颈	99.2	98.7
	女性尿液	91.3	99.3
	男性尿液	97.1	99.2
	男性尿道标本	98.8	98.2

四、布鲁氏菌感染与疾病

布鲁氏菌属(*Brucella*)由6个种、19个生物种组成,其中引起人类疾病的有羊种布鲁氏菌、牛种布鲁氏菌、猪种布鲁氏菌和犬种布鲁氏菌。我国流行的有羊种布鲁氏菌、牛种布鲁氏菌、猪种布鲁氏菌3种,其中以羊种布鲁氏菌最为常见。与家畜接触频繁的职业人员是感染的高危人群,包括农民、牧民、屠夫、兽医等。实验室人员培养布鲁氏菌时防护措施不当也容易导致感染(图16-11)。

(张为利 康 梅)

五、厌氧菌感染与疾病

厌氧菌(anaerobic bacteria)是指生长和代谢不需要氧气,利用发酵获取能量的细菌的总称。该菌需在低氧分压条件下才能生长,而在含10%二氧化碳浓度下的固体培养基表面不能生长。绝大多数厌氧菌为人体正常菌群,但在某些情况下可成为致病菌而引起严重感染甚至死亡。近年来抗生素的滥用使厌氧菌感染明显增加。由于标本的选择、采集、转运及处理对厌氧菌的检测结果影响很大,因此推荐从深部受伤组织抽吸、刮取及组织活检采集厌氧菌检测标本(图16-12)。适合或不适合厌氧菌培养的标本类型见表16-4。

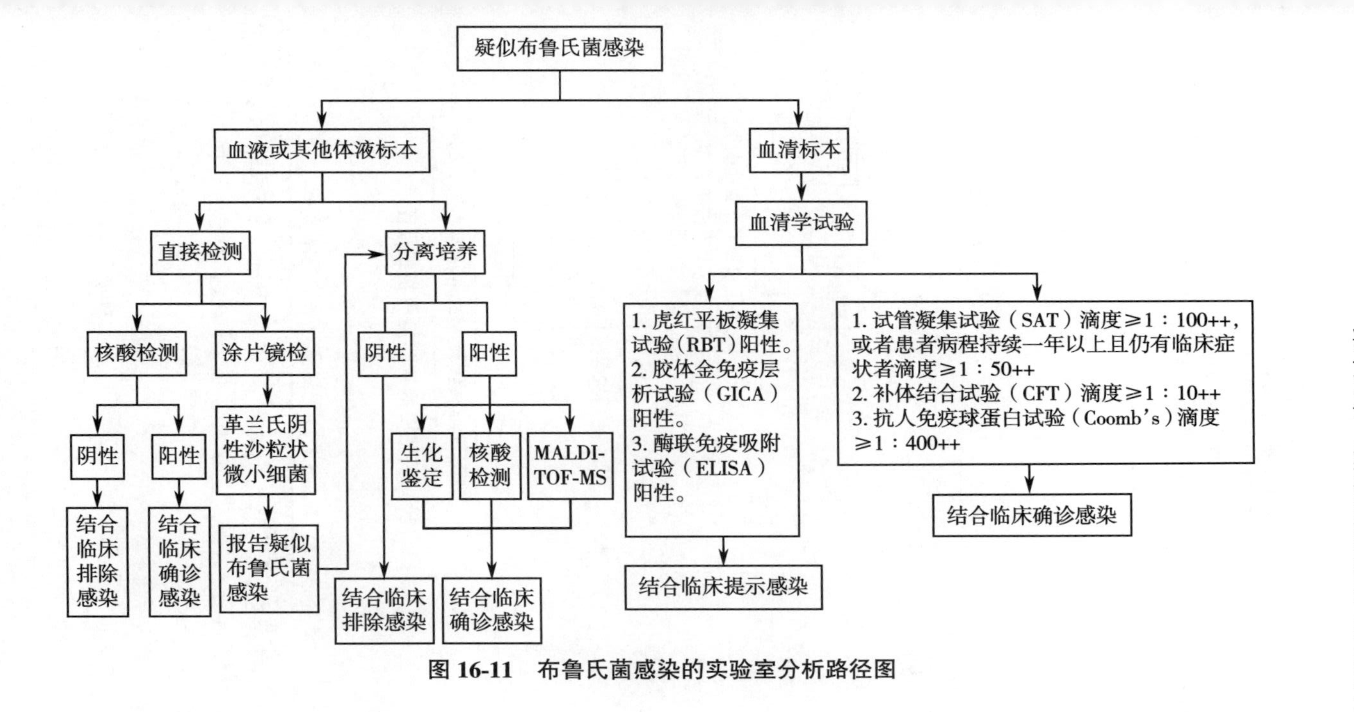

图 16-11　布鲁氏菌感染的实验室分析路径图

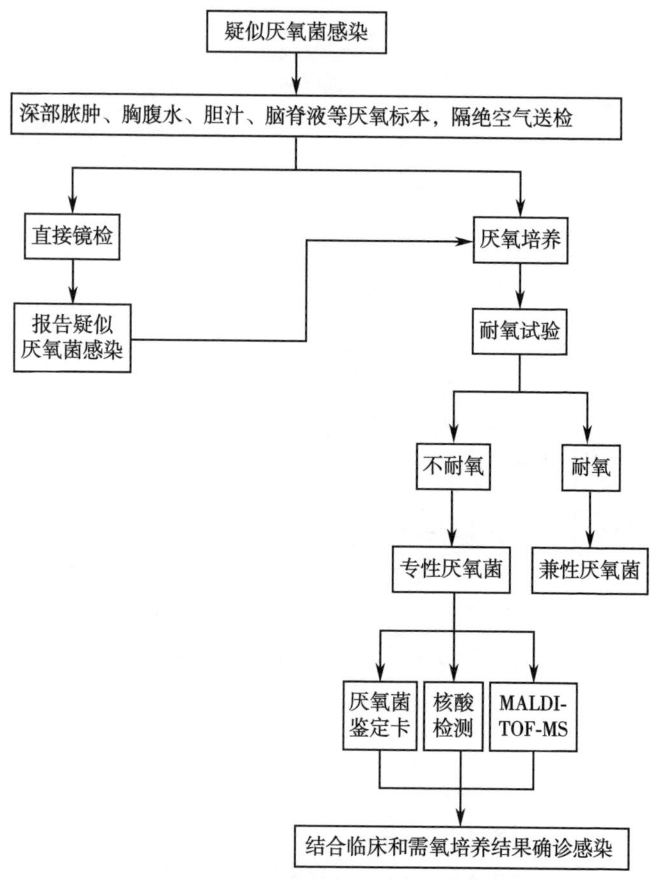

图 16-12 厌氧菌感染的实验室分析路径图

表 16-4 适合或不适合厌氧菌培养的标本类型

适合厌氧菌培养的标本	不适合厌氧菌培养的标本
抽取物(用注射器)、支气管镜保护性毛刷	痰、支气管肺泡灌洗液、气管内抽吸物、气管切口分泌物
鼻窦(抽取)	鼻咽拭子、鼻窦冲洗或拭子不能作为鼻窦炎的病原学诊断
尿液(耻骨上穿刺膀胱尿液)	尿液(排出或从导管导出)

续表

适合厌氧菌培养的标本	不适合厌氧菌培养的标本
后穹隆穿刺液、输卵管液或组织(抽吸/活检标本)、胎盘组织(通过剖宫产手术)、宫内节育器(针对放线菌属)、前庭大腺分泌物	会阴拭子、宫颈分泌物、恶露、阴道或外阴分泌物、前列腺液或精液、尿道分泌物
培养艰难梭菌的粪便标本	直肠拭子
血液、骨髓、外科(术中抽取物或组织)	
眼部标本,泪道/结膜等结石、房水、前房液(穿刺)、玻璃体洗液(术中采集)	

(张为利　康 梅)

六、分枝杆菌、诺卡菌感染与疾病

结核分枝杆菌(*M.tuberculosis*)可通过呼吸道、消化道或皮肤损伤侵入易感机体,引起多种组织器官的结核病,其中以呼吸道传播引起的肺结核最多。人体感染结核分枝杆菌后不一定发病,入侵菌量和机体的免疫状态等与发病有关。结核病以渗出、干酪样坏死及其他增殖性组织反应为基本病理特征。

非结核分枝杆菌(NTM)指除结核分枝杆菌复合群和麻风分枝杆菌以外的其他分枝杆菌总称。随着医务人员对相关疾病认识的提高、菌种鉴定技术的发展以及免疫缺陷性疾病和免疫抑制剂使用增多等因素,临床观察的NTM相关疾病明显增多。

诺卡菌感染通常由创伤后,相关细菌侵入或通过吸入方式导致,后者好发于免疫功能低下的患者,并在肺部形成感染灶。诺卡菌也可引起肺外感染,肺外感染通常由肺部原发病灶经血行播散,脑部是最常见的继发感染部位(图16-13,表16-5)。

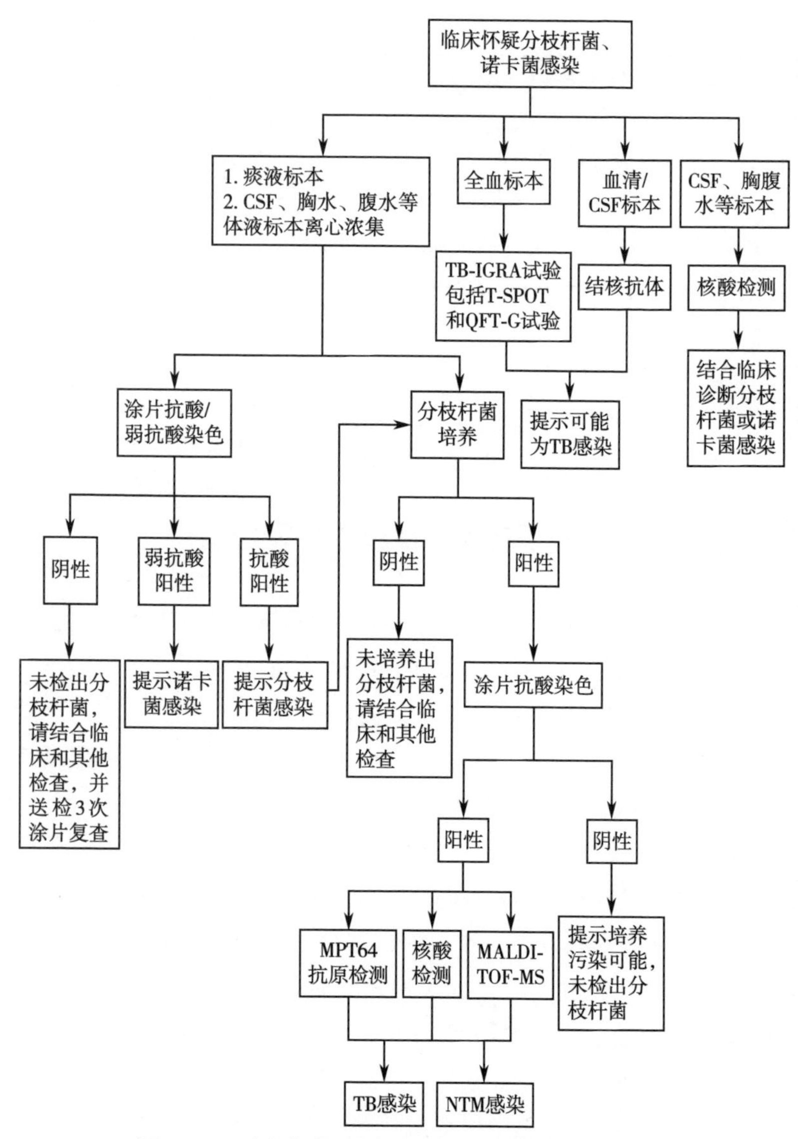

图 16-13 分枝杆菌、诺卡菌感染的实验室分析路径图

注：CSF. 脑脊液；TB-IGRA. 结核干扰素 γ 释放测定；NTM. 非结核分枝杆菌；MALDI-TOF-MS. 基质辅助激光解析电离飞行时间质谱；TB. 结核分枝杆菌；QFT-G. 结核分枝杆菌特异性细胞免疫反应检测；T-SPOT. 结核斑点试验。

表 16-5 齐 - 内染色镜检分级报告标准

镜检结果	分级标准
(–)	全视野(或 300 视野)未发现抗酸菌
(–/+)需报告菌数	1~8 条抗酸杆菌 /300 视野
(+)	3~9 条抗酸杆菌 /100 视野
(++)	1~9 条抗酸杆菌 /10 视野
(+++)	1~9 条抗酸杆菌 / 视野
(++++)	10 条抗酸杆菌以上 / 视野

（张为利 康 梅）

七、非典型病原感染与疾病

最常见的非典型病原感染原主要有肺炎支原体、肺炎衣原体和军团菌。尽管他们属于非典型感染病原，但在临床检测工作中也不时发现其与成人社区获得性肺炎、医院感染疾病等发生关系密切。本节将分别介绍各自的致病特点与实验室分析路径（图 16-14~ 图 16-16）。肺炎支原体是最常见的社区获得性肺炎病原体之一，根据国内外研究显示在成人社区获得性肺炎中肺炎支原体约占 11%~15%，在儿童社区获得性肺炎中则高达 30%~40%。

（刘 雅 康 梅）

八、梅毒螺旋体感染与疾病

梅毒螺旋体为苍白密螺旋体（TP）苍白亚种，是性传播疾病——梅毒的病原体。人类是梅毒螺旋体唯一的传染源，主要通过性接触直接传染传播，接吻、手术、哺乳、输血、接触污染物也可被传

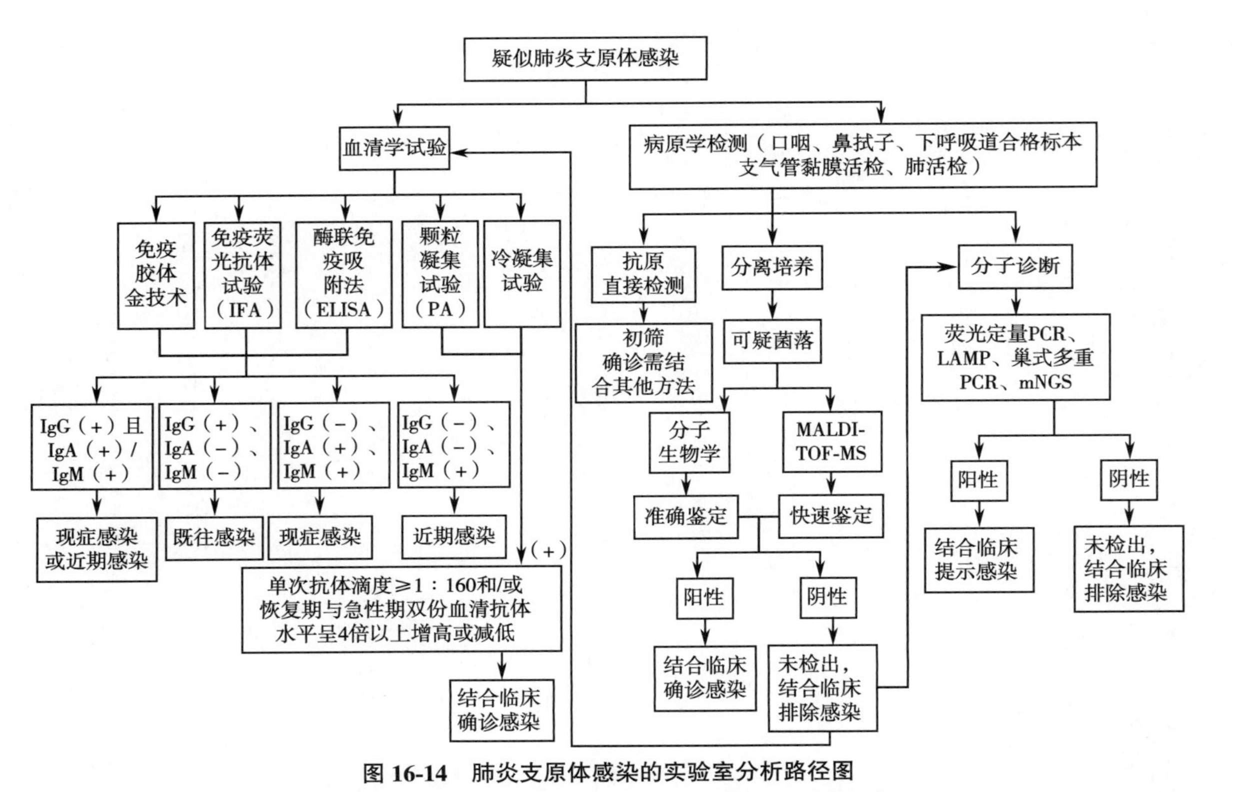

图 16-14　肺炎支原体感染的实验室分析路径图

LAMP. 环介导等温扩增检测；mNGS. 宏基因组二代测序。

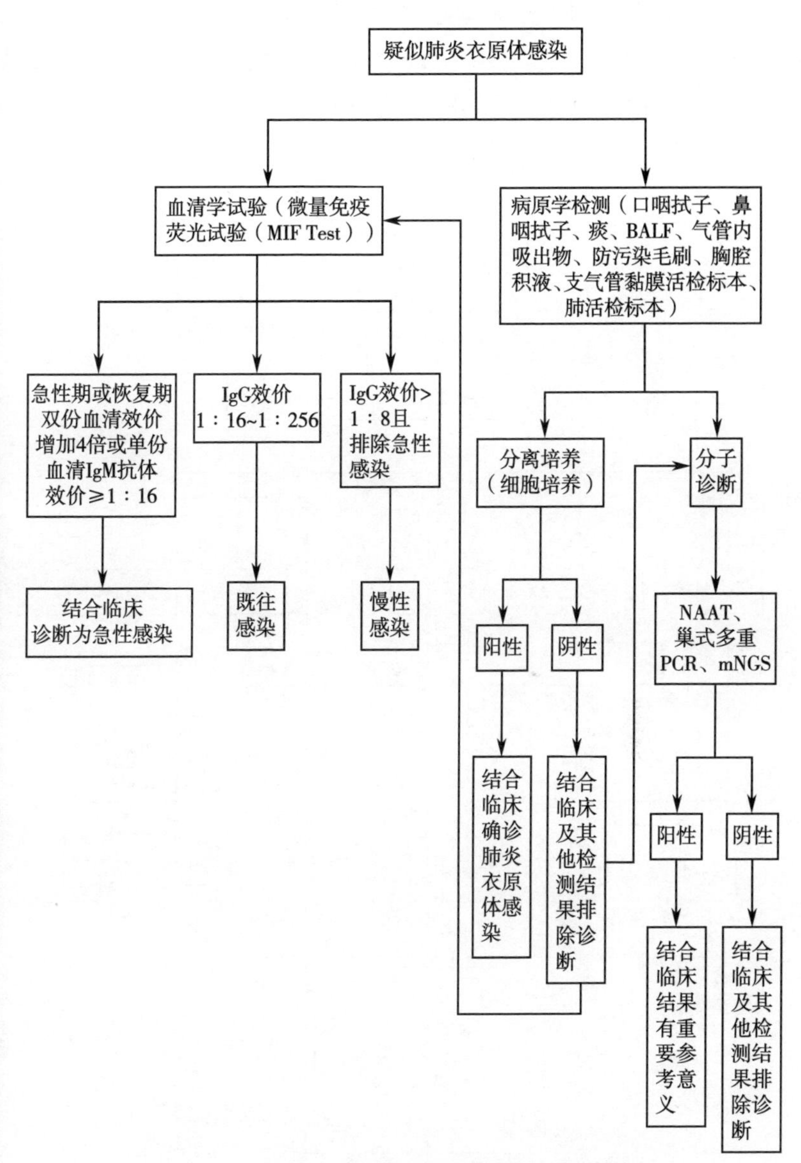

图 16-15　肺炎衣原体感染的实验室分析路径图

注：BALF. 支气管肺泡灌洗液；NAAT. 核酸扩增检测；mNGS. 宏基因组二代测序。

染，患梅毒的孕妇可通过胎盘感染胎儿，怀孕早期导致胎儿流产、早产，晚期感染的成活胎儿患有先天梅毒。人体感染梅毒螺旋体后，可产生多种抗体，主要有 IgM、IgG 类两种。IgM 抗体持续时间短，IgG 抗体虽可终生存在，但抗体滴度一般较低，不能预防再次感染(图 16-17)。

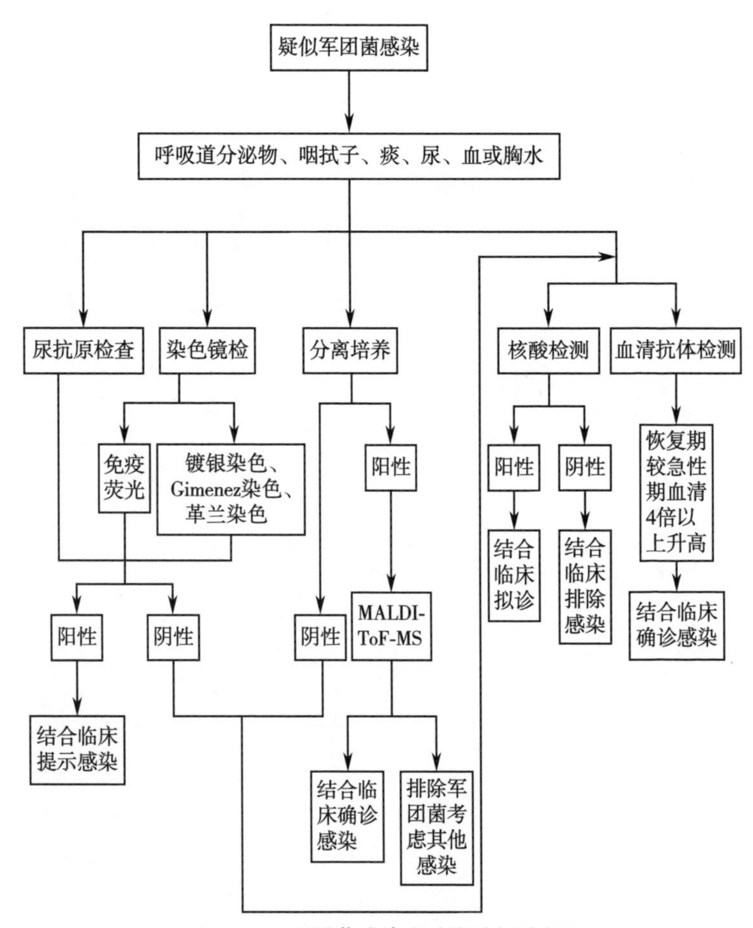

图 16-16 军团菌感染实验室分析路径图

注：MALDI-TOF-MS. 基质辅助激光解析电离飞行时间质谱。

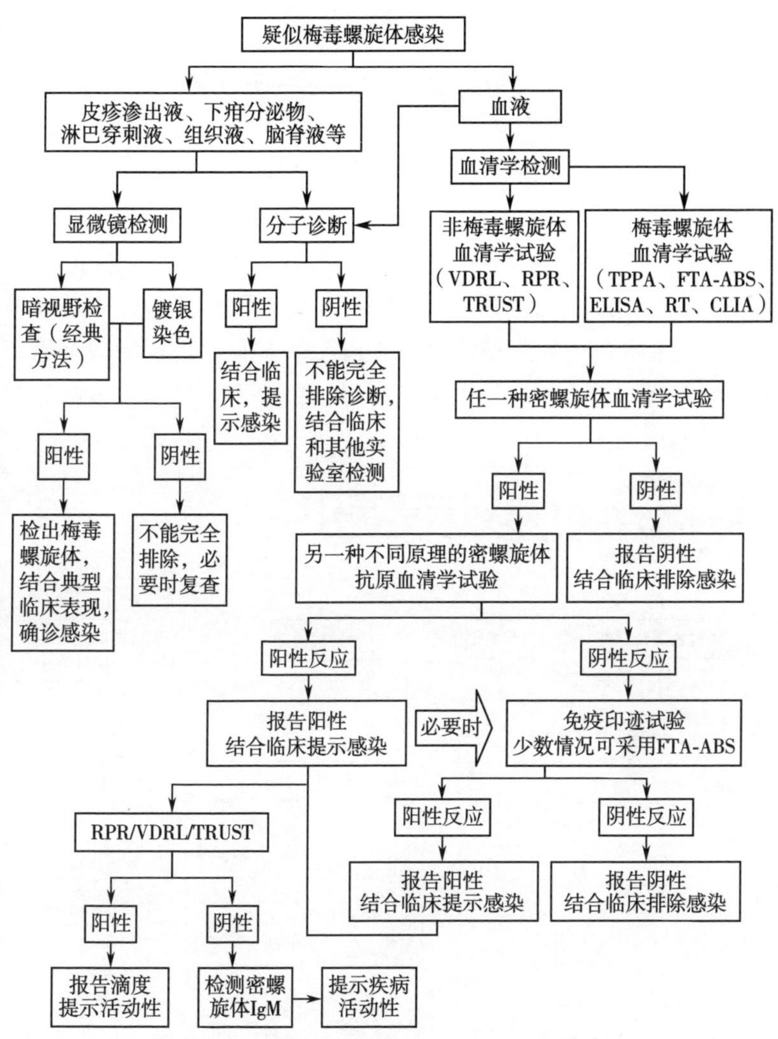

图 16-17 梅毒螺旋体感染的实验室分析路径图

注：TRUST. 甲苯胺红不加热血清试验；VDRL. 性病研究实验室玻片试验；RPR. 快速血浆反应素环状卡片试验；TPPA. 梅毒螺旋体颗粒凝集试验；FTA-ABS. 荧光螺旋体抗体吸收试验；ELISA. 酶联免疫吸附试验；CLIA. 化学发光免疫试验；RT. 快速检测试验。

（刘 雅 康 梅）

九、多重耐药菌感染与疾病

多重耐药菌（MDRO）主要是指对临床使用的三类或三类以上抗菌药物同时呈现耐药的细菌。常见多重耐药菌包括耐甲氧西林金黄色葡萄球菌（MRSA）、耐万古霉素肠球菌（VRE）、产超广谱β-内酰胺酶（ESBL）肠杆菌科细菌、耐碳青霉烯类抗菌药物肠杆菌科细菌（CRE）、多重耐药鲍曼不动杆菌（MDR-AB）、多重耐药铜绿假单胞菌（MDR-PA）等。近年来，多重耐药菌已经成为医院感染重要的病原菌（图16-18）。

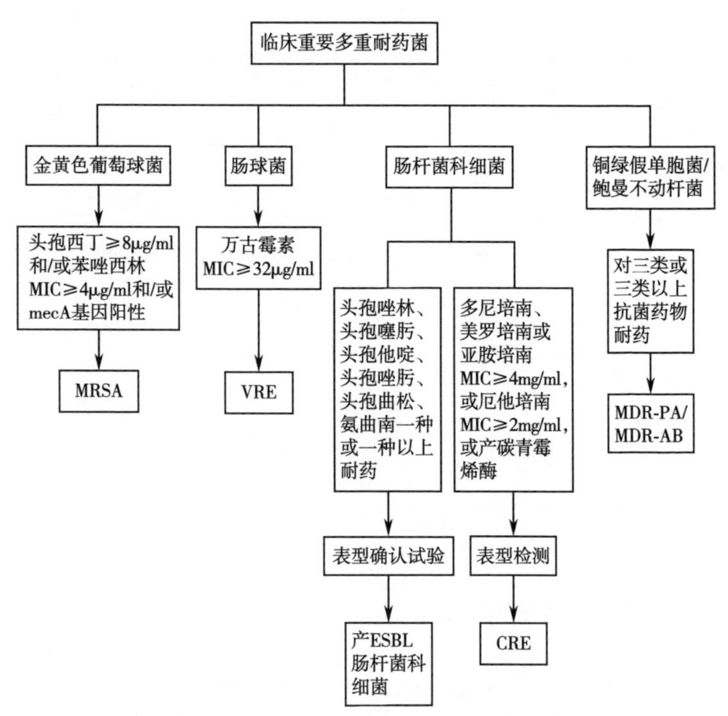

图16-18　临床重要多重耐药菌的实验室分析路径图

（张为利　康　梅）

第十七章

侵袭性真菌感染性疾病与实验诊断

根据致病真菌侵犯机体的部位不同，将其分为浅部真菌和深部真菌。浅部真菌主要侵犯机体皮肤、毛发、指(趾)甲等表皮角质组织，多引起癣病。深部真菌是指侵犯机体的皮下组织和内脏器官，引起全身性感染的致病真菌或条件致病真菌。

一、新型隐球菌的感染与疾病

引起深部真菌感染的病原性真菌分为酵母型和丝状菌型，主要包括隐球菌属、念珠菌属、曲霉菌属等。病原性真菌常感染免疫功能低下、菌群失调等患者，近年来，由于抗菌药物滥用、激素和免疫抑制药物使用，此类真菌感染性疾病逐年增多，应引起临床的高度重视(图 17-1)。

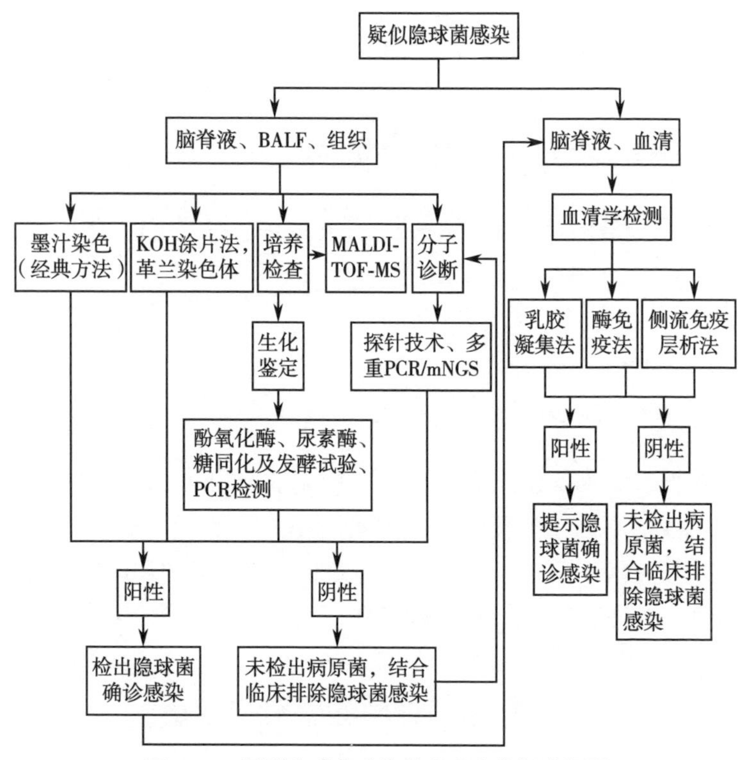

图 17-1　新型隐球菌感染的实验室分析路径图

注：BALF. 支气管肺泡灌洗液；KOH. 氢氧化钾；mNGS. 宏基因组二代测序；MALDI-TOF-MS. 基质辅助激光解析电离飞行时间质谱。

（吴思颖　康　梅）

二、念珠菌的感染与疾病

白念珠菌是念珠菌中最常见的条件致病菌之一。当机体菌群失调或免疫功能下降时可致病。由白念珠菌导致感染约占内脏真菌病中 50%；热带念珠菌其致病性仅次于白念珠菌；光滑念珠菌临床分离株大多对氟康唑表现出耐药和剂量依赖性敏感；克柔念珠菌、近平滑念珠菌也是易感菌；耳念珠菌可长期存活于患者和医护人员的衣物、皮肤和医院的设施表面，极易传播并感染其他患者，从而造成医院暴发感染。该菌对多种抗真菌药物耐药，部分菌株对临床上常用的三大类抗真菌药物（包括唑类、多烯类和棘白菌素类）均能产生耐药，因此又被称为“超级真菌”（图 17-2）。

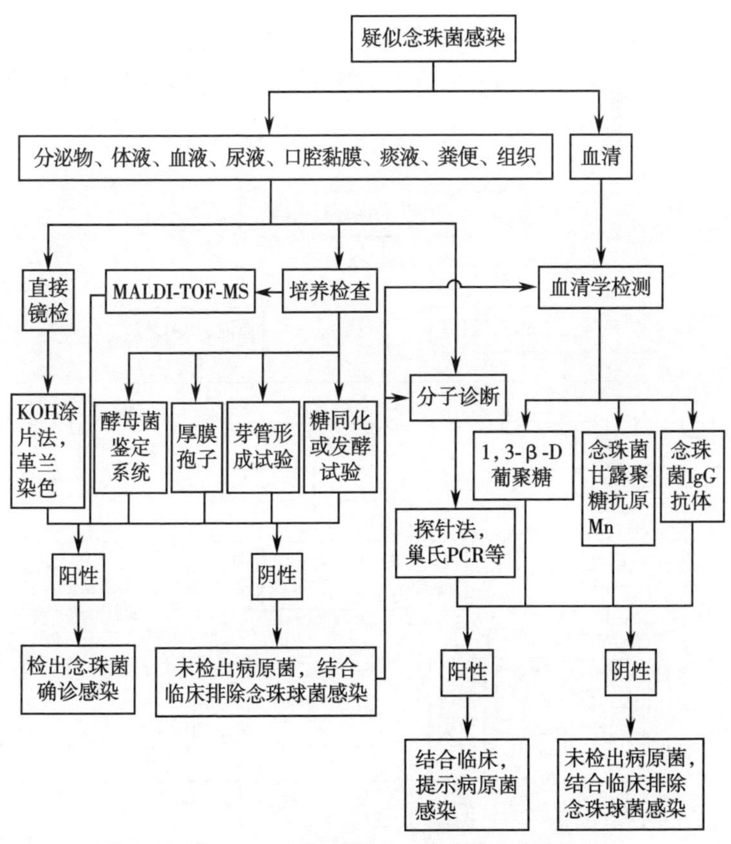

图 17-2 念珠菌感染的实验室分析路径图

（吴思颖 康 梅）

三、曲霉菌感染与疾病

曲霉菌属于条件致病性真菌,其主要易感因素为免疫抑制剂的使用。侵袭性曲霉病主要发生在长期中性粒细胞减少或中性粒细胞功能障碍的患者中,如免疫抑制人群、白血病患者、骨髓移植患者、艾滋病患者等。肺部是其原发器官,形成支气管肺炎、肺炎、肺梗死,播散至其他部位可引起器官脓肿。黄曲霉毒素还可能与人类原发性肝癌的发生有关(图 17-3)。

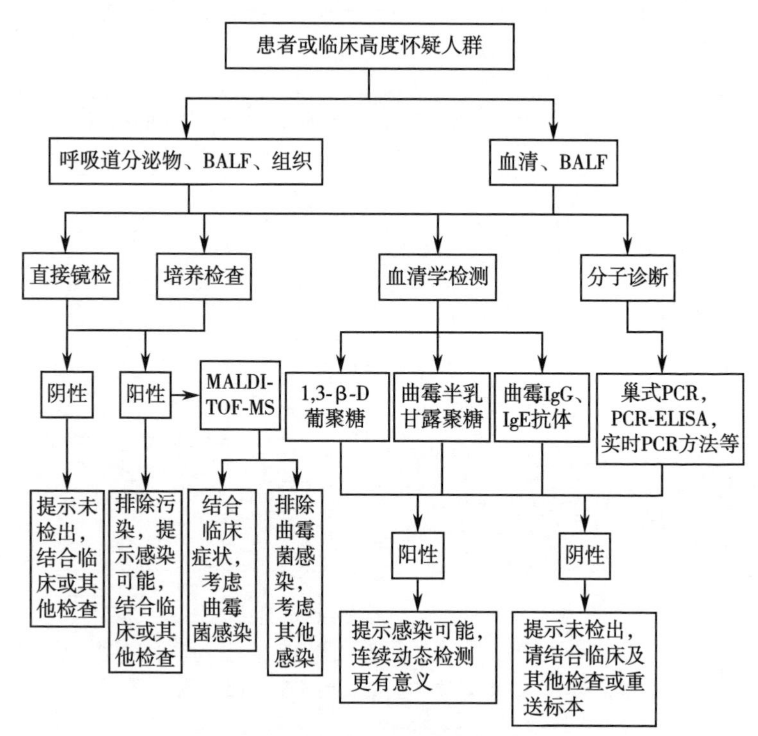

图 17-3 曲霉菌的实验室分析路径图

(吴思颖 康 梅)

四、马尔尼菲篮状菌感染与疾病

马尔尼菲篮状菌是一种新兴的病原体，在亚洲的热带地区，尤其在中国、泰国、印度和越南等地产生了特定的健康问题。艾滋病使马尔尼菲篮状菌病不再罕见，且在艾滋病患者中有很高的死亡率。病原菌可分离自皮损、血液、骨和骨髓，在皮损的瑞氏染色涂片或其他部位活检组织标本中观察到马尔尼菲篮状菌酵母样细胞即可进行初步诊断（图 17-4）。

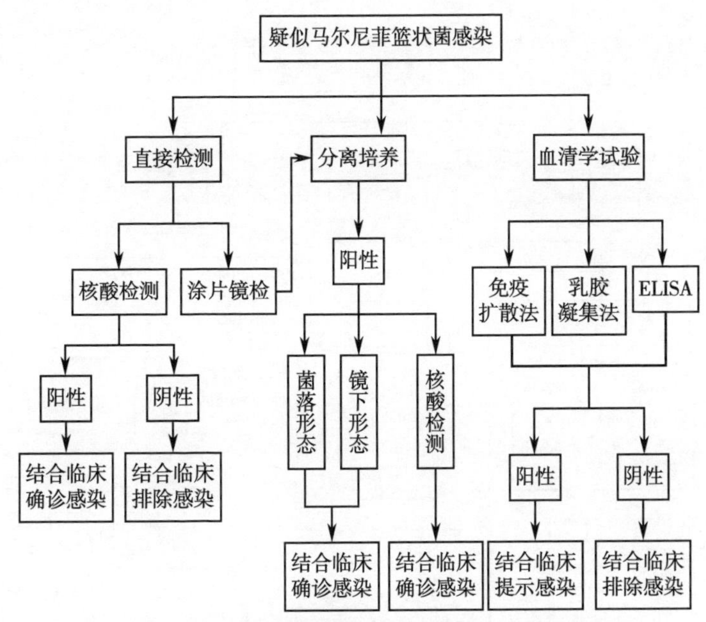

图 17-4　马尔尼菲篮状菌感染的实验室分析路径图

注：ELISA. 酶联免疫吸附试验。

（张为利　康 梅）

五、肺孢子菌感染与疾病

肺孢子菌(*Pneumocystis*)于1909年首次发现,目前主要包括7个种,分别为耶氏肺孢子菌、卡氏肺孢子菌、沙鼠肺孢子菌、鼠型肺孢子菌、奥氏肺孢子菌、韦氏肺孢子菌和肺孢子菌。其中耶氏肺孢子菌只感染人类,其他种的肺孢子菌种只感染相应的易感动物。耶氏肺孢子菌肺炎,即当人体的免疫功能受损时耶氏肺孢子菌在肺泡内大量繁殖,引起严重的肺孢子菌肺炎,在艾滋病患者中是最主要的机会感染病原体(图17-5)。

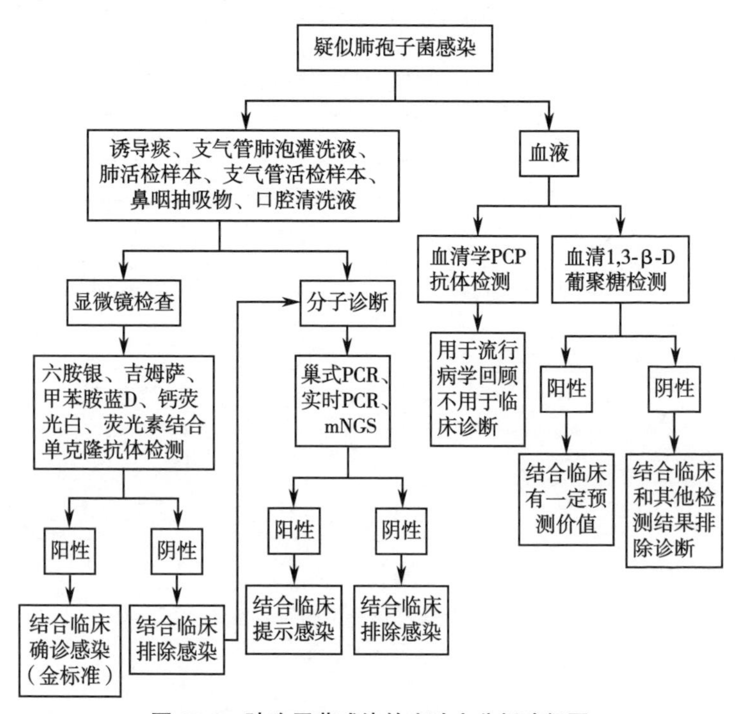

图17-5 肺孢子菌感染的实验室分析路径图

(刘雅 康梅)

第十八章

寄生虫感染性疾病与实验诊断

人体寄生虫学是病原生物学的重要组成部分。寄生虫感染性疾病对人体的危害仍然严重。准确快速的实验诊断能为临床提供重要的诊断依据,对疾病的防治具有重大意义。

一、疟原虫感染与疾病

疟原虫是人体疟疾的病原体。传统认为,寄生于人体的疟原虫有四种:间日疟原虫(*Plasmodium vivax*,*P. v.*),恶性疟原虫(*Plasmodium falciparum*,*P. f.*),三日疟原虫(*Plasmodium malariae*,*P. m.*)和卵形疟原虫(*Plasmodium ovale*,*P. o.*),分别引起间日疟、恶性疟、三日疟、卵形疟。从患者外周血中检出疟原虫的环状体、滋养体、裂殖体或配子体可作为疟疾确诊的依据(诺氏疟环状体似恶性疟,滋养体似三日疟,因此形态学不易区分)。抗体检测对于流行病学调查具有一定价值,抗原检测的快速诊断适合现场使用。PCR 检测灵敏度高,可区分常见的四种人体寄生疟原虫及诺氏疟原虫,用于疟疾诊断及疗效观察(图 18-1,表 18-1)。

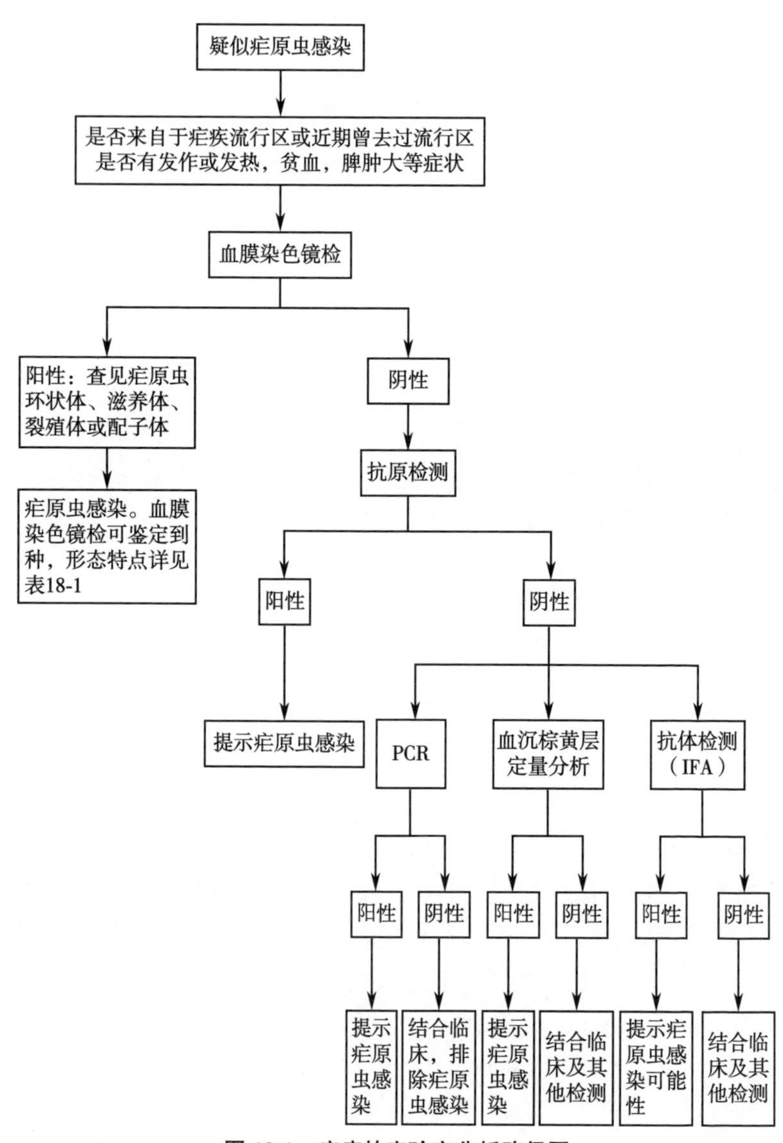

图 18-1 疟疾的实验室分析路径图

表 18-1　4 种疟原虫形态的鉴别

诊断依据	间日疟	恶性疟	三日疟	卵形疟
环状体（早期滋养体）	环较大，约等于红细胞直径的 1/3；核 1 个，偶有 2 个；胞质淡蓝色；红细胞内多只含 1 个原虫，偶有 2 个	环纤细，约等于红细胞直径的 1/5；核 1 个，但 2 个也很常见；红细胞可含 2 个以上原虫，虫体常位于红细胞的边缘	环较粗壮，约等于红细胞直径的 1/3；核 1 个，胞质深蓝色；红细胞很少含有 2 个原虫	似三日疟
滋养体	虫体由小渐大，活动显著，有伪足伸出，空泡明显，虫体形状不规则；疟色素黄棕色，小杆状	体小结实，不活动；疟色素集中一团，黑褐色，原虫集中在内脏和皮下脂肪的毛细血管	体小圆形或呈带状，空泡小或无；亦可呈大环状，中有一个大空泡，不活动；疟色素棕黑色，颗粒状，常分布于虫体的边缘	虫体圆形，似三日疟，但较大；疟色素似间日疟但较细小
未成熟裂殖体	核分裂成 2~4 个时虫体仍活动，核越多则虫体渐呈圆形，空泡消失；疟色素开始集中	虫体仍似大滋养体，但核分裂成多个	虫体圆形或宽带状，核分裂成多个；疟色素集中较迟	虫体圆或卵圆形，不活动，核分裂成多个；疟色素数量较少
成熟裂殖体	裂殖子 12~24 个，通常 16 个，排列不规则；疟色素集中成堆，虫体占满胀大了的红细胞	裂殖子 8~36 个，通常 18~24 个，排列不规则；疟色素集中成一团，虫体占红细胞的 2/3 至 3/4	裂殖子 6~12 个，通常 8 个，排成一环；疟色素多集中在中央，虫体占满整个不胀大的红细胞	裂殖子 6~12 个，通常 8 个，排成一环；疟色素集中在中央或一侧

续表

诊断依据		间日疟	恶性疟	三日疟	卵形疟
配子体	雄	圆形，略大于正常红细胞，胞质色蓝而略带红，核疏松，淡红色，常位于中央；疟色素分散	腊肠形，两端钝圆，胞质色蓝而略带红，核疏松，淡红色，位于中央；疟色素黄棕色，小杆状，在核周围较多	圆形，略小于正常红细胞，胞质淡蓝色，核疏松，淡红色，位于中央；疟色素分散	似三日疟，但稍大；疟色素似间日疟
	雌	圆形，占满胀大的红细胞，胞质蓝色，核结实，较小，深红色，偏于一侧；疟色素分散	新月形，两端较尖，胞质蓝色，核结实，较小，深红色，位于中央；疟色素深褐色，在核周围较多	圆形，如正常红细胞大，胞质深蓝色，核结实，偏于一侧；疟色素多而分散	似三日疟，但稍大；疟色素似间日疟
被寄生红细胞的变化		胀大，色淡，常呈长圆形或多边形；滋养体期开始出现鲜红色的薛氏点(Schuffner's dots)	大小正常或略缩小，紫蓝色，边缘常皱缩；常见有粗大紫褐色的茂氏点(Maurer's dots)	大小正常，有时缩小，颜色无改变；偶可见西门氏点(Zieman's dots)	略胀大，色淡，部分红细胞变长形，边缘呈锯齿状；薛氏点较间日疟的粗大，环状体期即出现

注：不含诺氏疟原虫，诺氏疟环状体似恶性疟，滋养体似三日疟，因此形态学不易区分。

（张春莹 马 莹）

二、弓形虫感染与疾病

弓形虫病是一种呈世界性分布且严重危害人类健康的人兽共患寄生虫病，其病原体刚地弓形虫（*Toxoplasma gondii*）可寄生在除红细胞外的几乎所有有核细胞内。猫科动物是重要的传染源。弓形虫通过先天性和获得性两种途径感染人体。病原学检查包括涂片或印片染色镜检、动物接种分离及细胞培养，具有临床确诊意义。血清学检测包括抗体及抗原检测，是诊断弓形虫感染最常用的实验室技术。弓形虫感染分子生物学检测具有较高的敏感性、特异性和准确性，阳性具有重要的临床意义，可辅助诊断弓形虫感染（图 18-2，图 18-3，表 18-2）。

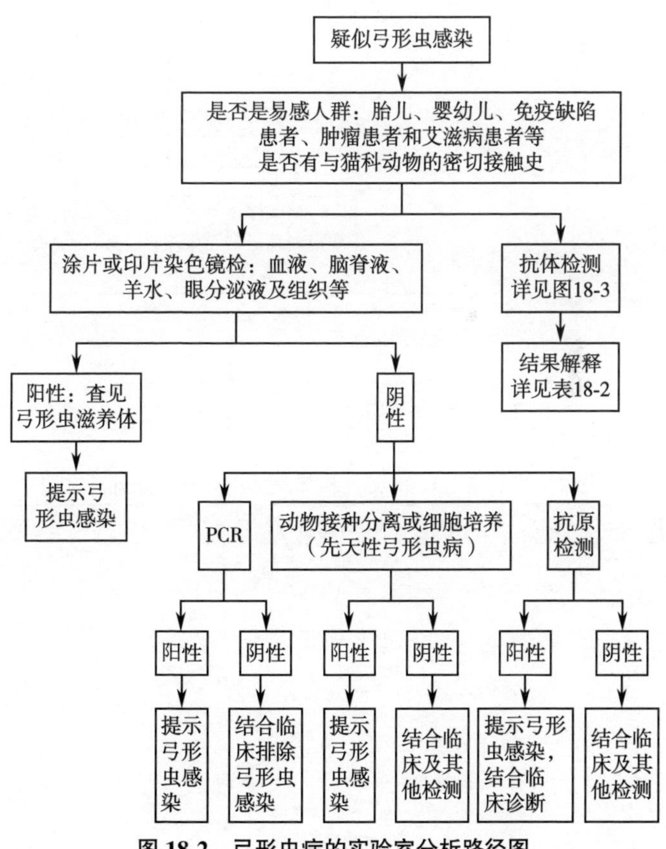

图 18-2　弓形虫病的实验室分析路径图

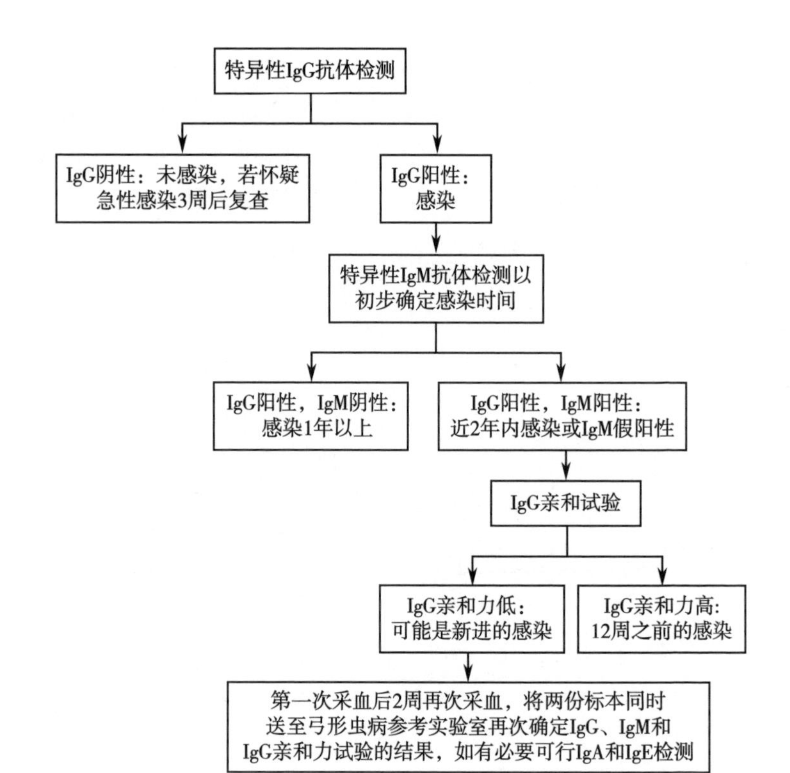

图 18-3 弓形虫病血清学诊断路径图

表 18-2 弓形虫 IgG 和 IgM 抗体检测结果解释及处理方法

IgG	IgM	人(除婴儿)结果解释	处理意见
阴性	阴性	无弓形虫感染的血清学证据	—
阴性	可疑阳性	可能为急性感染早期或 IgM 假阳性	采集新鲜标本复查 IgG 和 IgM，若两次结果一致，考虑患者未感染弓形虫
阴性	阳性	可能为急性感染或 IgM 假阳性	采集新鲜标本复查 IgG 和 IgM，若两次结果一致，考虑 IgM 假阳性
可疑阳性	阴性	不确定	采集新鲜样本进行复查或用不同的试验来检测此样本 IgG

续表

IgG	IgM	人(除婴儿)结果解释	处理意见
可疑阳性	可疑阳性	不确定	采集新鲜采集标本复查 IgG 和 IgM
可疑阳性	阳性	可能为急性感染	采集新鲜样本复查 IgG 和 IgM,若两次结果一致,或者 IgG 为阳性,则样本需送检至有弓形虫诊断经验的参考实验室进行进一步检测
阳性	阴性	弓形虫感染 1 年以上	—
阳性	可疑阳性	可能弓形虫感染 1 年以上,或者 IgM 假阳性	采集新鲜样本复查 IgM,若两次结果一致,则样本需送检至有弓形虫诊断经验的参考实验室进行进一步检测
阳性	阳性	可能为近期(1 年内)弓形虫感染或 IgM 假阳性	样本需送检至有弓形虫诊断经验的参考实验室进行进一步检测

注:引自《临床微生物学手册》(第 11 版)。

(唐思诗　马 莹)

三、棘球蚴感染与疾病

棘球蚴病也称包虫病,是由棘球绦虫(*Echinococcus spp*)的幼虫棘球蚴寄生所致。棘球蚴病是全球性的人兽共患寄生虫病,畜牧业发达的地方往往是流行区。棘球蚴病分为两种:细粒棘球绦虫(*Echinococcus granulosus batsch*)幼虫感染引起的疾病称为囊型棘球蚴病(cystic echinococcosis),多房棘球绦虫(echinococcus multilocularis)幼虫感染引起疾病称为泡型棘球蚴病(alveolar echinococcosis)。

棘球蚴病病原学结果是确诊的依据,但大多数患者无法检测到病原体。抗体检测结合影像学检查(B 型超声、CT、X 线及 MRI)是目前棘球蚴病诊断的主要手段(图 18-4)。

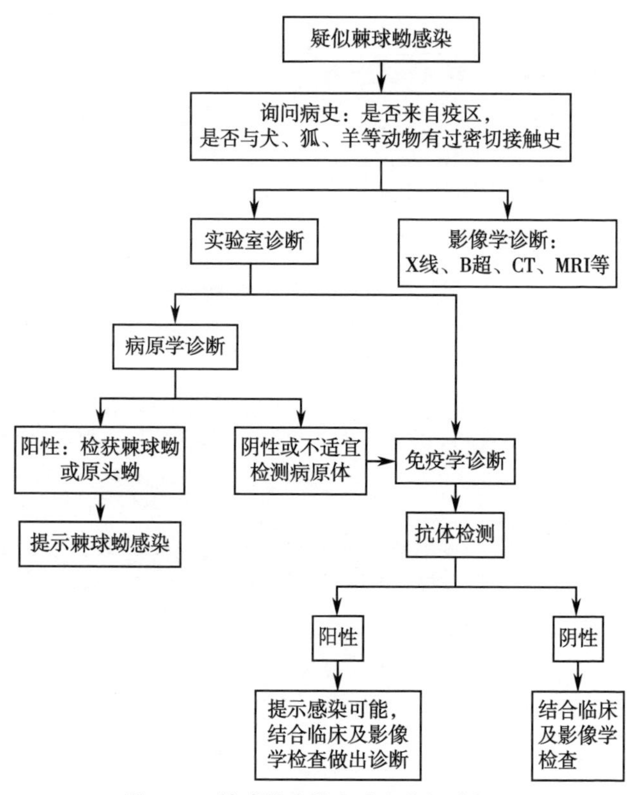

图 18-4　棘球蚴病的实验室分析路径图

（唐思诗　马　莹）

四、血吸虫感染与疾病

血吸虫感染过程中，尾蚴、童虫、成虫和虫卵均可对人体造成损害，但虫卵是血吸虫病的主要致病因子。虫卵沉着在人体的肝脏及结肠肠壁等组织，形成虫卵肉芽肿和纤维化是血吸虫病的主要病变。临床上可分为急性、慢性和晚期血吸虫病。在粪便及组织中检获虫卵可作为确诊的依据。免疫学检测对血吸虫病的诊断特别是异位损害具重要意义。日本血吸虫分子诊断还处于研究阶段,其临床意义和价值有待评估(图 18-5)。

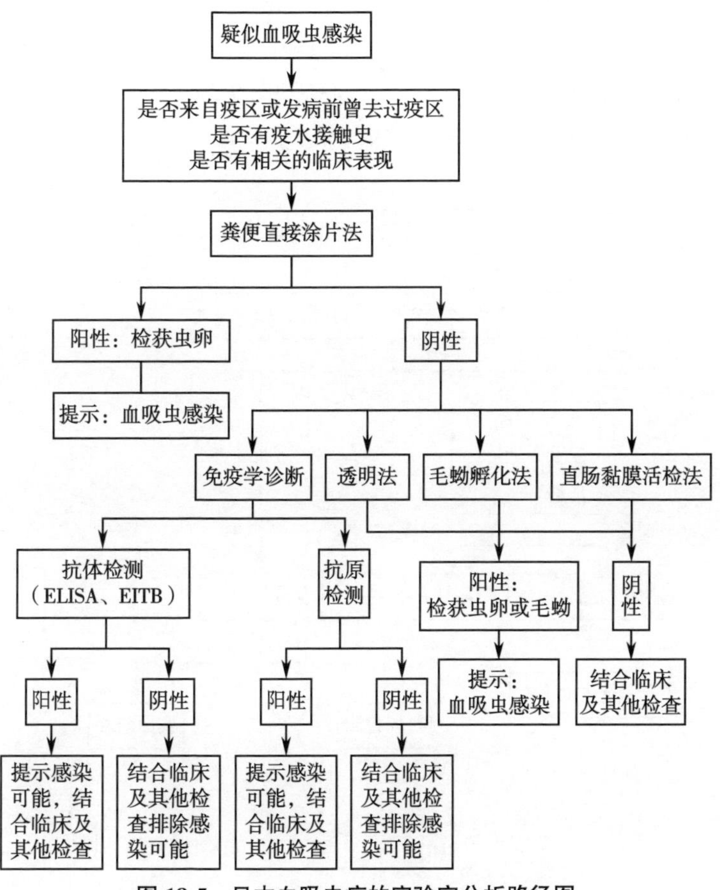

图 18-5　日本血吸虫病的实验室分析路径图

（唐思诗　马 莹）

五、囊尾蚴感染与疾病

囊尾蚴病的危害程度大于绦虫病,其对人体的危害程度因虫体寄生的部位及数量的不同而有差异。囊尾蚴在人体的寄生部位较广,最常见于皮下肌肉、眼和中枢神经系统,以脑囊尾蚴病最为严重。免疫学诊断是重要的参考依据。分子生物学检测主要应用于带绦虫的分类鉴别。粪便中查获猪带绦虫虫卵的患者,可通过自身感染而患囊尾蚴病,因此这类患者应关注是否同时患囊尾蚴病,可通过实验室检查结合临床表现进行诊断(图 18-6)。

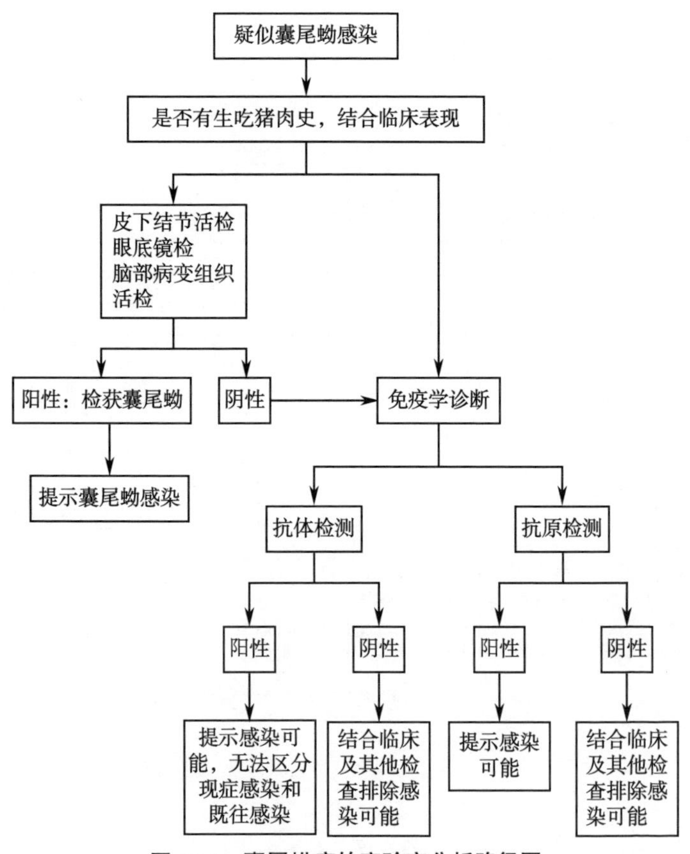

图 18-6 囊尾蚴病的实验室分析路径图

(唐思诗 马 莹)

六、肝吸虫感染与疾病

肝吸虫病是由肝吸虫引起,主要累及肝胆系统的食源性寄生虫病。严重危害人体健康的肝吸虫有华支睾吸虫(*Clonorchis sinensis*)、麝猫后睾吸虫(*Opisthorchis viverrini*)和猫后睾吸虫(*Opisthorchis felineus*)等,我国主要以华支睾吸虫病为主。病原学检查包括粪便直接涂片法、改良加藤厚涂片法、集卵法及十二指肠引流胆汁检查,检获虫卵或成虫具有确诊意义。粪便虫卵计数可用于判断疾病感染的严重程度及监测治疗效果。血清学抗体检测可辅助诊断华支睾吸虫感染(图 18-7)

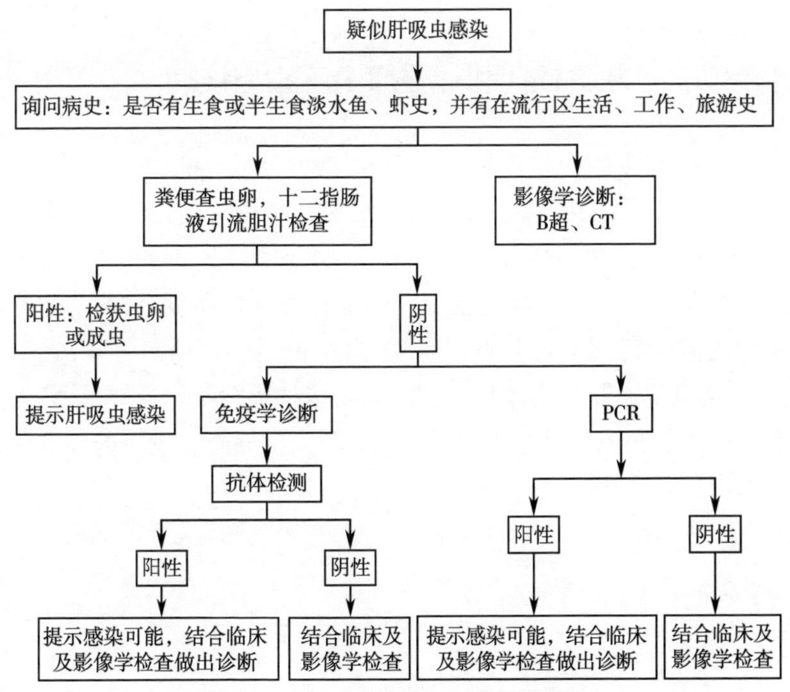

图 18-7　肝吸虫病的实验室分析路径图

七、溶组织内阿米巴感染与疾病

溶组织内阿米巴(*Entamoeba histolytica*)又称痢疾阿米巴,是侵袭型阿米巴病的病原体,主要流行于热带和亚热带,特别是发展中国家。溶组织内阿米巴的生活史包括滋养体和包囊两个时期。人因食入四核包囊而致感染。病原检查包括粪便涂片镜检及培养是阿米巴病的确诊依据,免疫学诊断简单快速,可作为辅助方法,PCR 方法敏感性和特异性高,能够区分形态相似的溶组织内阿米巴和非致病性的迪斯帕内阿米巴,可有效对虫荷量较低的腹泻患者进行辅助诊断(图 18-8)。

(唐思诗 马 莹)

八、杜氏利什曼原虫感染与疾病

内脏利什曼病是由杜氏利什曼原虫(*Leishmania donovani*)引起的一种人兽共患病,也称为黑热病。黑热病在世界上分布广泛,包括欧洲地中海地区、北非和中非、中东、中亚、西亚、印度次大陆以及美洲。90% 的病例集中在伊拉克、巴西、印度、尼泊尔和苏丹。我国的病例主要分布在新疆、内蒙古、甘肃、四川等省(自治区)。病原学诊断包括涂片、培养、动物接种及活组织检查,检获无鞭毛体或前鞭毛体可作为确诊依据。免疫学检查是重要的辅助诊断工具(图 18-9)。

(张春莹 马 莹)

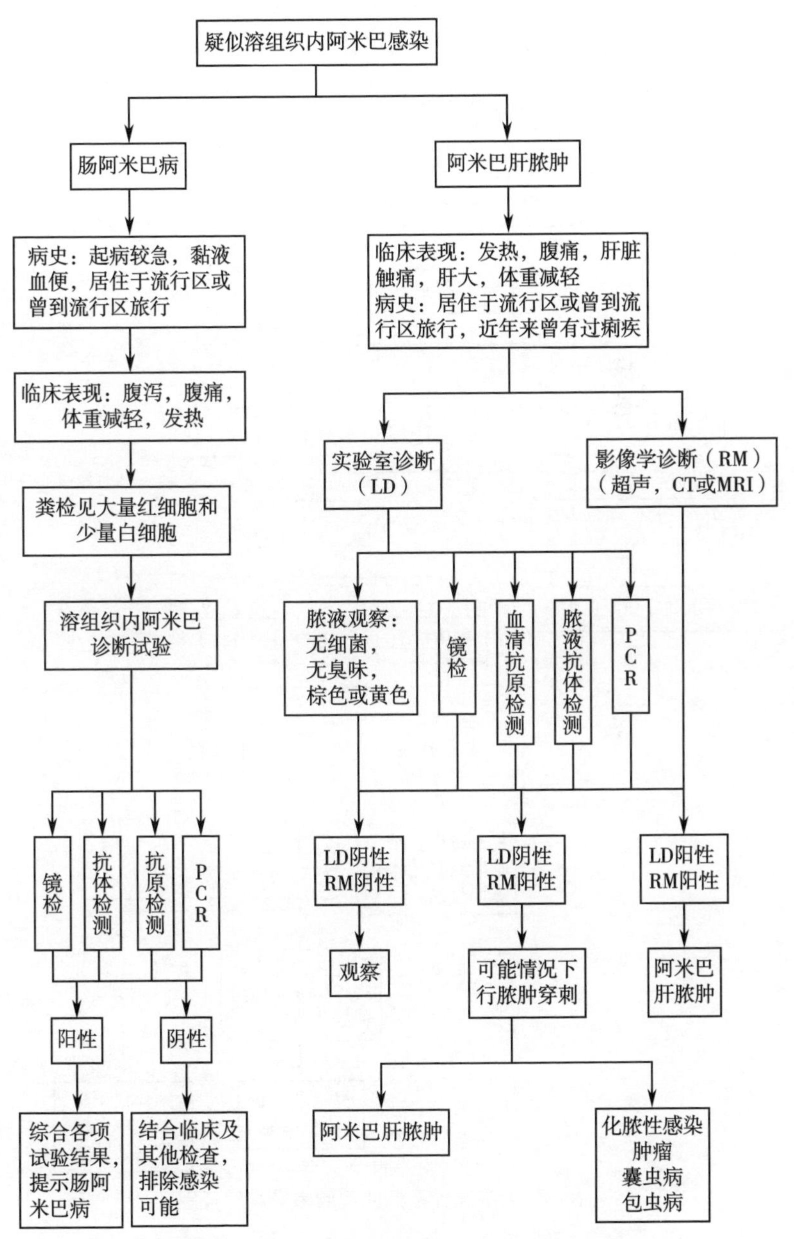

图 18-8　溶组织阿米巴病的实验室分析路径图

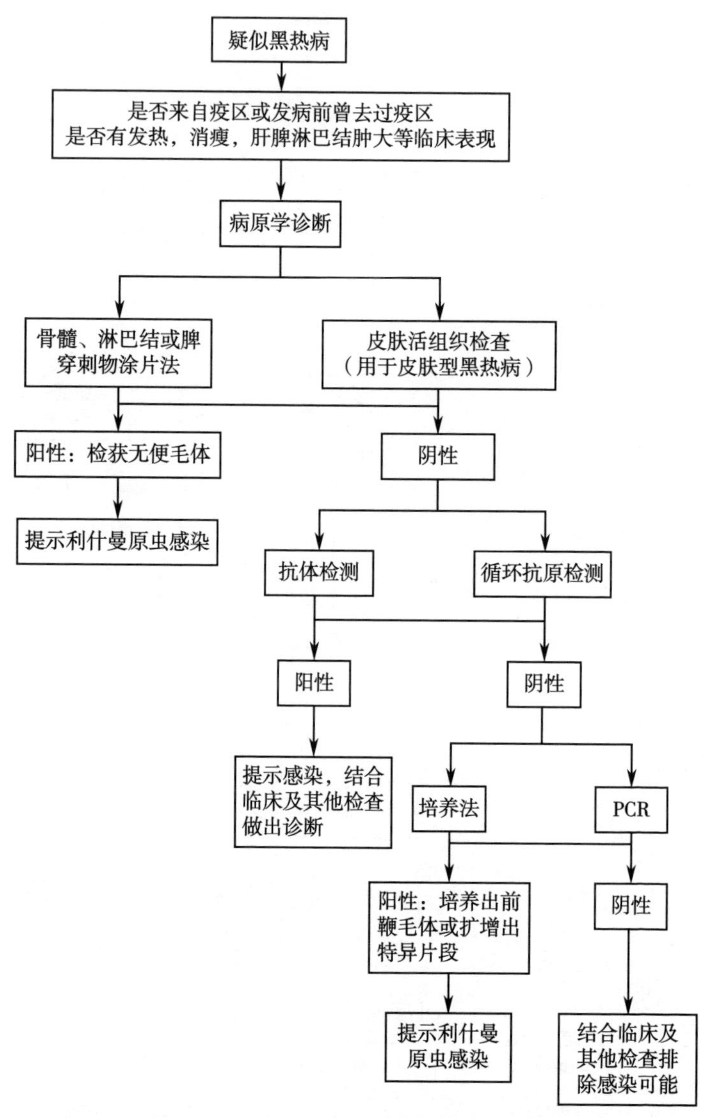

图 18-9 内脏利什曼病的实验室分析路径图

九、肺吸虫感染与疾病

肺吸虫病(paragonimiasis)又称肺并殖吸虫病,是一种食源性人兽共患寄生虫病。在我国主要为卫氏并殖吸虫、斯氏并殖吸虫等寄生人体而致病,因生食或半生食(如腌吃、醉吃、烤吃)含并殖吸虫囊蚴的溪蟹或蝲蛄而感染。病原学检查可通过痰或大便查找虫卵确诊肺吸虫病,基于免疫学的检测更敏感(图 18-10)。

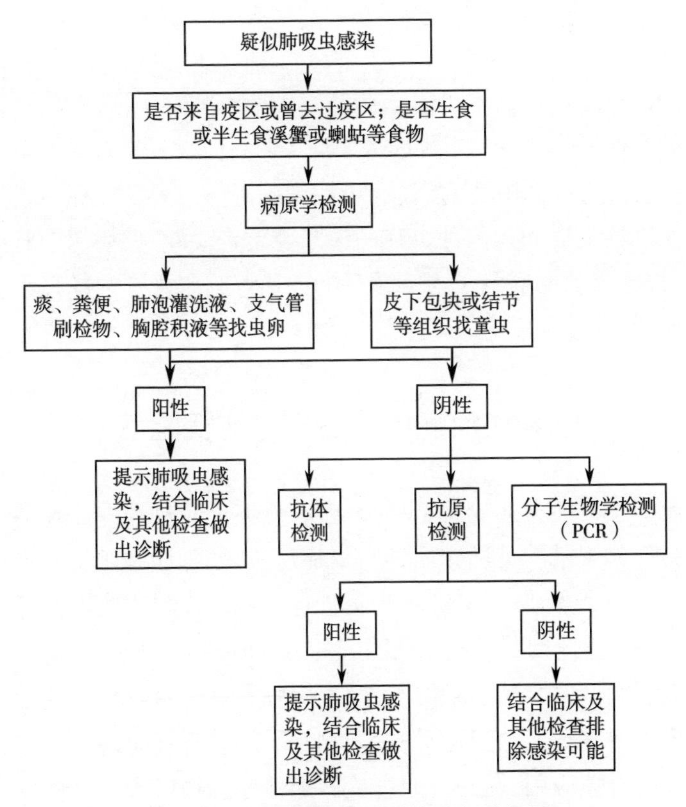

图 18-10　肺吸虫病的实验室分析路径图

（张春莹　马　莹）

第十九章 炎性标志物的实验室检测

炎性标志物是机体在感染或非感染情况下发生免疫应答反应过程中的炎性细胞释放的炎性介质，其参与机体抗感染、抗肿瘤等炎症反应，包括急性时相反应蛋白和炎性细胞因子等。炎性标志物检测可为感染性炎症和无菌性炎症的诊断及鉴别诊断、炎症活动状态的判断、临床疗效的监测及疾病预后的评估等临床诊疗活动提供实验室依据。

一、感染性疾病中炎性标志物实验室检测

无论感染性炎症或无菌性炎症，在应答反应过程中涉及的炎性细胞会释放大量的炎性介质参与炎症反应，如急性时相反应蛋白和炎性细胞因子等，临床上统称为炎性标志物。检测这些炎性标志物可用于临床快速判断一些创伤引起的急性时相性反应或感染性疾病的特点（如是细菌或病毒感染），可为疾病的早期诊断与鉴别诊断提供重要的参考价值，有些炎性标志物水平的动态变化还可指导临床抗生素的合理应用。因此，通过检测炎性标志物可为感染性炎症和无菌性炎症的诊断及鉴别诊断、炎症活动状态的判断、临床疗效的监测及疾病预后的评估等临床诊疗活动提供实验室依据（图 19-1）。

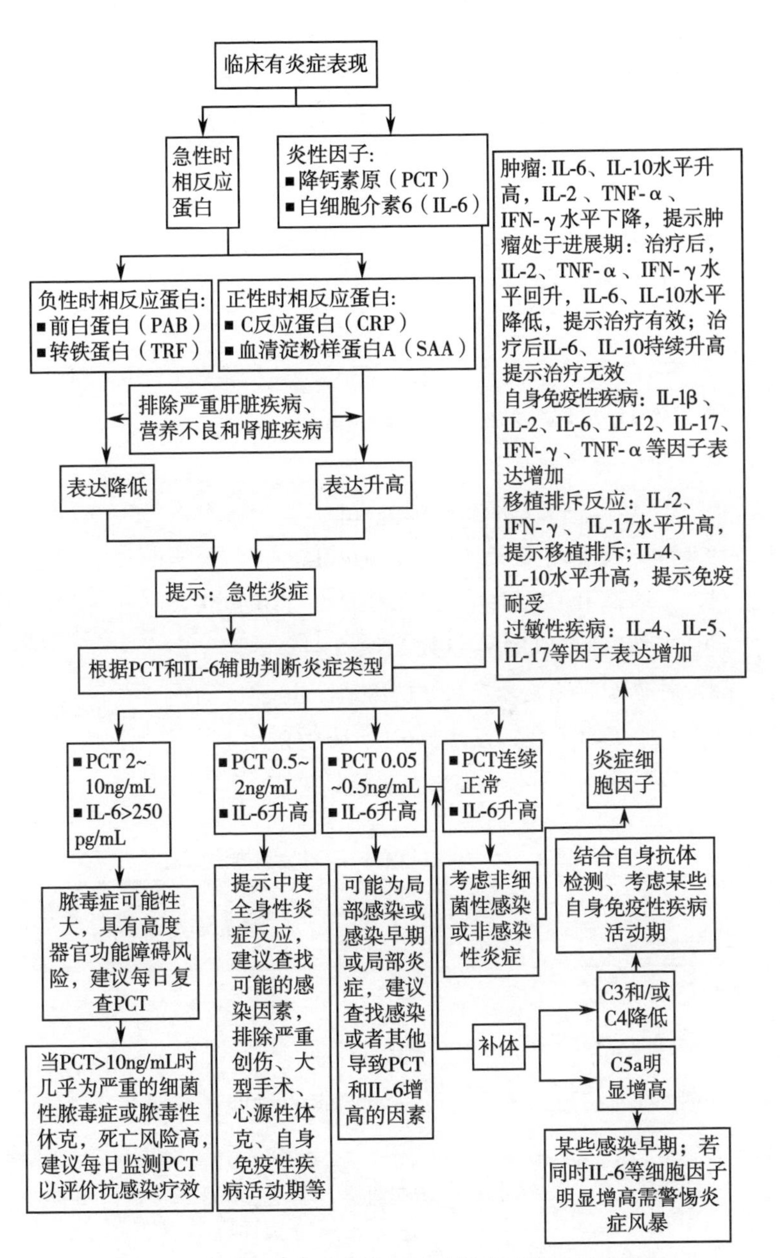

图 19-1　炎性标志物在感染性疾病的实验室分析路径图

参考范围(仅供参考):

- CRP(免疫浊度法):<5mg/L。
- IL-6(电化学发光法):0~7pg/mL。
- PCT(电化学发光法):<0.046ng/mL。
- IL-10(化学发光法):≤9.1pg/mL。
- IL-1β(化学发光法):≤5pg/mL。
- SAA(免疫浊度法):<6.8mg/L。
- PAB(免疫浊度法):180~450mg/L。
- TRF(免疫浊度法):2.5~4.3g/L。
- IL-8(化学发光法):≤62pg/mL。
- TNF-α(化学发光法):<8.1pg/mL。
- 可溶性 IL-2R(化学发光法):223~710U/mL。
- 中性粒细胞 CD64 指数 2:≤0.84。
- 补体 C3(免疫浊度法):0.785~1.520g/L。
- 补体 C4(免疫浊度法):0.145~0.360g/L。

降钙素原(PCT)不同检测方法比较见表 19-1。

表 19-1 降钙素原(PCT)不同检测方法比较

方法学	电化学发光法	酶联免疫荧光法	胶体金比色法	免疫层析法
定量或定性	定量	定量	半定量	定性
检测范围 /($ng \cdot mL^{-1}$)	0.02~100.00	0.05~200.00	—	—
检测时间 /min	18	15~60	30	>25
检测特点	通量大,精密度较高	通量小,单次检测时间较长	操作简单,结果易受主观因素影响,阳性临界值结果判断困难	机器小型便捷,精密度较低

续表

方法学	电化学发光法	酶联免疫荧光法	胶体金比色法	免疫层析法
自动化程度	全自动	半自动	半自动、手动	手动
适用情况	实验室	实验室	床旁检测	床旁检测

二、降钙素原在抗菌治疗指导的应用

降钙素原(PCT)是目前临床最常用的判断严重细菌感染和脓毒症的重要生物标志物。PCT鉴别和监控严重细菌感染的能力优于CRP和SAA,其稳定性良好,PCT水平的升高不受体内激素水平和免疫抑制状态的影响,当机体发生严重的细菌感染时,即使患者处于严重的免疫抑制状态,其血清中PCT的浓度也可显著升高。2019年关于PCT指导抗生素管理的优化临床使用的国际专家共识中提出,PCT浓度结合患者临床信息可作为患者细菌感染诊断及抗生素治疗管理的重要监测指标,共识中提出PCT为0.25μg/L和0.5μg/L分别是非ICU患者和ICU患者评估细菌感染的临界值,并且针对不同疾病程度患者也给出了PCT依据的分类管理规则(复测频率及停用抗生素时的PCT临界值标准)。连续监测PCT是评价炎症活动的最佳指标,若PCT在治疗后几天内降至正常范围,提示预后良好(图19-2)。

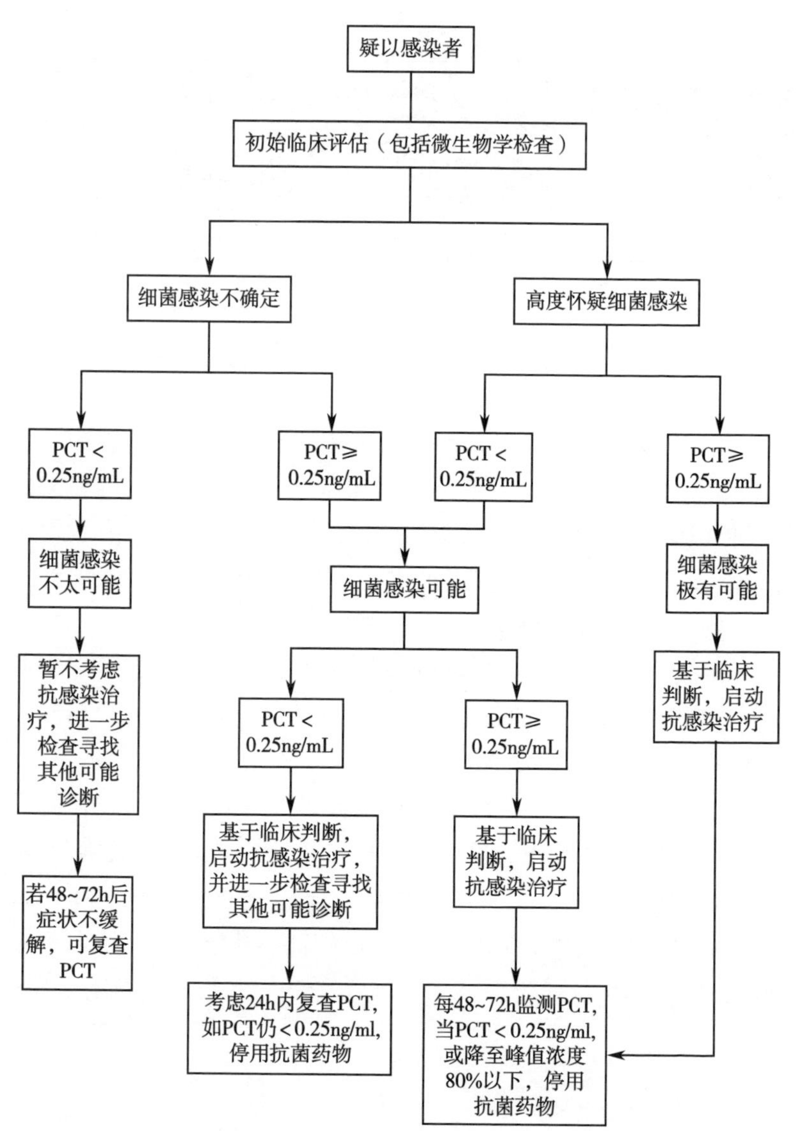

图 19-2 PCT 监测指导轻中度呼吸道感染患者抗感染治疗的流程图

（牛 倩 蔡 蓓 李立新 王兰兰）

第二十章
自身免疫性疾病的实验诊断

自身免疫性疾病患者体内针对自身组织器官、细胞及细胞成分的自身抗体是疾病诊断的重要标志，通过检测自身抗体可协助临床对自身免疫性疾病进行诊断、鉴别诊断与预后判断。检测炎性标志物可协助评价患者免疫炎性损害的程度与疾病的活动状态(图 20-1)。

一、类风湿关节炎与自身抗体检测

类风湿关节炎(rheumatoid arthritis，RA)的诊断主要依靠临床表现、X 线以及类风湿因子(RF)检测，符合此标准时患者常已出现骨关节破坏。现已被临床广泛应用的抗体，如抗角蛋白抗体(AKA)、抗环瓜氨酸肽抗体(抗 CCP 抗体)、抗角蛋白丝聚集素(原)抗体(AFA)、抗突变型瓜氨酸波形蛋白(anti-MCV)抗体、抗氨甲酰化蛋白抗体(抗 CarP)等已成为 RA 辅助诊断及病情判断的重要指标(图 20-2)。

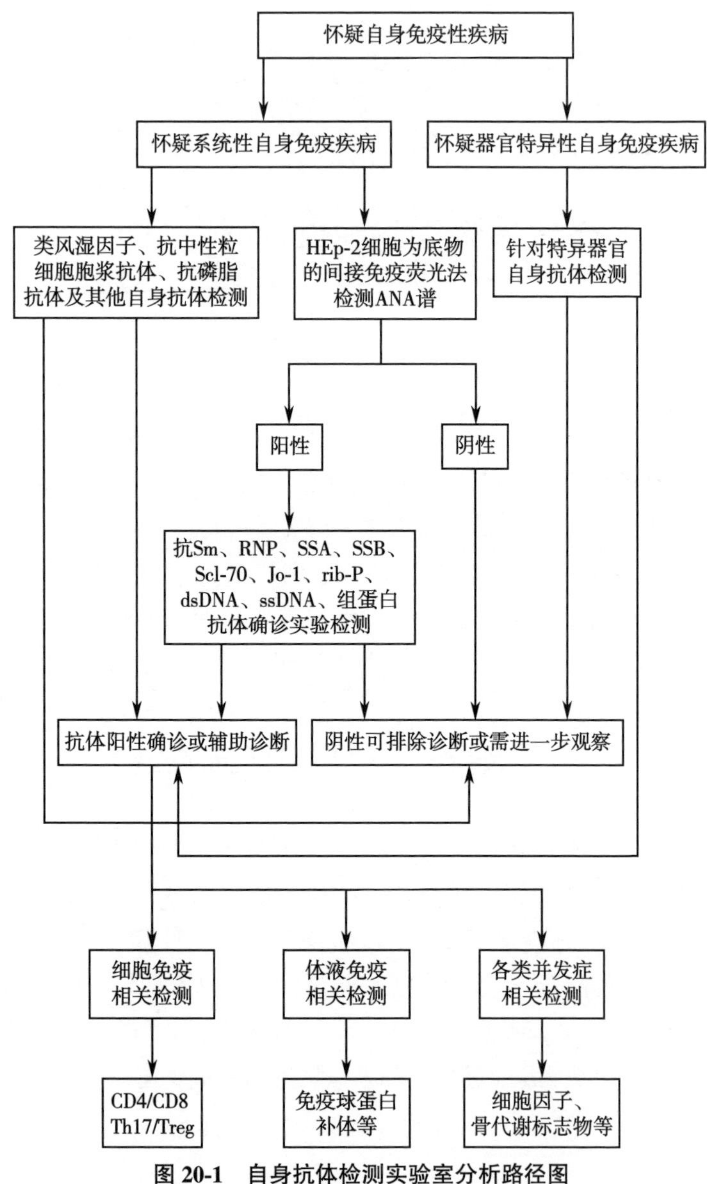

图 20-1　自身抗体检测实验室分析路径图

注：Treg. 调节性 T 细胞；Hep-2. 人喉癌上皮细胞。

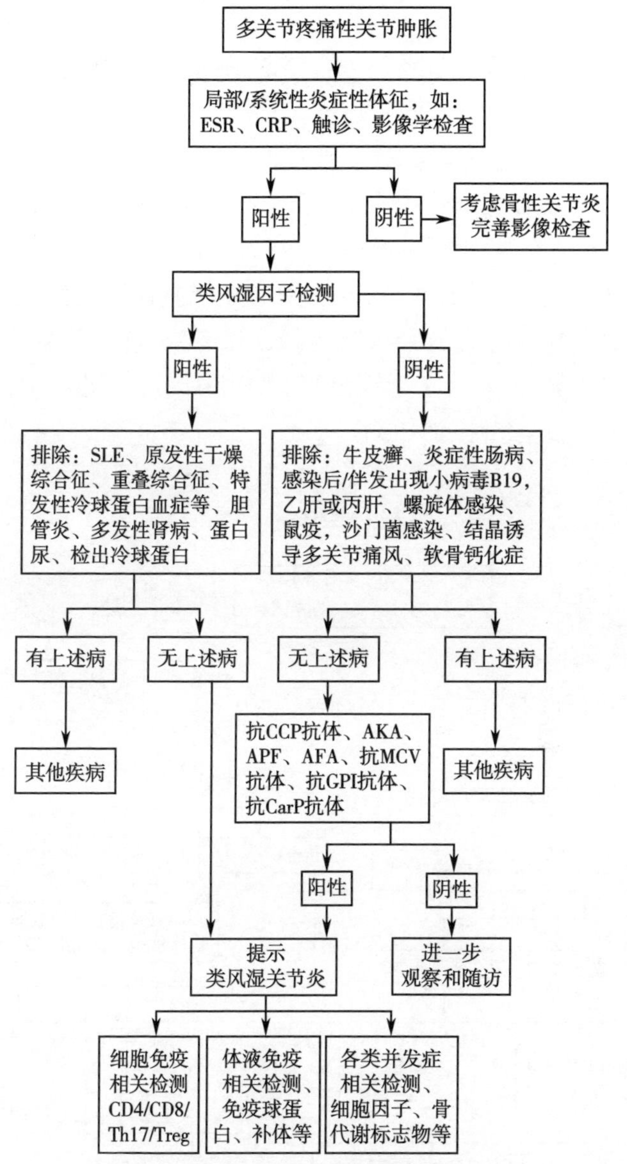

图 20-2　类风湿关节炎实验室分析路径图

（陈　捷　武永康　王兰兰）

二、系统性红斑狼疮与自身抗体检测

系统性红斑狼疮(SLE)主要实验室指标包括ANA、抗dsDNA抗体、抗Sm抗体、抗核小体抗体(anti-nucleosome antibodies,AnuA)、抗rib-P蛋白抗体、抗磷脂抗体(包括抗心磷脂抗体、抗β2糖原体Ⅰ抗体及狼疮抗凝物)等。其中98%以上的患者在病程中会出现ANA阳性,高滴度抗dsDNA抗体阳性和抗Sm抗体阳性对SLE的诊断具有特异性,提示患者有很高的患病风险,应密切随访以便尽早做出诊断并及早治疗(图20-3)。

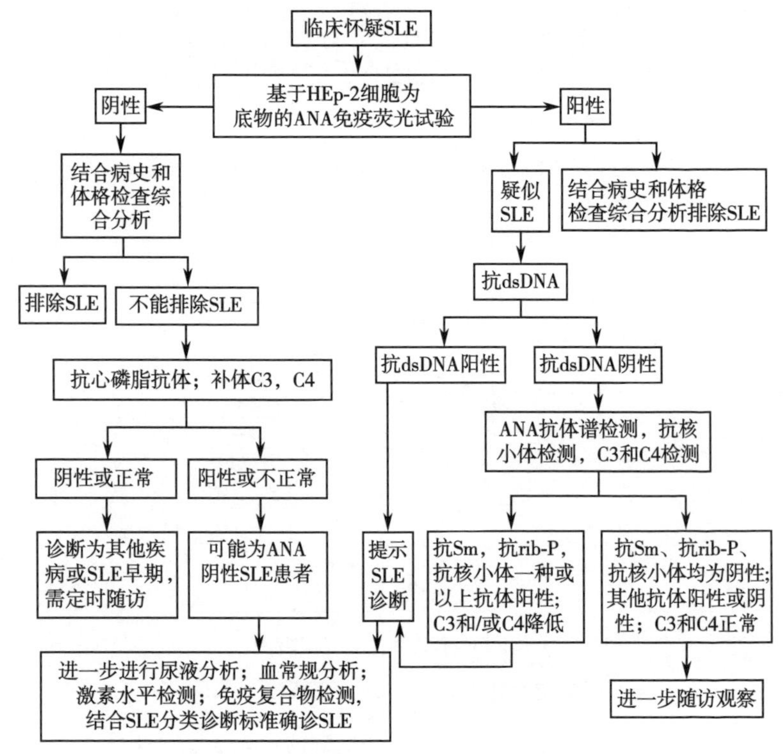

图20-3 系统性红斑狼疮实验室分析路径图

参考范围：

- ANA(以HEp-2细胞为底物的间接免疫荧光法)：阴性。
- 抗dsDNA抗体(以绿绳短膜虫或马尾锥虫为底物的间接免疫荧光法)：阴性。
- 抗Sm抗体(纯化抗原的免疫印迹法)：阴性。
- 抗核小体抗体(AnuA)(纯化抗原的ELISA法或免疫印迹法)：阴性。
- 抗rib-P蛋白抗体(纯化抗原的免疫印迹法或ELISA法)：阴性。
- 抗磷脂抗体(纯化抗原的ELISA法)：阴性。

(武永康　张可依　王兰兰)

三、混合性结缔组织病与自身抗体检测

混合性结缔组织病(MCTD)是指临床上有类似系统性红斑狼疮(SLE)、系统性硬化病(SSc)、多发性肌炎(PM)、皮肌炎(DM)和类风湿关节炎(RA)的混合表现，而不能确定其为哪一种疾病，并伴血清中有高滴度的颗粒型抗核抗体(ANA)和抗U1RNP抗体的自身免疫性疾病，其主要实验室指标包括ANA、抗RNP抗体、抗dsDNA抗体、抗Sm抗体、抗rib-P蛋白抗体、RF、抗CCP抗体、AKA、抗Scl-70抗体和抗Jo-1抗体等(图20-4)。

参考范围：

- ANA(以HEp-2细胞为底物的间接免疫荧光法)：阴性。
- 抗dsDNA抗体(以绿绳短膜虫或马尾锥虫为底物的间接免疫荧光法)：阴性。
- AKA(以大鼠食管为底物的间接免疫荧光法)：阴性。

- 抗 Sm 抗体、抗 RNP 抗体、抗 rib-P 蛋白抗体、抗 Scl-70 抗体和抗 Jo-1 抗体(纯化抗原的免疫印迹法):阴性。
- RF(速率散射比浊法):<20IU/mL。

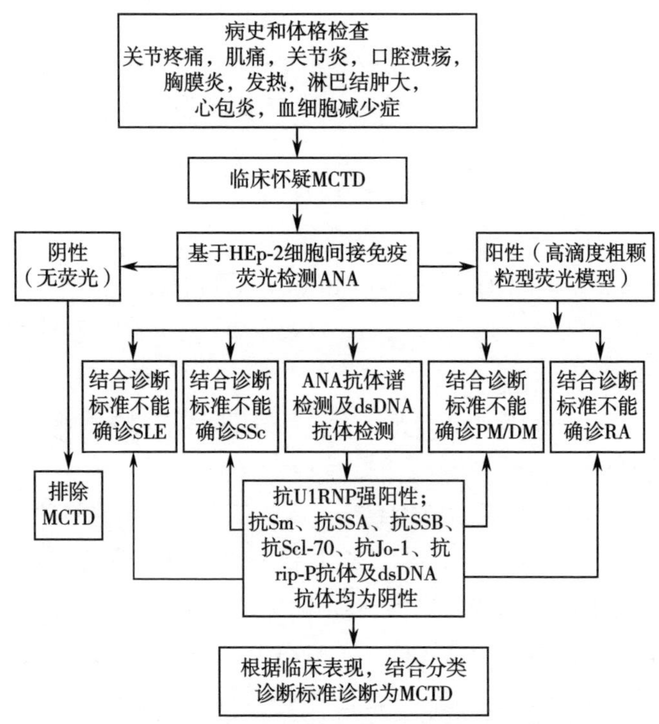

图 20-4 混合性结缔组织病实验室分析路径图

(武永康 张可依 王兰兰)

四、强直性脊柱炎与自身抗体检测

强直性脊柱炎(ankylosing spondylitis,AS)是以骶髂关节炎和中轴关节及其附属组织慢性炎症性病变为主要特征的一类自身免疫性疾病,随病情发展可累及内脏和其他组织,并发前葡萄膜炎、弥漫性间质性肺纤维化和虹膜睫状体炎等。AS 的诊断主要依赖于详细的病史、细致的体格检查和影像学检查，目前尚未发现 AS 的特异性生物标志物。人类白细胞抗原 -B27（human leucocyte antigen-B27，HLA-B27）与 AS 的发病有着极为密切关系，HLA-B27 检测在辅助 AS 患者诊断中发挥重要作用（图 20-5）。

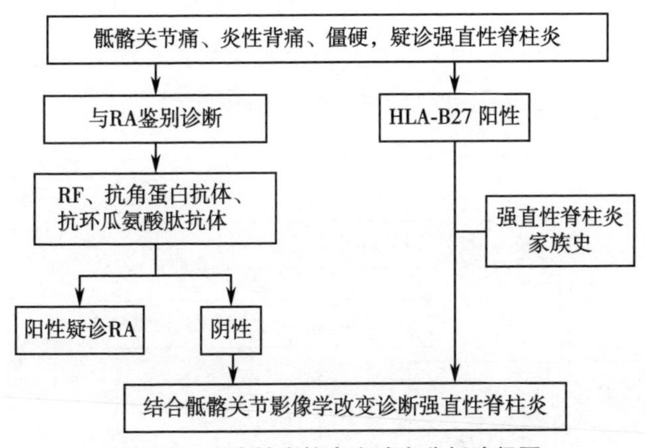

图 20-5　强直性脊柱炎实验室分析路径图

参考范围：

- HLA-B27：阴性。

（白杨娟　武永康　王兰兰）

五、多发性肌炎 / 皮肌炎与自身抗体检测

多发性肌炎（polymyositis，PM）和皮肌炎（dermatomyositis，DM）是特发性炎性肌病（idiopathic inflammatory myopathy，IIM）最常见的 2 种类型，是一组以近端肌无力和骨骼肌非化脓性炎症为特征的异质性疾病，表现为：近端肌无力、骨骼肌源性肌酶增高、肌电图（EMG）示肌源性改变和肌活检有炎性表现，再加上皮疹可诊断为皮

肌炎。特定自身抗体的检测对皮肌炎和多发性肌炎的诊断、分型和预后有重要意义。

常用的多发性肌炎/皮肌炎相关自身抗体包括抗核抗体(ANA)、抗 Jo-1 抗体、其他抗氨基酸-tRNA 合成酶抗体、抗信号识别颗粒(SRP)自身抗体、抗 Mi-2 抗体等。ANA 在皮肌炎和多发性皮肌炎中的阳性率为 40%~80%，显著低于 SLE 和系统性硬化病。肌炎特异性抗体和肌炎相关性抗体对皮肌炎和多发性皮肌炎有一定的诊断价值。在皮肌炎和多发性皮肌炎中可能产生抗肌抗原抗体，但由于其特异性低，诊断价值不大(图 20-6)。

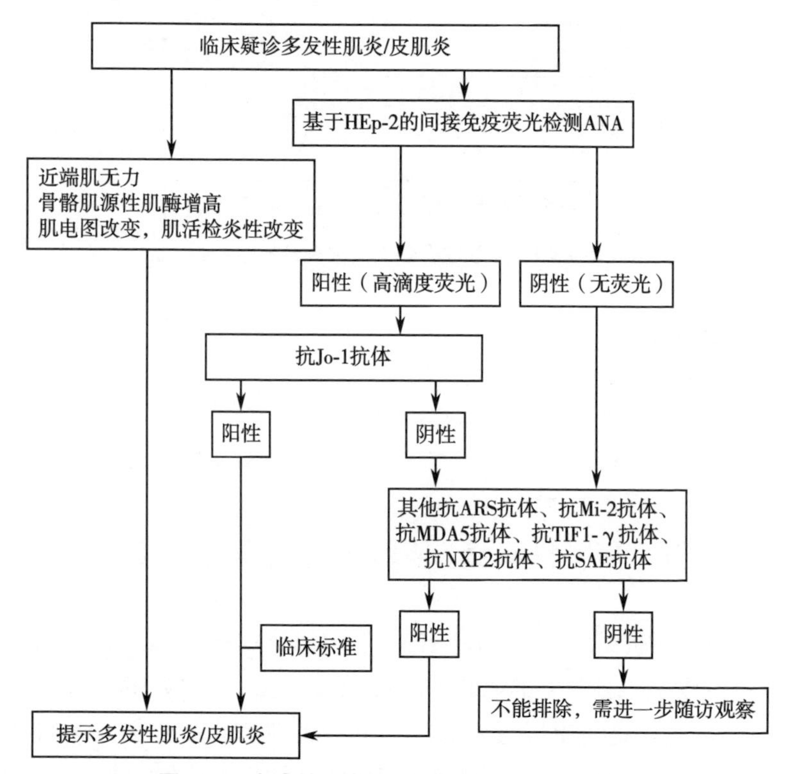

图 20-6 多发性肌炎/皮肌炎实验室分析路径图

参考范围:

- 抗核抗体(ANA):阴性。
- 抗 Jo-1 抗体:阴性。
- 其他抗氨基酸 -tRNA 合成酶抗体 *:阴性。

(* 包括抗苏氨酰 tRNA 合成酶(PL-7)抗体、抗丙氨酰 tRNA 合成酶(PL-12)抗体、抗甘氨酰 tRNA 合成酶(EJ)抗体、抗异亮氨酰 tRNA 合成酶(OJ)抗体和抗天冬氨酰 tRNA 合成酶(KS)抗体、抗苯丙氨酰 tRNA 合成酶抗体和抗酪氨酰 tRNA 合成酶抗体)

- 抗信号识别颗粒(SRP)自身抗体:阴性。
- 抗 Mi-2 抗体:阴性。

(白杨娟 武永康 王兰兰)

六、系统性硬化病与自身抗体检测

系统性硬化病(systemic sclerosis,SSc)又称硬皮病,是一种病因未明确的自身免疫性全身性结缔组织病,临床上以皮肤增厚和纤维化以及内脏器官受累(包括心脏、肺、肾和消化道等)为特征。其特点是多系统受累、临床表现多样、慢性病程,常进展至严重残疾或死亡。临床上按病变受累范围可分为局限于皮肤的局限型硬皮病(IcSSc)和弥漫性系统性硬化(dcSSc)。自身抗体是诊断早期 SSc 的重要生物标志物,常用的硬皮病相关自身抗体包括抗 Scl-70 抗体、抗着丝点抗体、抗 U3-RNP 抗体、抗 RNA 多聚酶抗体、抗 To(Th)抗体、抗 PM-Scl 抗体等。这些特异性自身抗体的检测有助于 SSc 不同分型患者的诊断、评估病情及判断预后。系统性硬化病的特异性抗体相互排斥,很少同时出现几种典型的自身抗体,不同的亚型常与不同的自身抗体相关(图 20-7)。

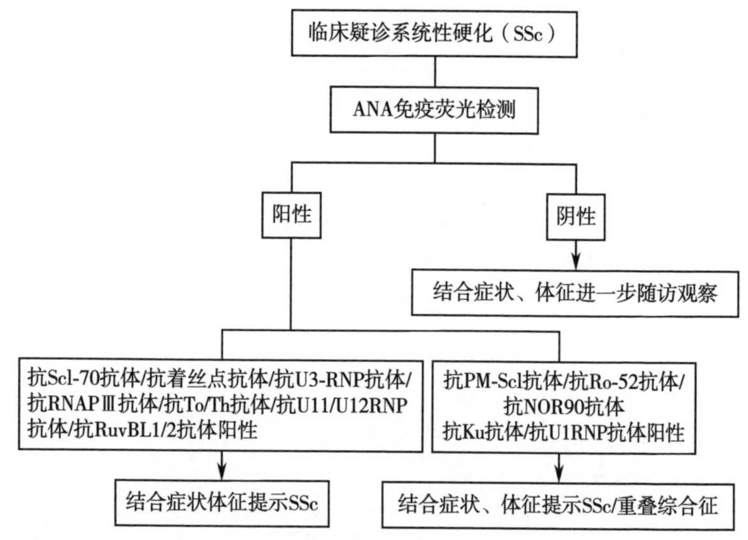

图 20-7 系统性硬化病的实验室分析路径图

参考范围：

- 抗核抗体（ANA）：阴性。
- 抗 DNA 拓扑异构酶 I 抗体（抗 Scl-70 抗体）：阴性。
- 抗着丝点抗体（ACA）：阴性。
- 抗原纤维蛋白抗体（抗 U3-RNP 抗体）：阴性。
- 抗 RNA 多聚酶抗体：阴性。
- 抗 To（Th）抗体：阴性。
- 抗 PM-Scl 抗体：阴性。
- 抗 Ku 抗体：阴性。
- 抗 NOR-90 抗体：阴性。

（白杨娟　武永康　王兰兰）

七、干燥综合征与自身抗体检测

干燥综合征（Sjögren syndrome，SS）是一种主要累及泪腺和唾液腺等外分泌腺，具有高度淋巴细胞浸润为特征的慢性弥漫性结缔组织病。临床主要表现为口干燥和干燥性角膜炎等。常用的干燥综合征相关自身抗体检测包括抗核抗体（ANA）、抗 SS-A（Ro）抗体和抗 SS-B（La）抗体（图 20-8）。

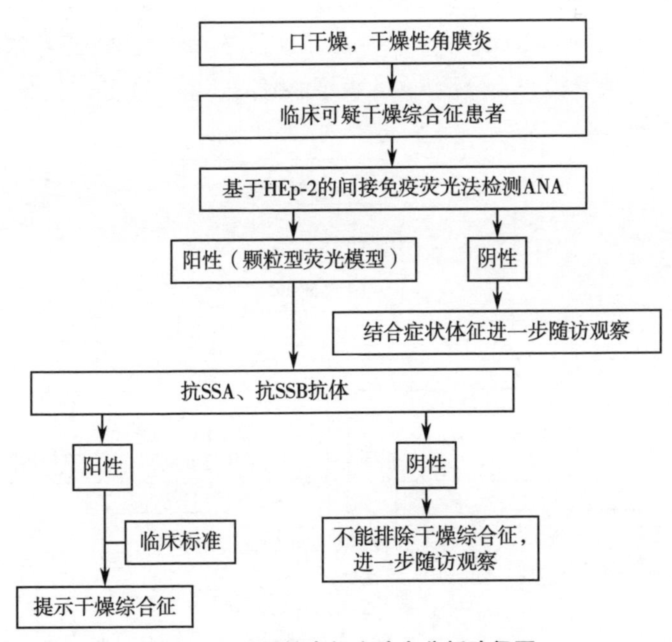

图 20-8　干燥综合征实验室分析路径图

参考范围：

- 抗核抗体（ANA）：阴性。
- 抗 SS-A（Ro）抗体：阴性。

- 抗 SS-B(La)抗体：阴性。

（白杨娟 武永康 王兰兰）

八、IgG4 相关性疾病与实验诊断

IgG4 相关疾病(IgG4-related disease，IgG4-RD)是一种免疫介导的慢性纤维化炎症性疾病，可以累及全身各个器官系统，常见于胆道系统、胰腺、唾液腺、眶周组织、肾、肺、淋巴结及腹膜后组织等。由于临床表现多样，可以不同器官受累为首发表现，患者常首诊可以于不同的科室。IgG4-RD 的实验诊断目前主要依靠组织中 $IgG4^{+}$ 浆细胞数目的病理学检查及血清 IgG4 水平的血清学检测项目(图 20-9)。

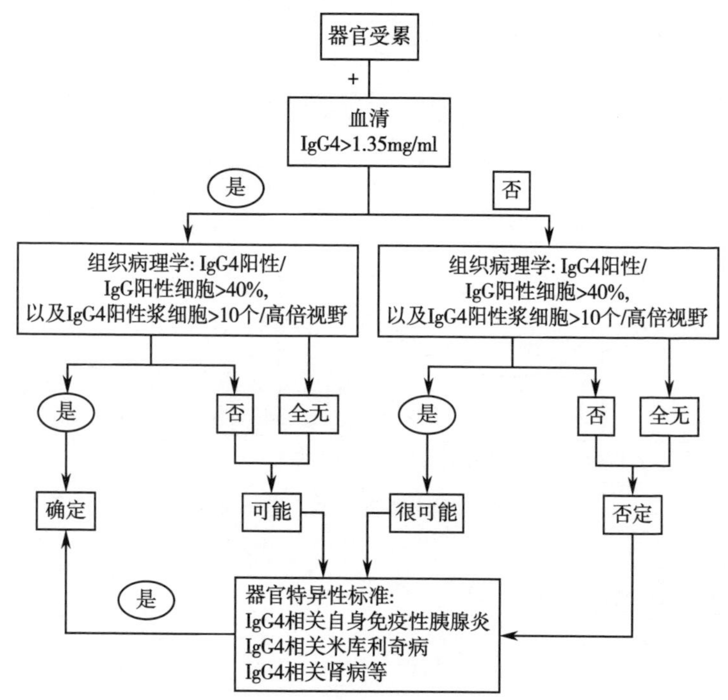

图 20-9 IgG4 相关性疾病实验室分析路径图

参考范围：

- 血清 IgG4 水平（散射比浊法）：<1.35mg/mL。

（魏 彬　蔡 蓓　石运莹　王兰兰）

九、自身免疫性肝病与自身抗体检测

自身免疫性肝病（autoimmune liver disease，AILD）是一组主要以肝脏炎性损伤为特点的自身免疫性疾病，主要包括自身免疫性肝炎（autoimmune hepatitis，AIH）、原发性胆汁性胆管炎（primary biliary cholangitis，PBC）、原发性硬化性胆管炎（primary sclerosing cholangitis，PSC）以及这三种疾病中任何两者或两者以上同时发生的重叠综合征（overlap syndrome，OS）。AILD 常见的自身抗体有 ANA、抗 SMA 抗体、抗 -actin 抗体、抗 LKM-1 抗体、抗 LC-1 抗体、抗 SLA 抗体、AMA、抗 Sp100 抗体、抗 gp210 抗体、ANCA 等。自身免疫性肝病相关自身免疫抗体检测对不同类型自身免疫性肝病的诊断和分型具有重要意义（图 20-10）。

（高雪丹　杨 滨　石运莹　王兰兰）

十、抗中性粒细胞胞质抗体相关性血管炎与自身抗体检测

ANCA 相关性血管炎（ANCA-associated vasculitis，AAV）是以抗中性粒细胞胞质抗体（antineutrophil cytoplasmic antibody，ANCA）表达阳性的小血管炎疾病，主要包括肉芽肿性多血管炎（granulomatosis with polyangiitis，GPA）即 Wegener 肉芽肿、显微镜下多血管炎（microscopic polyangitis，MPA）和嗜酸性肉芽肿性多血管炎（eosinophilic granulomatosis with polyangitis，EGPA）即 Churg-Strauss 综合征。

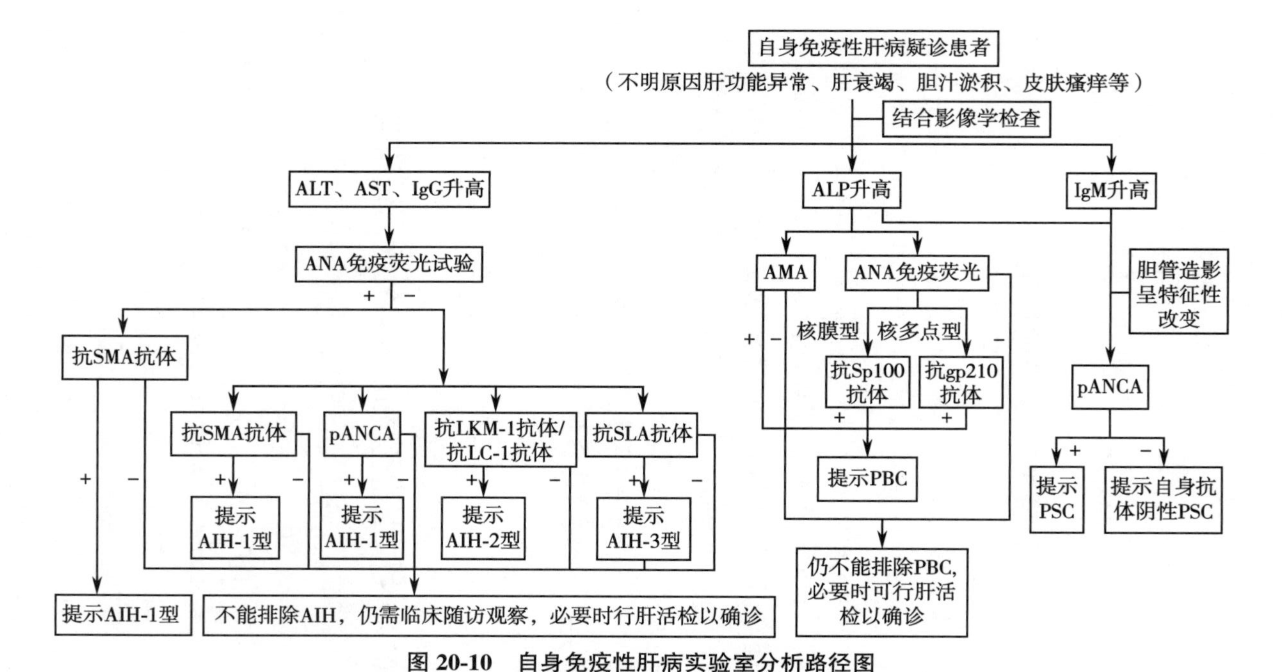

图 20-10　自身免疫性肝病实验室分析路径图

注：1. 肝组织活检是 AILD 诊断不可或缺的条件之一，尽管自身抗体阳性，也应结合组织学特性进行诊断；

2. 同时符合两种（或以上）AILD 时，可诊断为重叠综合征（OS）。

AAV 的常规实验室检查一般无特异性，自身抗体 ANCA 的检测成为 AAV 疾病辅助诊断的重要指标。ANCA 主要分为两大类，胞质型 ANCA（c-ANCA）和核周型 ANCA（p-ANCA）。针对 ANCA 的特异性抗原进一步作特异性自身抗体检测，对于不同的 AAV 疾病辅助诊断具有更加重要的价值（图 20-11）。

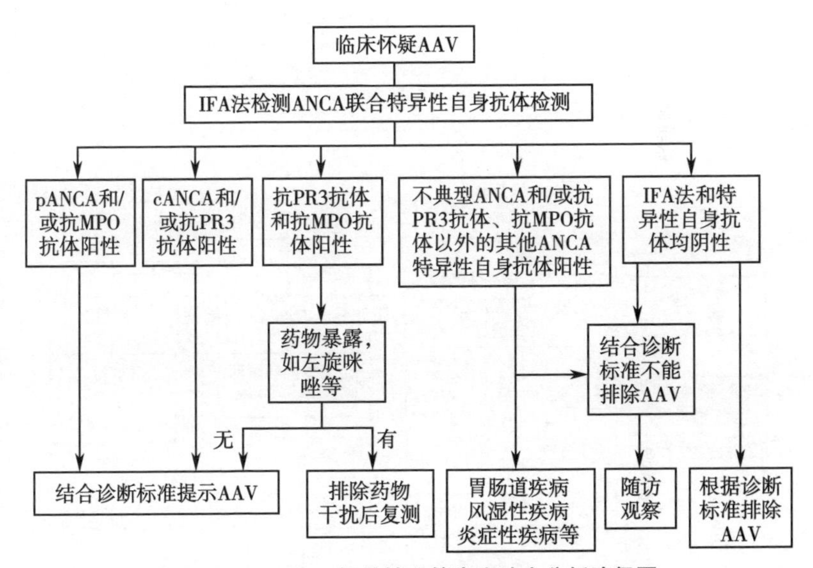

图 20-11　ANCA 相关性血管炎实验室分析路径图

注：IFA. 免疫荧光法。

（黄卓春　胡 静　石运莹　王兰兰）

十一、抗磷脂综合征与自身抗体检测

抗磷脂综合征（antiphospholipid syndrome，APS）是由自身抗磷脂抗体（antiphospholipid antibody，aPL）介导的以反复动、静脉血栓和 /

或病态妊娠(妊娠早期流产和中晚期死胎)为特征的获得性易栓性疾病。根据国际血栓与止血学会(ISTH)2006 年修订的 APS 分类标准,至少满足 1 条临床标准和 1 条实验室标准方可诊断 APS。APS 诊断特异性的实验室指标主要包括狼疮抗凝物(LA)、抗心磷脂抗体和抗 β2 糖蛋白 1(β2GPⅠ)抗体(图 20-12)。

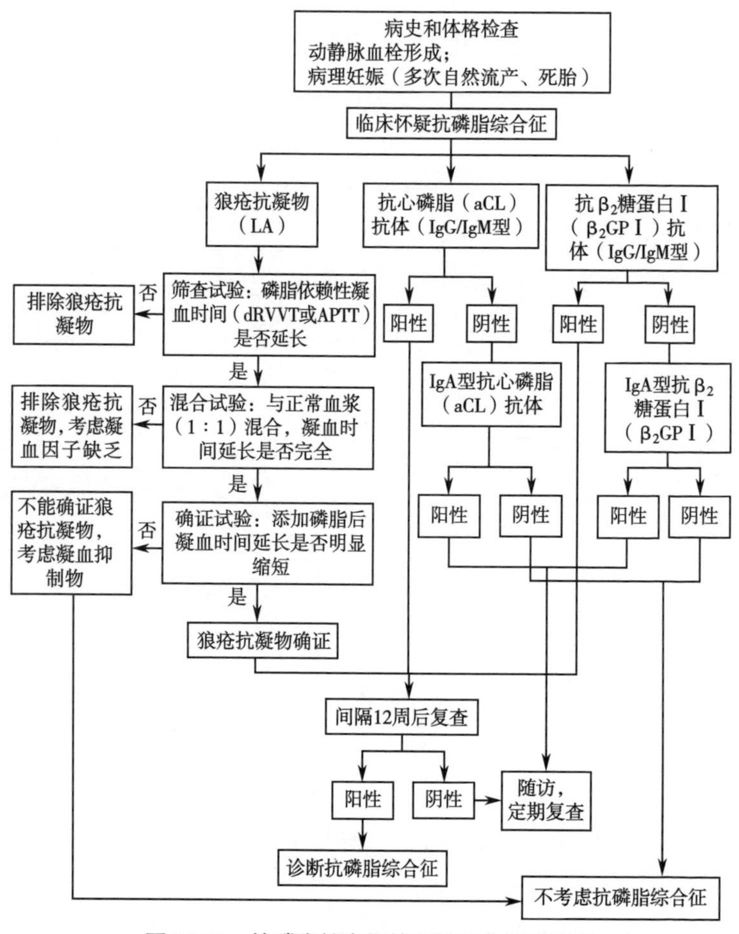

图 20-12 抗磷脂综合征的实验室分析路径图

(张 蕾 杨 滨 石运莹 王兰兰)

第二十一章 免疫血液学与输血相关分析

输血前，必须鉴定患者(即受血者)ABO及Rh血型，供者(献血者)的ABO血型，确保二者血型相同或相合，如供者为RhD阴性，还应确认供者Rh血型。输血前还应对患者血浆进行不规则抗体筛查试验，了解其是否含有ABO系统以外的抗体。此外，还应进行患者、供者血液的交叉配血试验，以保证患者血浆中不含针对供者红细胞抗原的抗体，供者血浆中也不含针对患者红细胞抗原的抗体。除同种抗体外，患者血液中还可能存在针对自身抗原的抗体，自身抗体会破坏患者自身及输入的异体红细胞，还可能干扰血型鉴定、抗体筛查及交叉配血，导致配血困难，延误输血。

一、ABO血型鉴定

ABO血型是输血医学中最重要的血型系统，红细胞和血小板上存在大量的ABO抗原，包括四种主要的表型：A型、B型、O型和AB型。ABO抗原在许多其他组织中也有表达，包括内皮细胞、肾脏、心脏、肠道、胰腺和肺，因此这些抗原对器官移植也十分重要。输注ABO血型不合的血液可能导致急性血管内溶血和肾功能衰竭等。同样，如果患者没有经过预处理以降低血浆中的抗A和/或抗B抗体,移植的 ABO 不合的实体器官也可能会发生急性排斥反应。由于 ABO 血型不合输注的严重后果,ABO 血型鉴定是输血前检测、器官移植前检查的重要组成部分(图 21-1)。ABO 血型的四种表型由红细胞是否存在相应的抗原以及血浆中的抗体决定,见表 21-1。

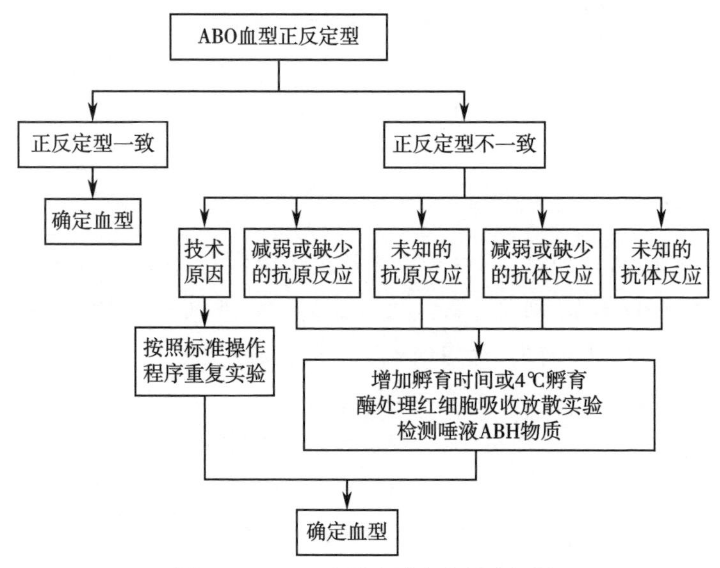

图 21-1 ABO 血型实验室分析路径图

表 21-1 ABO 血型鉴定结果判断

正定型			反定型			结果(血型)
抗 A	抗 B	抗 AB	A 型红细胞	B 型红细胞	O 型红细胞	
0	0	0	+	+	0	O
+	0	+	0	+	0	A
0	+	+	+	0	0	B
+	+	+	0	0	0	AB

注:0 为无凝集,+ 为有凝集

二、Rh 血型鉴定

Rh 血型系统极为复杂,其重要性仅次于 ABO 血型系统。已经确定的 Rh 血型系统抗原已有 50 多种,其中 D 抗原最为重要,根据红细胞上 D 抗原的有无,可以将红细胞分为 Rh 阳性和 Rh 阴性。Rh 阴性个体在白种人中约占 15%~17%,黑人中约为 5%~8%,而在亚洲人中约为 0.3%~0.5%。对受血者常规只检查 D 抗原,对献血者需要检查和确定弱反应的 D 抗原。Rh 系统的其他重要抗原有 C、c、E、e,由于这些抗原的免疫原性远较 D 抗原弱,输血前一般不常规检测(图 21-2,图 21-3)。

三、抗体筛查与鉴定

对受血者的血清或血浆,应常规进行不规则抗体筛查试验,以发现有临床意义的意外抗体或不规则抗体。有临床意义的抗体一般指能引起新生儿溶血病、溶血性输血反应,或者使输入的红细胞存活期缩短的抗体(图 21-4)。

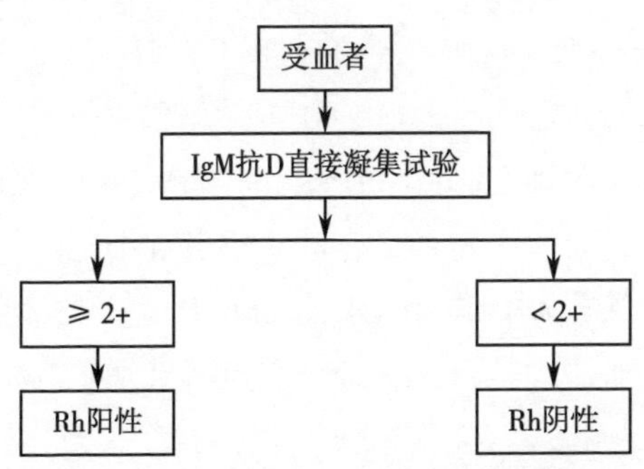

图 21-2　受血者 Rh 血型实验室分析路径图

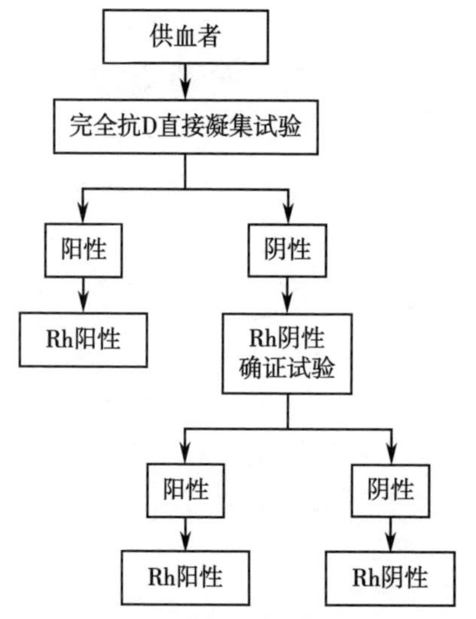

图 21-3 供血者 Rh 血型实验室分析路径图

四、交叉配血

输血前患者标本必须与献血者标本进行交叉配血(或称交叉合血),确保患者与献血者血液间没有相对应的抗原、抗体存在,以避免溶血性输血反应(图 21-4)。除非情况非常紧急,输血前应进行交叉配血,为患者提供交叉配血相合的血液(图 21-5)。交叉配血实验通常包括以下两种方式:

1. **主侧交叉配血**(major cross match) 受血者血清 + 供者红细胞,检测受血者血清中是否含有针对供者红细胞的抗体。

2. **次侧交叉配血**(minor cross match) 受血者红细胞 + 供者血清,检测供者血清中是否含有针对受血者红细胞的抗体。

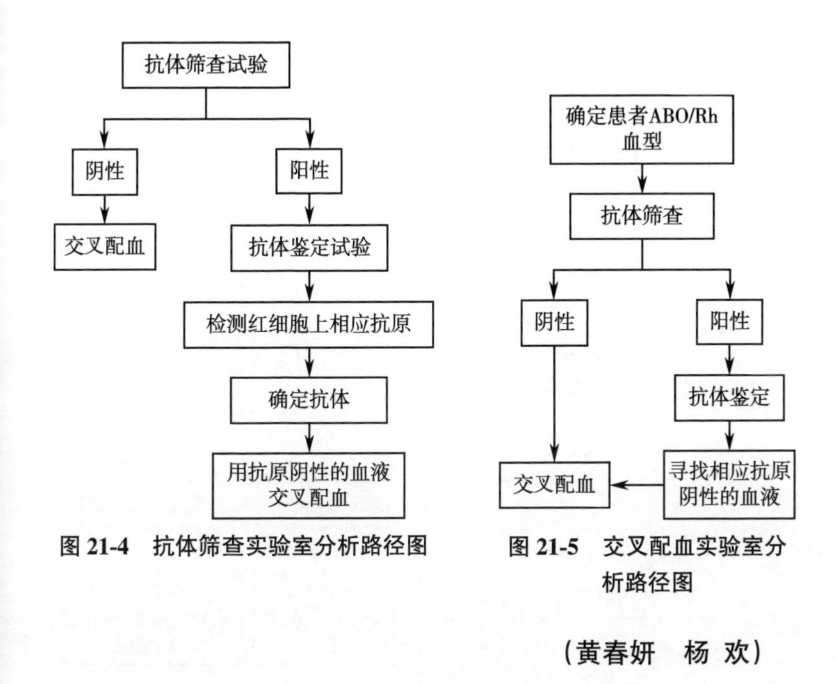

图 21-4　抗体筛查实验室分析路径图

图 21-5　交叉配血实验室分析路径图

（黄春妍　杨 欢）

五、紧急输血步骤

急症患者因急性创伤或疾病所致失血性休克、生命体征不平稳危及生命时，应启动紧急输血预案（图 21-6）。紧急输血，顾名思义在紧急的情况下给患者输注血液。根据紧急需要血液的时间长短而将紧急输血分为以下几种：①异常紧急，需要在 10~15 分钟之内输注血液的；②非常紧急，需要在 30 分钟以内输注血液的；③紧急，需要在 1 小时以内输注血液的。

然而，紧急情况下可能无法输注 ABO 同型血液，ABO 不同型输血的原则是：①供血者红细胞上不含受血者血浆中抗体所针对的抗原；②受血者红细胞上不含供血者血浆中抗体所针对的抗原；③ ABO 不同型输血，只能输成分血，不能输全血。表 21-2 为供受者

ABO 不同血型输血的匹配原则。

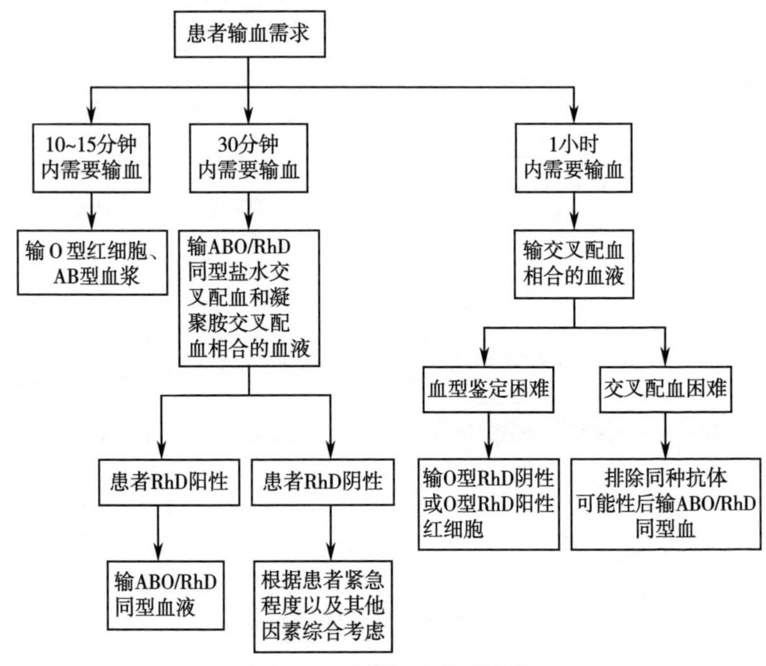

图 21-6 紧急输血处理流程

表 21-2 不同血型患者红细胞、血浆血型选择原则

受者(患者)血型	供者红细胞	供者血浆
A	A,O	A,AB
B	B,O	B,AB
O	O	O,A,B,AB
AB	AB,A,B,O	AB

(谭 斌 魏曾珍)

六、溶血性输血反应

溶血性输血反应指患者在输血过程中或输血后发生的溶血反应。溶血反应多数由输入的供者红细胞溶解所致，偶尔也会发生患者自身红细胞被输入的不相合血浆中的抗体破坏而发生溶血。许多情况可以导致红细胞溶血，包括：①受者血浆中有针对供者红细胞的抗体；②供者血浆中含有针对受者红细胞的抗体；③输入大量的衰老的红细胞；④血袋中加入了药物或非生理盐水溶液；⑤供者红细胞被细菌污染；⑥供者红细胞酶缺陷（如葡萄糖-6-磷酸脱氢酶缺乏）；⑦供者红细胞经过不适当的加温或冰冻；⑧外力加压等使红细胞破坏等。溶血反应的严重程度取决于输入的不相容红细胞数量、患者血浆中抗体效价、激活补体的能力、补体浓度、抗原的特性、抗体的特性、单核巨噬细胞系统的功能及输血的速度等。此外，药物性溶血虽然不是输血反应，但容易和溶血反应混淆，需要鉴别。

（一）急性溶血反应

急性溶血性输血反应（acute hemolytic transfusion reaction，AHTR）发生于输血后24小时内，多于输血后立即发生。急性溶血反应大多为血管内溶血。严重的急性溶血反应一般是由于ABO血型不合导致供者红细胞破坏，其次还可见于Jk^a、K、Fy^a及某些Rh血型不合。偶尔，溶血也可由供者血浆中抗体引起受者红细胞破坏所致，如O型血浆或血小板输给非O型患者时，血浆中抗A或抗B抗体可能引起受血者红细胞溶解（图21-7）。

（二）迟发性溶血性输血反应

迟发性溶血性输血反应（delayed hemolytic transfusion reaction，DHTR）一般发生于有输血史或妊娠史的患者。患者由于既往输血或妊娠产生红细胞同种抗体，抗体随时间而逐渐降低，以后再输血

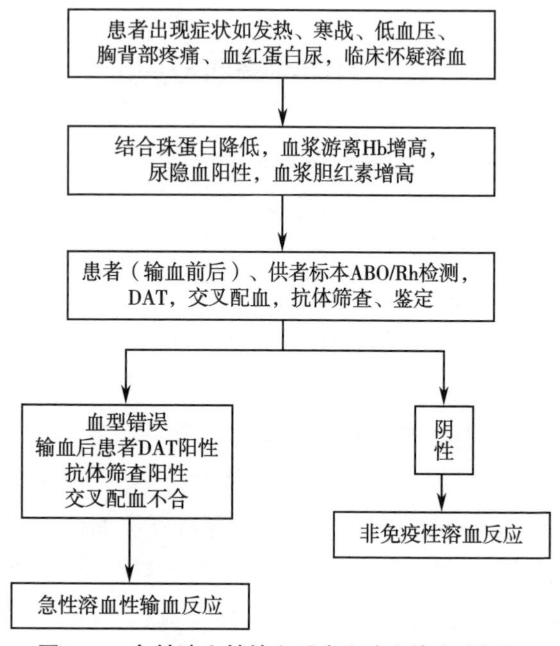

图 21-7 急性溶血性输血反应实验室检查路径图

注：DAT. 直接抗球蛋白试验。

时抗体筛查可能阴性,交叉配血相合。患者再次输入具有相应抗原的红细胞后,由于回忆反应,体内抗体水平快速增加,使输入的供者红细胞致敏或被破坏,患者发生血管外和/或血管内溶血。DHTR一般较轻,以血管外溶血为主,但也有致死报道。DHTR 发生率约为急性溶血反应的 5 倍 ~10 倍,按照输血单位数计算,发生率约为 1/5 000~1/11 650。DHTR 一般发生于输血后 3~10 天,可表现为发热、黄疸、贫血复发、偶见血红蛋白血症及血红蛋白尿、肾衰竭、DIC 等。患者血液中可能出现输血前没有的抗体,直接抗球蛋白试验(DAT)阳性,随着不相容红细胞从循环中清除,DAT 可能转为阴性(图 21-8)。

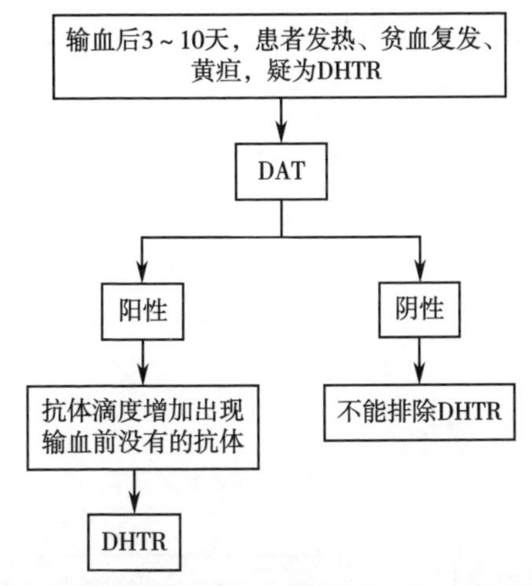

图 21-8　迟发性溶血性输血反应分析路径图

（黄春妍　魏曾珍）

七、胎儿和新生儿溶血症

胎母血型不合引起的胎儿和新生儿溶血症(hemolytic disease of the fetus and newborn,HDFN),简称胎儿新生儿溶血病。由于母亲与胎儿的 ABO、Rh 或其他血型不合,导致母体的 IgG 抗 A、抗 B、抗 AB、抗 D 或针对其他红细胞抗原的抗体通过胎盘进入胎儿血液循环,胎儿红细胞被来自母体的同种抗体致敏,这种抗体针对胎儿红细胞上的父源性抗原,被致敏的红细胞在分娩前后加速破坏而发生溶血。

最常发生 HDFN 的血型系统是 ABO 和 Rh 血型系统。在我国,发生 HDFN 最多的是 ABO 血型系统,其次是 Rh 血型系统。妊娠妇女血液中有任何 IgG 类的红细胞抗体,只要胎儿红细胞有相应抗原,都可能发生 HDFN。虽然 ABO 血型不合的机会很多,但 ABO 血型不合的 HDFN 发病率却较低,在中国人群中仅有 3%~5% 的发病率,因为 HDFN 的发生主要与以下几方面因素有关:新生儿红细胞抗原的强弱、母体内相应 IgG 的效价、IgG 亚类、胎盘的屏障作用及母体内血型物质的含量。新生儿有溶血表现，DAT 阳性、母亲 RhD 阴性、血清中有抗 D 抗体，即可判定 RhD-HDFN。Rh 系统的其他抗体，如抗 E、抗 c 等，也可引起新生儿溶血病，但抗 D 是引起新生儿溶血病的主要抗体（图 21-9，图 21-10）。游离抗体试验有时可表现为阴性，新生儿 DAT、放散试验、游离抗体 3 项试验均阴性则可否定 HDFN（表 21-3）。

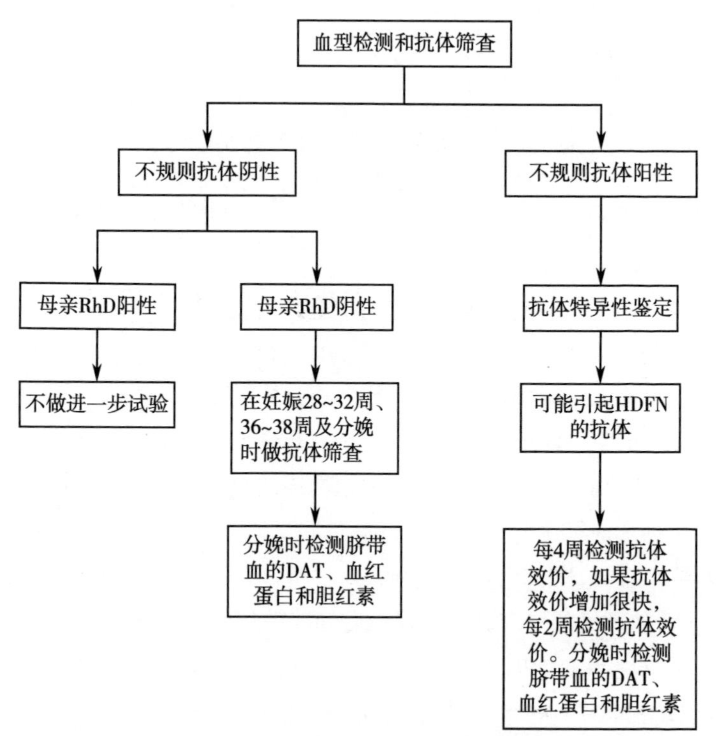

图 21-9　产前实验室检查路径图

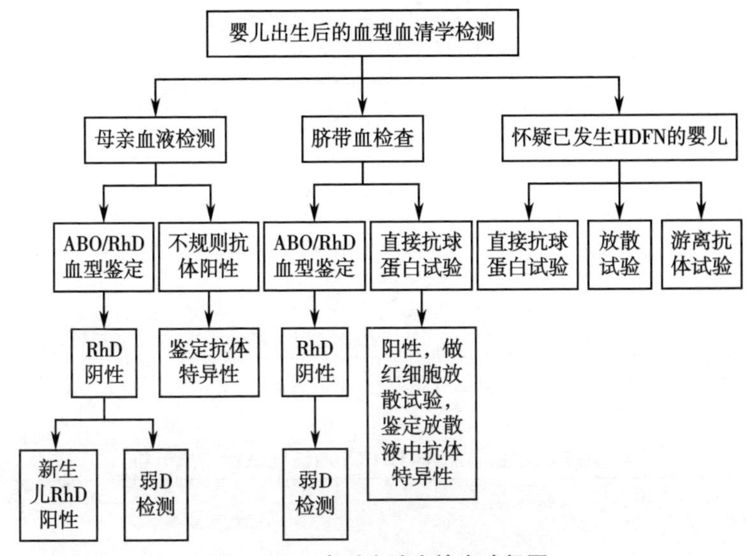

图 21-10　产后实验室检查路径图

表 21-3　患儿红细胞抗体释放试验

放散液与指示红细胞反应			结果判断
Ac	Bc	Oc	
+	–	–	释放出 IgG 抗 A 抗体
–	+	–	释放出 IgG 抗 B 抗体
+	+	–	释放出 IgG 抗 A、抗 B 或抗 AB 抗体
–	–	–	未释放出抗体
+/–	+/–	+	释放出 ABO 血型系统以外的抗体

注：Ac. A 细胞；Bc. B 细胞；Oc. O 细胞；+. 有凝集；–. 无凝集。

如果 A 型新生儿血清中检出抗 A，B 型新生儿血清中检出抗 B，或检出 ABO 以外的其他抗体，都是胎儿新生儿溶血病的重要证据，见表 21-4、表 21-5。

表 21-4 新生儿血清中游离抗体检查

与指示红细胞反应			结果判断
Ac	Bc	Oc	
+	–	–	有游离的抗 A 抗体
–	+	–	有游离的抗 B 抗体
+	+	–	有游离的抗 A、抗 B 或抗 AB 抗体
–	–	–	无游离的抗体
+/–	+/–	+	有游离的 ABO 血型系统以外的抗体

注：Ac. A 细胞；Bc. B 细胞；Oc. O 细胞；+. 有凝集；–. 无凝集。

表 21-5 新生儿 ABO-HDFN 血清学试验结果分析

DAT	游离抗体试验	抗体释放试验	临床意义
+	+	+	具备发生 ABO 系统 HDFN 的条件
+	–	+	具备发生 ABO 系统 HDFN 的条件
–	–	+	具备发生 ABO 系统 HDFN 的条件
+	–	–	具备可能发生 ABO 系统 HDFN 的条件
–	+	–	具备可能发生 ABO 系统 HDFN 的条件
–	–	–	不具备发生 ABO 系统 HDFN 的条件

注：DAT. 直接抗球蛋白试验。

（魏曾珍 谭 斌）

八、自身免疫性溶血性贫血

自身免疫性溶血性贫血(autoimmune hemolytic anemia,AIHA)简称自免溶贫,指由抗红细胞膜组分的自身抗体引起的获得性溶血性贫血。按病因分为原发性和继发性两类；按抗体反应最适宜温度分为温抗体型和冷抗体型,后者又分为冷凝集素综合征(cold agglutinin syndrome,CAS）及阵发性冷性血红蛋白尿症（paroxysmal cold hemoglobinuria,PCH）两类（图 21-11，图 21-12，表 21-6，表 21-7）。

表 21-6　免疫性溶血性贫血的分类

免疫性溶血性贫血的分类
1. 自身免疫性溶血性贫血
(1) 温抗体型自身免疫性溶血性贫血（warm active antibody autoimmune hemolytic anemia,WAIHA）
(2) 冷凝集素综合征（cold agglutinin syndrome,CAS）
(3) 混合型 AIHA（mixed AIHA）
(4) 阵发性冷性血红蛋白尿症（paroxysmal cold hemoglobinuria,PCH）
(5) DAT 阴性自免溶贫
2. 药物诱导的溶血性贫血
3. 同种免疫性溶血性贫血
(1) 新生儿溶血病
(2) 溶血性输血反应

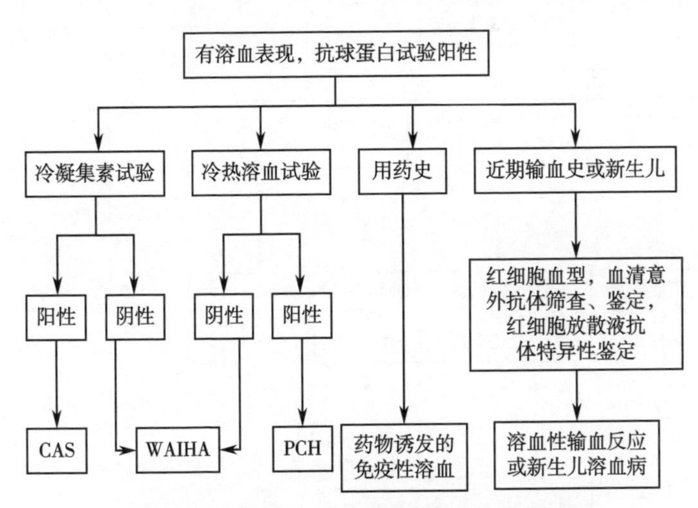

图 21-11　自身免疫性溶血实验室检查路径图

注：CAS. 冷凝集素综合征；WAIHA. 温抗体型自免溶贫；PCH. 阵发性冷性血红蛋白尿。

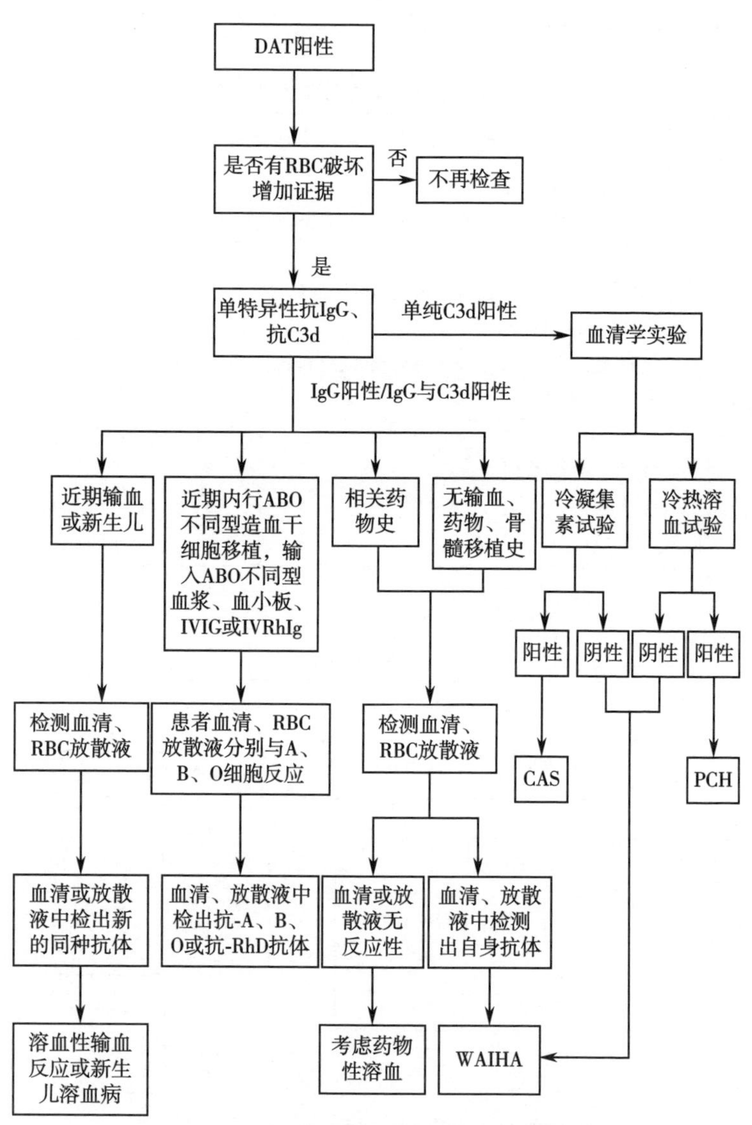

图 21-12 DAT 阳性的病因分析实验室路径图

表 21-7　免疫性溶血性贫血的血清学表现

	WAIHA	CAS	混合型 AIHA	PCH	药物诱导
占免疫性溶血的比例	48%~70%	16%~32%	7%~8%	成人罕见，儿童 3%	12%~18%
DAT	IgG：67%	—	—	—	IgG：94%
	IgG+C3：20%	—	IgG+C3：71%~100%	—	IgG+C3：6%
	C3：13%	C3：91%~98%	C3：13%	C3：94%~100%	—
Ig 种类	IgG（偶有 IgA、IgM）	IgM	IgG，IgM	IgG	IgG
放散液	IgG	无反应性	IgG	无反应性	IgG
血清	57%IAT 阳性；13% 在 37℃时溶解酶处理 RBC；90% 在 37℃时凝集酶处理 RBC；30% 在 20℃时凝集未经处理的 RBC；在 37℃时几乎不引起未处理 RBC 凝集	IgM 抗体，4℃效价一般大于 1 000，30℃白蛋白介质中凝集 RBC，慢性病时常为单克隆性	IgG 抗体 +IgM 抗体，IgM 抗体反应温度在 30℃以上	IgG 双向溶血素（Donath-Landsteiner 抗体）	IgG 抗体，类似 WAIHA
特异性	Rh 特异性，也有其他抗原特异性报道	一般具有抗 I 活性，也可能抗 i；抗 Pr 罕见	抗体特异性不明，可能抗 I、抗 i 或其他冷凝集素特异性	抗 P（与 p 及 p^k RBC 不凝集）	特异性常和 Rh 抗原有关

注：WAIHA. 温抗体型自身免疫性溶血性贫血；CAS. 冷凝集素综合征；PCH. 阵发性冷性血红蛋白尿症；Donath-Landsteine 抗体 . 多 - 兰抗体。

九、药物诱导的免疫性溶血性贫血

有些药物可能诱导针对药物本身或针对红细胞抗原的抗体，使患者红细胞 DAT 阳性或发生免疫性红细胞破坏。药物诱导的抗体有些是药物依赖性的，必须在药物存在时才能检测到或导致红细胞破坏，有些是非药物依赖性的。

其分析路径见自身免疫性溶血性贫血，见图 21-11。

（罗政莲　秦　莉）

第二十二章

神经系统疾病的实验诊断

实验室检查是辅助神经系统疾病的诊断必不可少、最常用的实验室检查项目，是对脑脊液的性状和成分进行分析，通过对脑脊液压力、理化分析、有形成分镜检、病原微生物分析以及免疫学指标的相关检查，以期达到对神经系统疾病的诊断与鉴别诊断、疗效监测和预后判断的目的。

一、脑脊液检测的分析流程

脑脊液（cerebrospinal fluid，CSF）是存在于脑室及蛛网膜下隙内的一种无色透明液体。在病理情况下，中枢神经系统任何器质性病变都可能引起脑脊液发生改变。脑脊液的实验室检测是诊断和鉴别诊断中枢神经系统疾病的最重要手段。脑脊液诊断的基本程序和扩展分析程序主要是在急诊程序的基础上增加的一些免疫、化学以及血清学方面的检测项目，从而对神经系统疾病进行更为全面的鉴别诊断和疗效观察以及预后判断。

(一) 急诊时实验室分析路径图(图 22-1)

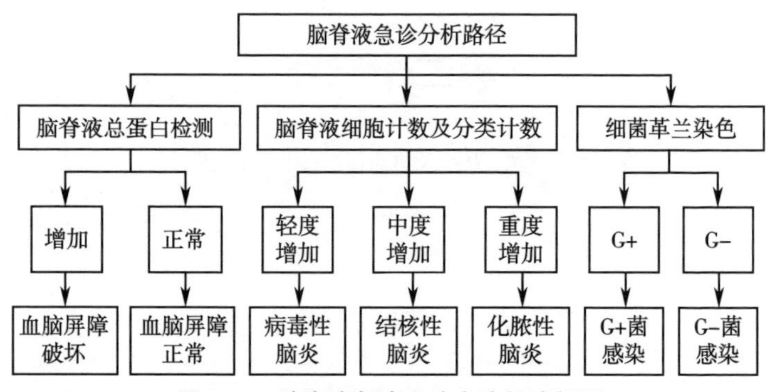

图 22-1 脑脊液急诊实验室分析路径图

参考范围:

- Pandy 试验:阴性。
- 总蛋白定量试验(透射比浊法):成人腰池,200~400mg/L;脑池,100~250mg/L;脑室,50~150mg/L。
- CSF 细胞计数:单核细胞<4 个 /μL。
- 革兰染色细菌试验:阴性。

(二) 常规实验室分析路径图(图 22-2)

参考范围:

- 生化检测

(1)脑脊液葡萄糖(透射比浊法):2.5~4.4mmol/L。

(2)脑脊液乳酸(透射比浊法):1.55mmol/L ± 0.42mmol/L。

(3)脑脊液氯化物(透射比浊法):120~130mmol/L。

- 免疫学检测

(1)脑脊液白蛋白检测(散射比浊法):134~337mg/L。

(2)脑脊液免疫球蛋白检测(散射比浊法):IgG,10~40mg/L;

IgA，0~6mg/L；IgM，0~13mg/L。

(3) 白蛋白商值(Q_{Alb})：$Q_{Alb}<5.0\times10^{-3}$(0~15 岁)；$Q_{Alb}<6.5\times10^{-3}$(16~40 岁)；$Q_{Alb}<8.0\times10^{-3}$(>40 岁)。

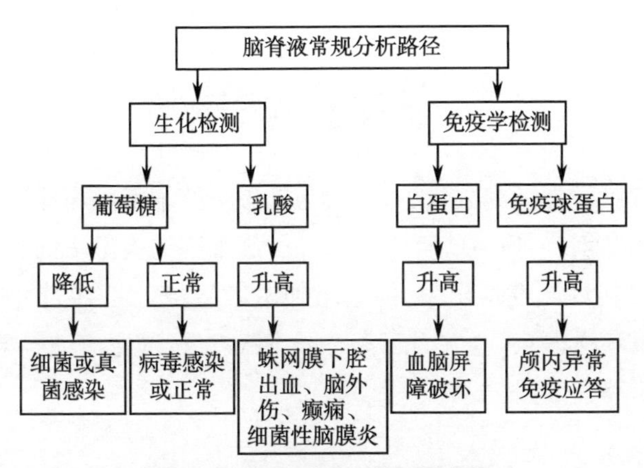

图 22-2　脑脊液常规检测路径图

(三) 必要时扩展分析路径图(图 22-3)

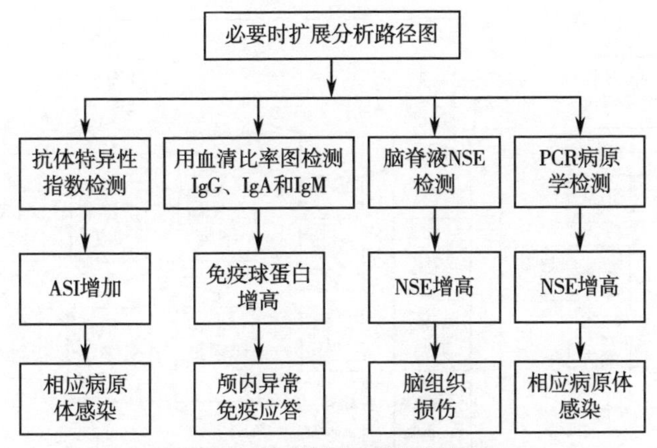

图 22-3　脑脊液扩展检测流程图

注：NSE. 神经元特异性烯醇化酶；ASI. 抗体特异性指数。

参考范围：

- 抗体特异性指数(ASI)正常参考值为 0.5~1.5。
- 脑脊液 NSE(电化学发光法)：4.10~9.36μg/L。

二、脑脊液细胞学检测

正常脑脊液细胞数量少，主要包括单个核细胞。病理情况下，脑脊液细胞数增多，但一些特殊细胞如肿瘤细胞的检出率仍然很低，多次穿刺可提高阳性检出率，但会增加患者痛苦。自 1954 年 Syak 发明细胞沉淀法以来，这方面工作有了飞跃发展，脑脊液细胞学检测实验室分析路径如图 22-4。

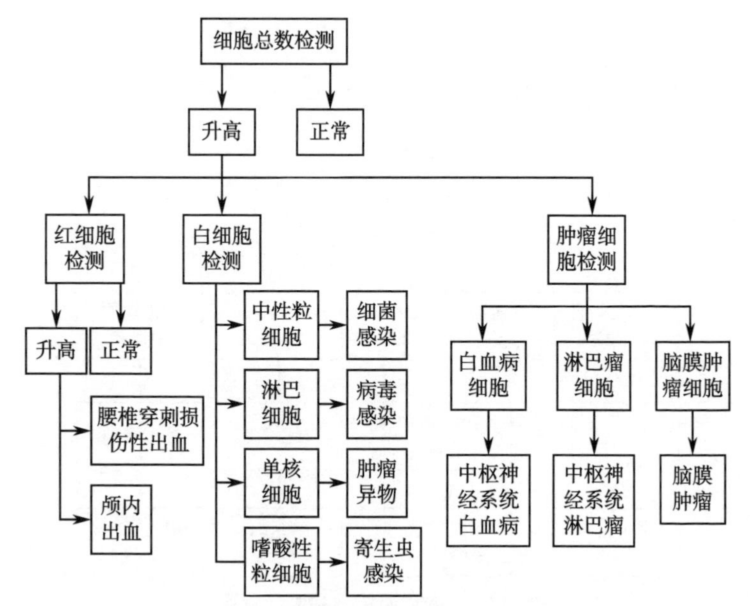

图 22-4 脑脊液细胞学检测流程图

参考范围：

- 单个核细胞：<4 个 /μL。

三、血 - 脑脊液屏障功能障碍的检测

白蛋白商值 Q_{Alb}（ALB_{CSF}/ALB_{SERUM}）已被公认为可以评价血 - 脑脊液屏障功能的指标，包括评价脑脊液流速。这是由于 Alb 只在肝脏合成，脑脊液中的白蛋白都是从血中扩散而来，因此 CSF 中 Alb 浓度的增加提示血 - 脑脊液屏障通透性的改变。如果血和脑脊液的 Alb 浓度采用同一种方法检测，那么 Q_{Alb} 的结果将更加精确，并且结果的准确性与检测方法无关。血 - 脑脊液屏障功能障碍的检测路径如图 22-5。

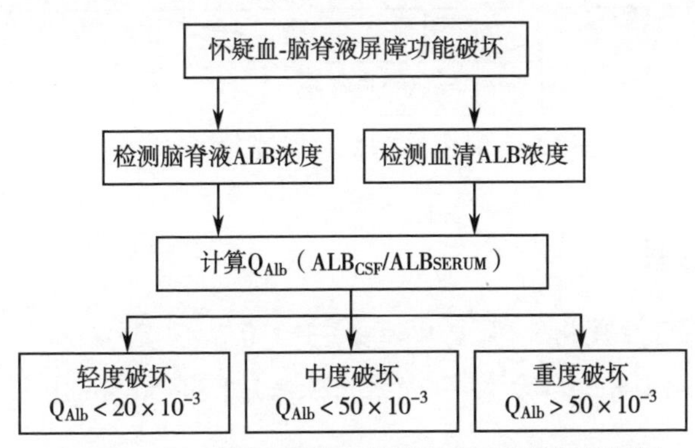

图 22-5　血 - 脑脊液屏障功能障碍实验室分析路径图

四、鞘内免疫球蛋白合成检测

由于免疫球蛋白不仅可以在鞘内局部合成，也可以通过血 - 脑脊液屏障进入鞘内，因此区分鞘内免疫球蛋白的来源在神经系统疾

病的实验诊断中有着重要的临床意义。局部合成的免疫球蛋白检测基于和血清免疫球蛋白的比较。正常血清和脑脊液的免疫球蛋白是多克隆的，反映出各抗体的异质性，即一个患者具有为数众多的免疫应答终产物。与此形成对照的是鞘内合成的免疫球蛋白是寡克隆免疫球蛋白，因此检测鞘内免疫球蛋白的方法主要利用其寡克隆特性(图 22-6)。

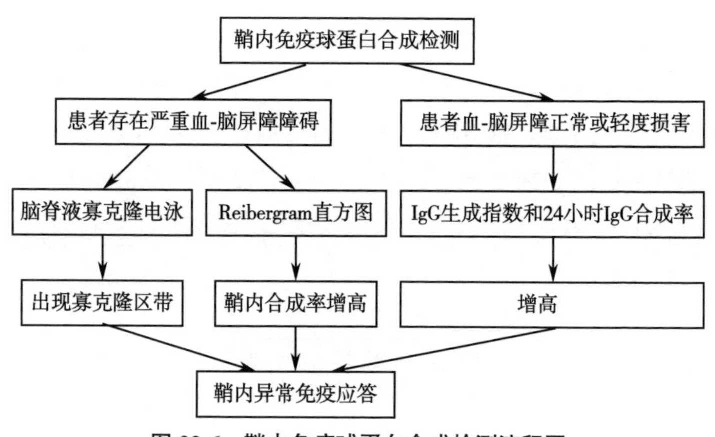

图 22-6 鞘内免疫球蛋白合成检测流程图

参考范围：

- IgG 生成指数(散射比浊法)：0.3~0.7。
- 24 小时 IgG 合成率(散射比浊法)：1.84~5.85mg/d。

五、神经系统感染性疾病的脑脊液诊断

神经系统感染性疾病是由各种病毒、细菌、真菌及寄生虫等致病微生物感染引起的，脑炎、脑膜炎、脊髓炎为常见。这些疾病往往起病急，可有发热及各种神经系统症状，症状呈进行性，进展速度较快，

正确诊断、及时治疗后一般无运动障碍。若治疗不及时，往往留下严重后遗症，并且不同类型感染其治疗方式和预后都有很大不同，因此依靠快速准确的实验室检测方法来判断神经系统感染的类型和寻找相应病原微生物显得极为重要(图22-7)。

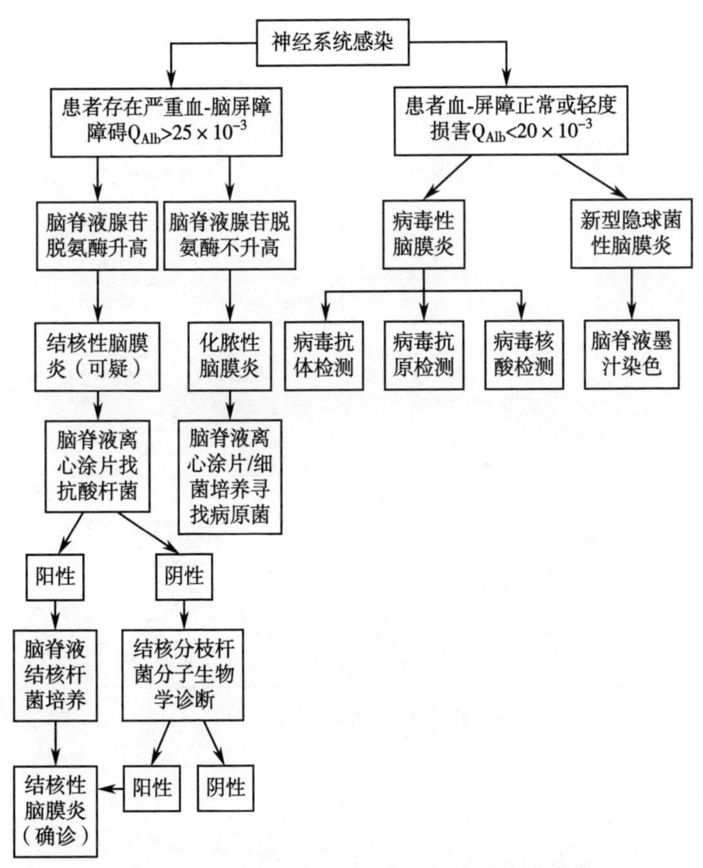

图22-7　神经系统感染性疾病实验室分析路径图

参考范围：

- 脑脊液腺苷脱氨酶(透射比浊法)：15~20U/L。

六、颅内圆形损害的脑脊液诊断

临床上常见的圆形损害主要由炎症或肿瘤引起，随着高效抗生素的广泛应用，临床表现不典型的脑脓肿在脑脓肿中所占比例有逐渐增加之趋势，少数患者的临床表现与脑肿瘤极为相似，直至在术中见到脓液才得以确诊，甚至连 CT 和 MRI 也难以鉴别。脑组织病理活检虽然是“金标准”，但由于其给患者造成的创伤较大而不利于广泛开展。因此脑脊液实验室检测对颅内圆形损害的诊断和鉴别诊断有着极为重要的临床价值（图 22-8）。

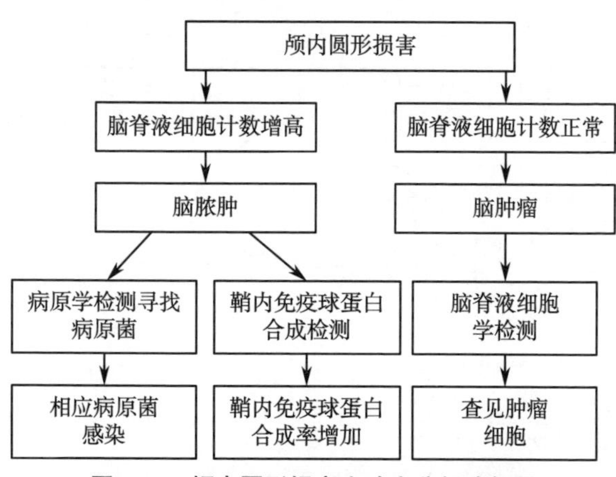

图 22-8 颅内圆形损害实验室分析路径图

参考范围：

- 单个核细胞：<4 个 /μl。

七、多发性神经病的脑脊液诊断

多发性神经病又称末梢神经病，以往也称周围神经炎，是多种原因引起的多发性周围神经损害。其主要病理改变是周围神经的节段性脱髓鞘。临床以急性、亚急性、慢性或复发性起病，以四肢远端对称性的运动、感觉以及自主神经功能障碍为主要表现，任何年龄均可发生，无性别差异。引起多发性神经病的原因很多，包括感染、代谢及内分泌障碍、营养障碍、药物及重金属中毒、自身免疫以及遗传因素，其实验诊断路径如图22-9。

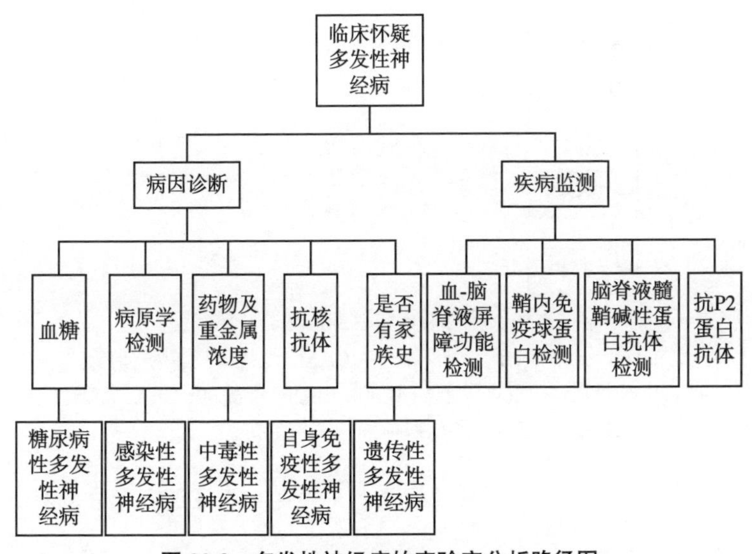

图22-9　多发性神经病的实验室分析路径图

八、脑脊液中特殊标志物检测

脑脊液中的某些特殊生物标志物具有疾病特异性，不仅可辅助疾病诊断，同时可监测疾病发展预后或疗效。这些标志物主要包括多发性硬化患者脑脊液中的炎性标志物、脑膜转移肿瘤标志物、神经系统胶质细胞瘤标志物、阿尔茨海默病标志物等（图22-10）。

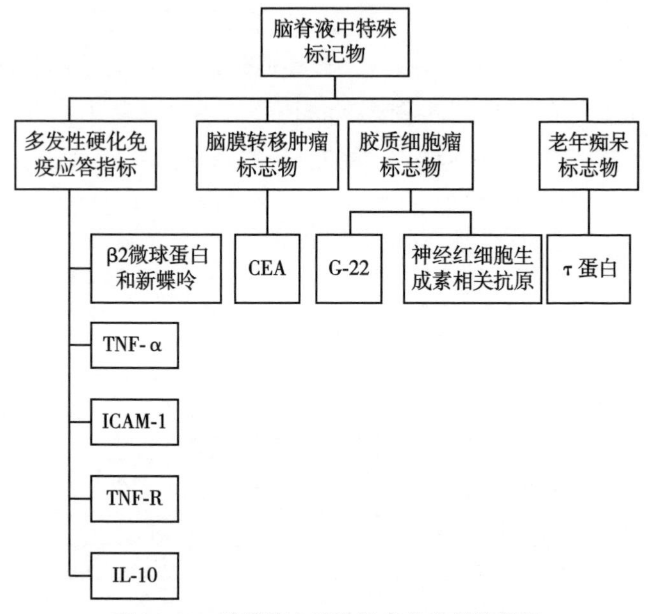

图 22-10 脑脊液中特殊标志物分析路径图

注：TNF-α. 肿瘤坏死因子α；ICAM. 细胞间黏附分子；TNF-R. 肿瘤坏死因子受体；IL-10. 白细胞介素 10；CEA. 癌胚抗原；G-22. 抗神经外胚层胶质瘤相关抗原抗体

（安云飞 王兰兰 唐江涛 李立新）

第二十三章 代谢性骨病与实验诊断

代谢性骨病(metabolic bone disease,MBD)是一组与遗传、生化、内分泌和营养功能障碍相关的异质性疾病,这类疾病都以骨代谢紊乱为共同表现,临床上以骨转换率异常、骨痛、骨畸形和骨折为主要特征。代谢性骨病进程中伴随钙、磷及多种骨骼胶原成分的变化,维生素 D、甲状旁腺激素、成纤维细胞生长因子 -23 等多种激素的调控作用与代谢性骨病病情变化密切相关,它们均是识别骨骼新陈代谢异常变化的有效生物标志物。因此,实验室检测这些生物标志物是协助临床正确识别不同类型代谢性骨病,判断其严重程度的有效手段,在临床治疗效果评估与疾病复发的动态监控中均扮演重要角色。

一、原发性骨质疏松症

骨强度由骨密度与骨质量综合决定。骨代谢标志物(bone metabolic marker,BMM)是血液或尿液中的骨代谢产物及相关调节激素的统称,其中能够直接反映骨转换的标志物称为骨转换标志物(bone turnover marker,BTM)。BMM 大致可分为三类:常规生化标志物(钙、磷)、骨代谢调控激素(甲状旁腺激素、维生素 D 及其代谢产物、成纤维细胞生长因子-23）和骨转换标志物（包括骨形成标志物如骨特异性碱性磷酸酶、Ⅰ型前胶原N端前肽、骨钙素等，以及骨吸收标志如Ⅰ型胶原交联C末端肽、Ⅰ型胶原交联N末端肽、抗酒石酸酸性磷酸酶-5b等）。BMM的检测是对骨密度测量与影像学检测的有效补充，在原发性骨质疏松症的辅助诊断、骨质疏松症治疗方案的选择、骨质疏松症药物治疗后疗效监测与依从性评价中发挥着重要作用（图23-1～图23-3）。

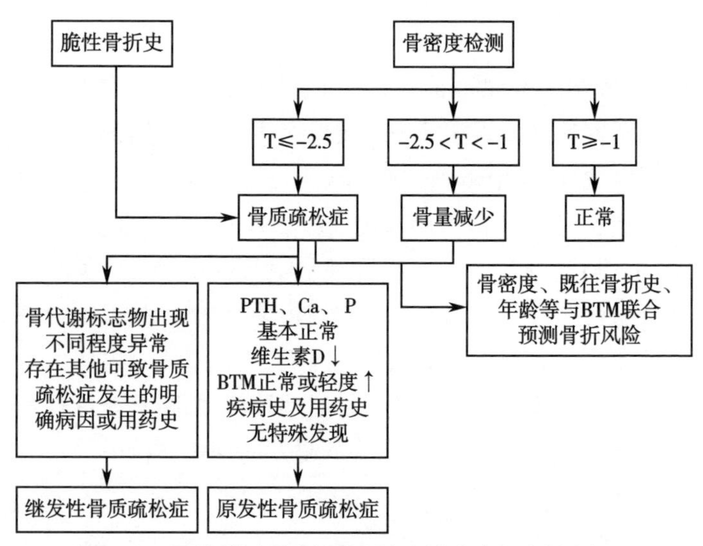

图23-1　原发性骨质疏松症实验室辅助诊断分析路径图

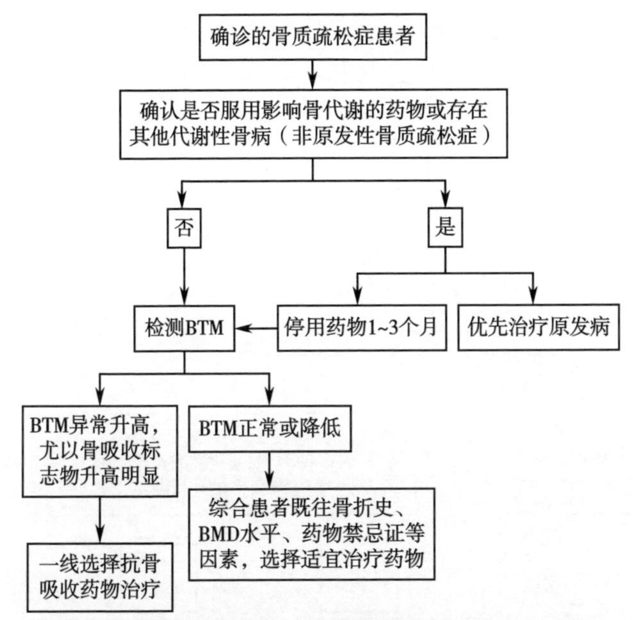

图 23-2　骨代谢标志物应用于骨质疏松症治疗方案选择的实验室分析路径图

二、慢性肾脏病矿物质和骨代谢异常

慢性肾脏病矿物质和骨代谢异常（chronic kidney disease-mineral and bone disorder，CKD-MBD）被定义为由于 CKD 所致的矿物质与骨代谢异常综合征，可出现以下一项或多项临床表现：①钙、磷、PTH或维生素 D 代谢异常；②骨转化，骨矿化，骨量、骨线性生长或骨强度异常；③血管或其他软组织钙化。其血清标志物主要包括血磷、血钙、iPTH、ALP、25（OH）D、Klotho、FGF23 及骨转换标志物，动态监测以上实验室指标，对于 CKD-MBD 疾病确诊、骨病变评估及血管钙化评估有着重要的临床意义（图 23-4）。

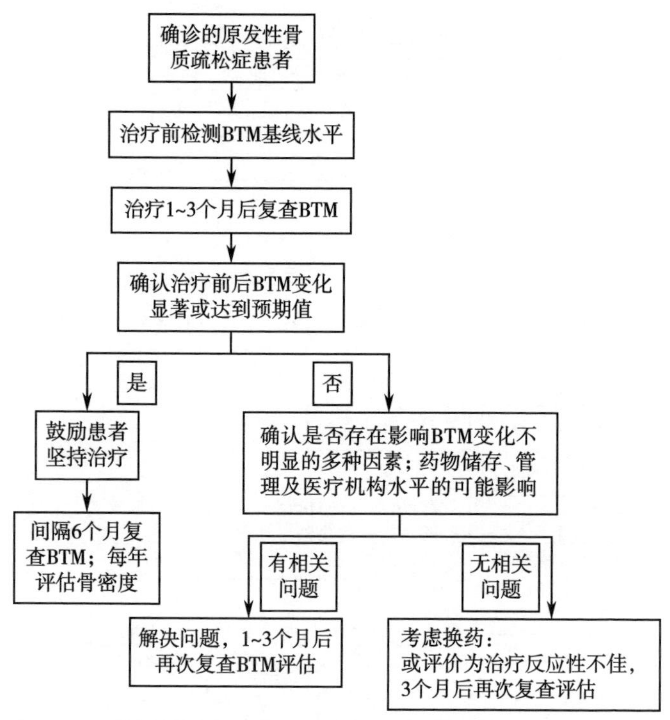

图 23-3 骨代谢标志物应用于骨质疏松症药物治疗后疗效监测与依从性评价的实验室分析路径图

三、肿瘤相关代谢性骨病

骨骼的原发性肿瘤或转移性肿瘤均可引起机体局部和/或全身骨骼受累，表现出恶性肿瘤相关高钙血症（malignancy-associated hypercalcemia，MAH）、低磷血症、肿瘤诱导骨质软化症（tumor-induced osteomalacia，TIO）或骨质疏松症等的临床特征。肿瘤所致骨病的病理生理基础可源于疾病本身或治疗的副作用，其血清标志物主要包括甲状旁腺激素相关蛋白（parathyroid hormone-related protein，PTHrP）、成纤维细胞生长因子 23（FGF23）、肾小管磷酸盐最大重吸收量与肾小球滤过率比值（TmP/GFR）等，检测以上实验室指标，可有助于肿瘤相关骨病的诊断，并与骨代谢标志物协同判定肿瘤相关骨病所属类型（图 23-5）。

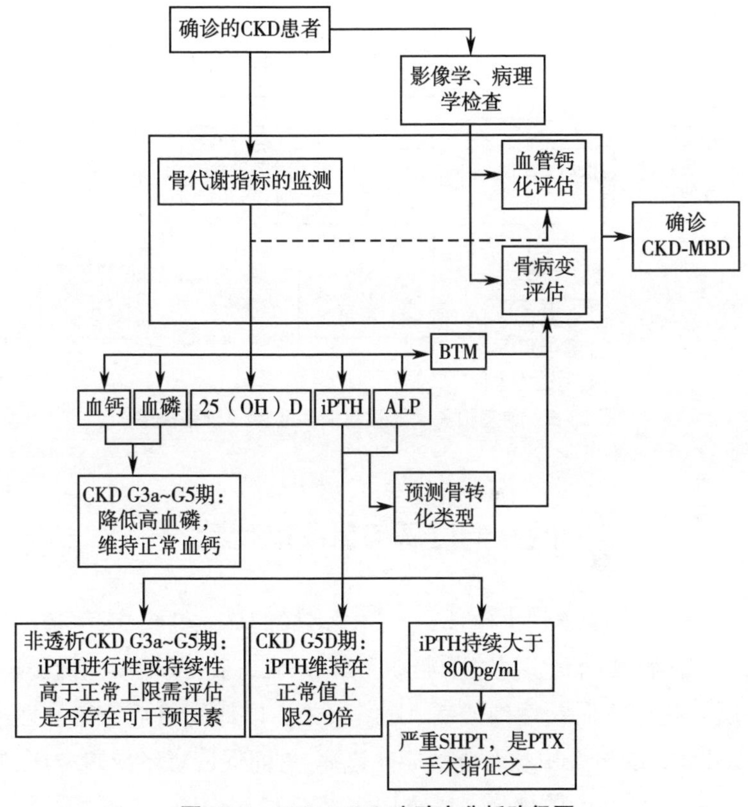

图 23-4　CKD-MBD 实验室分析路径图

注：SHPT. 继发性甲状旁腺功能亢进症；PTX. 甲状旁腺切除术。

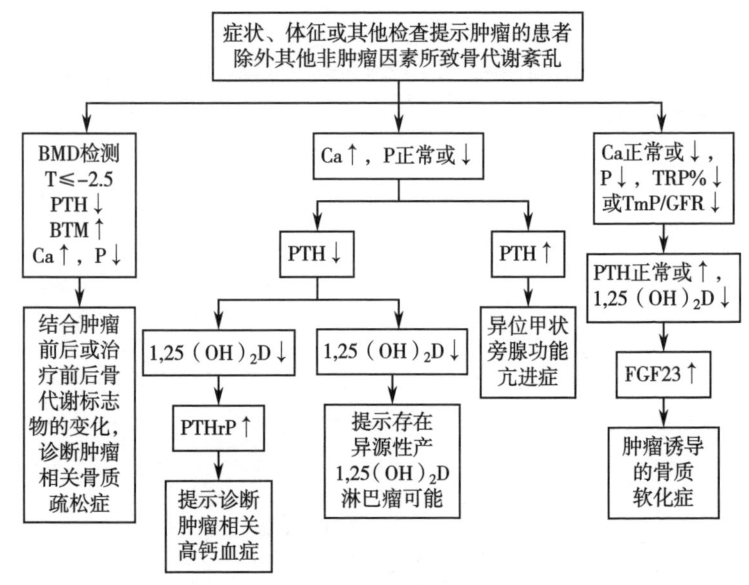

图 23-5 肿瘤相关代谢性骨病实验室分析路径图

四、佝偻病与骨质软化症

佝偻病/骨质软化症是一组病因多样的异质性疾病，可依据造成机体矿物质内稳态异常的始动因素分为低钙性或低磷性佝偻病/骨质软化症。低钙性佝偻病/骨质软化症以低钙血症为特征性表现，可导致继发性甲状旁腺功能亢进症，进而促使患者尿磷增加、血磷下降，患者骨吸收增强，骨量减少。而低磷性佝偻病中磷酸盐排泄增加，血磷下降是最重要的临床表现，血钙水平一般正常，PTH 水平正常或轻度升高，可能源于遗传或获得性。其血清标志物主要有血钙、血磷、总碱性磷酸酶、甲状旁腺激素、25- 羟维生素 D、1,25- 二羟维生素 D、肾小管磷重吸收率（TRP%）和 TmP/GFR、FGF23 等，在鉴别钙、磷变化的病因，指导医师开展后续治疗上具有重要临床应用价值(图 23-6)。

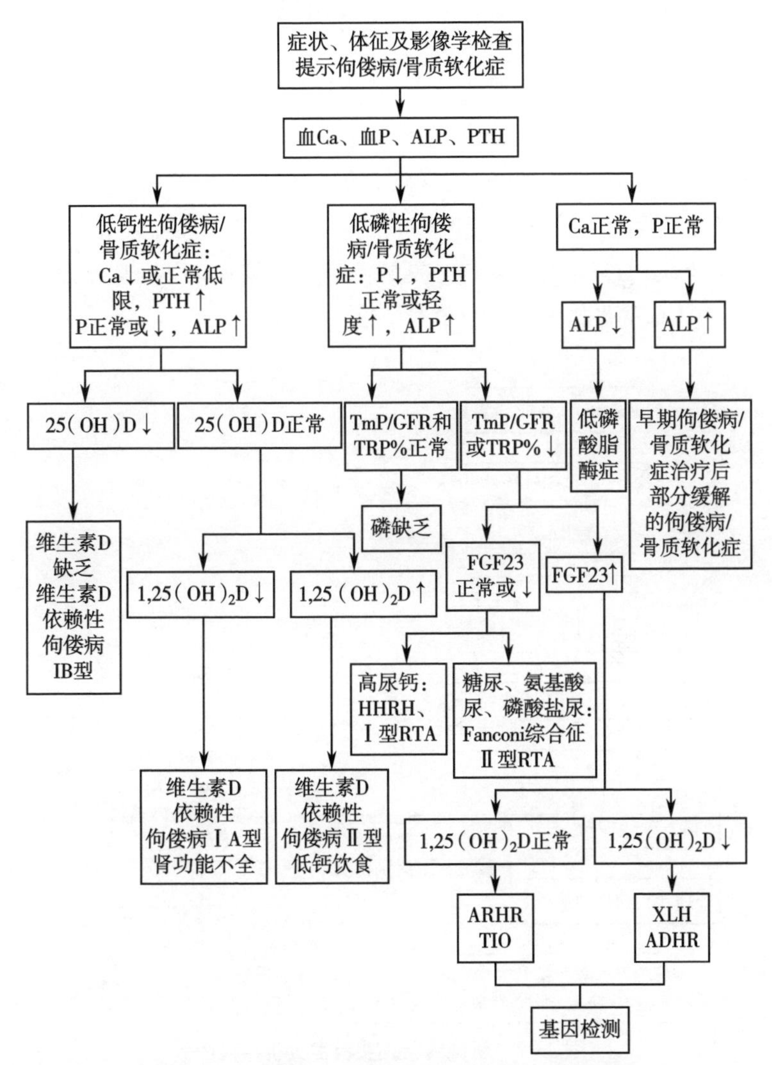

图 23-6　佝偻病与骨质软化症实验室分析路径图

注：HHRH. 遗传性低磷血症性佝偻病伴高尿钙；RTA. 肾小管酸中毒；ARHR. 常染色体隐性低磷血症性佝偻病；TIO. 肿瘤诱导骨质软化症；ADHR. 常染色显性低磷血症性佝偻病；XLH. X- 连锁低磷血症性。

五、骨佩吉特病

骨佩吉特病又称变形性骨炎或畸形性骨炎，是一种慢性进行性骨代谢异常疾病，主要特征为局部骨吸收增加，导致代偿性新骨形成增加，骨转换速率加快，使病灶处编织骨与板层骨镶嵌，骨膨大、疏松、血管增多，易发生畸形和骨折。其血清标志物主要有 ALP、BALP、P1NP、CTX 和 u-NTX，在佩吉特病的诊断、疗效监测及复发评估中具有重要临床应用价值(图 23-7)。

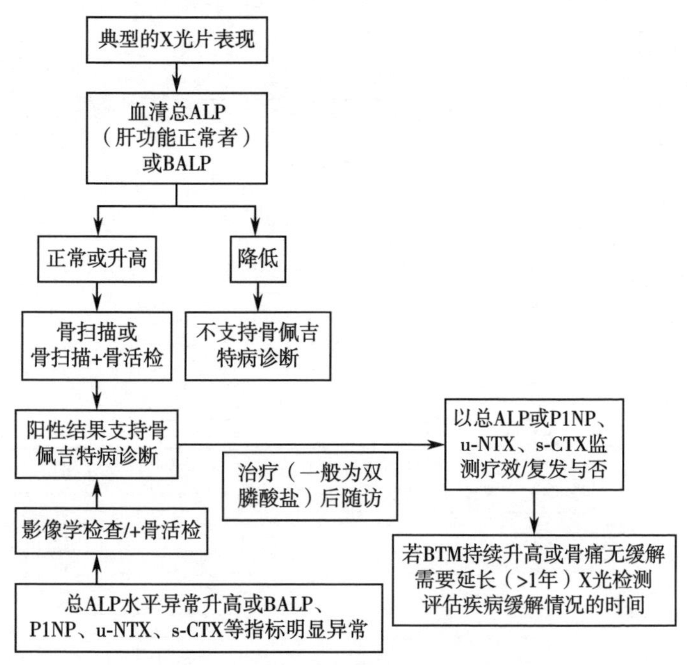

图 23-7　骨佩吉特病实验室分析路径图

骨代谢标志物参考范围及最小有意义变化值见表 23-1、表 23-2。

表 23-1　骨代谢标志物参考范围

分组	项目	单位	参考范围		
常规生化标志物	钙（ISE）	mmol/L	血总钙 2.25~2.75mmol/L；新生儿可低至 1.90mmol/L；离子钙 1.16~1.32mmol/L；24h 尿钙 2.50~7.50mmol/24h		
	磷（ISE）	mmol/L	血磷 0.87~1.45mmol/L；新生儿 1.45~2.91mmol/L；儿童 1.45~1.78mmol/L；24h 尿磷 12.90~42.00mmol/24h		
骨代谢调控激素	PTH（ECLIA）	pg/mL	iPTH：10~65pg/mL；N-PTH：8~24pg/mL		
	iFGF23（EIA）	RU/mL	<3 月龄的婴儿可显著升高（>900RU/mL）；3 月龄 ~17 岁 ≤ 230RU/mL；18 岁及以上 ≤ 180RU/mL		
	25（OH）D（LC-MS/MS）	ng/mL	30~40ng/mL；15~30ng/mL 为维生素 D 不足；<15ng/mL 为维生素 D 缺乏		
	1，25（OH）$_2$D（LC-MS/MS）	pg/mL	男 18~64pg/mL；女 18~78pg/mL		
骨形成标志物 *			男性	绝经前女性	绝经后女性
	OC（ECLIA）	μg/L	8.4~33.1	7.8~30.8	14.2~54.8
	BALP（CLEIA）	μg/L	3.7~20.9	2.9~14.5	3.8~22.6
	P1CP（RIA）	ng/mL	29~181	32~178	32~178
	iP1NP（RIA）	μg/L	19.0~83.5	14.9~68.8（30~44 岁）	27.0~109.3（45~80 岁）
	t-P1NP（ECLIA）	μg/L	18.1~74.1（30~83 岁）	16.8~70.1（30~44 岁）	26.4~98.2（45~79 岁）

续表

分组	项目	单位	参考范围		
骨吸收标志物 *			男性	绝经前女性	绝经后女性
	s-NTX（EIA）	nmol BCE/L	9.5~17.7	7.5~16.5	10.7~24.0
	u-NTX（EIA）	nmol BCE/mmol·Cr	13.0~66.2	9.3~54.3	14.3~89.0
	s-CTX（ECLIA）	ng/L		112~738	
	u-CTX（EIA）	μg/mmol·Cr		40.3~301.4	
	1CTP（RIA）	ng/mL	0.5~4.9	0.8~4.8	
	TRACP-5b（EIA）	mU/dL	170~590	120~420（30~44 岁）	250~760
	PYD（HPLC）	pmol/μmol·Cr	17.7~41.9		
	DPD（EIA）	nmol/mmol·Cr	2.0~5.6	2.8~7.6	3.3~13.1

注：PTH. 甲状旁腺激素；iPTH. 全段 PTH；N-PTH. N- 末端 PTH；iFGF23. 完整型成纤维细胞生长因子 -23；25（OH）D. 25- 羟维生素 D；1,25（OH）$_2$D$_3$.1,25- 二羟维生素 D$_3$；OC. 骨钙素；BALP. 骨特异性碱性磷酸酶；P1CP. Ⅰ型前胶原 C 端前肽；iP1NP. 完整型Ⅰ型前胶原 N 端前肽；t-P1NP. 总Ⅰ型前胶原 N 端前肽；s-NTX. 血清Ⅰ型胶原交联 N 末端肽；u-NTX. 尿液Ⅰ型胶原交联 N 末端肽；s-CTX. 血清Ⅰ型胶原交联 C 末端肽；u-CTX. 尿液Ⅰ型胶原交联 C 末端肽；1CTP. Ⅰ型胶原吡啶交联终肽；TRACP-5b. 抗酒石酸酸性磷酸酶 -5b；PYD. 吡啶啉；DPD. 脱氧吡啶啉；ISE. 离子选择电极法；ECLIA. 电化学发光免疫分析；LC-MS/MS. 液相色谱串联质谱法；CLEIA. 化学发光酶免疫分析；RIA. 放射免疫分析；EIA. 酶免疫分析；HPLC. 高效液相色谱分析；BCE. 相当骨胶原的量。

* 数据来源于《日本骨质疏松协会骨质疏松症诊断和治疗中骨转换标志物使用指南》执行摘要（2018 年版）

表 23-2　骨代谢标志物的最小有意义变化值

项目	分析方法	LSC/%(两倍日间变异)
骨形成标志物		
BALP	CLEIA	9.0
iP1NP	RIA	12.1
t-P1NP	ECLIA	14.4
骨吸收标志物		
DPD	EIA	23.5
s-NTX	EIA	16.3
u-NTX	EIA	27.3
s-CTX	EIA	23.2
s-CTX	ECLIA	27.0*
u-CTX	EIA	23.5
TRACP-5b	EIA	12.4

注：LSC. 最小有意义变化值，由日本骨质疏松学会根据不同项目两倍日间变异计算得到(基本原理：在 14 天的时间内，对 10 名绝经前健康志愿者的血液和尿液样本进行 5 次采集，并将样本冷冻至检测。所有样本在一个批次中同时检测获得日间变异)；*LSC 由试剂盒厂商提供。

BALP. 骨特异性碱性磷酸酶；iP1NP. 完整型Ⅰ型前胶原 N 端前肽；t-P1NP. 总Ⅰ型前胶原 N 端前肽；DPD. 脱氧吡啶啉；s-NTX. 血清Ⅰ型胶原交联 N 末端肽；u-NTX. 尿液Ⅰ型胶原交联 N 末端肽；s-CTX. 血清Ⅰ型胶原交联 C 末端肽；u-CTX. 尿液Ⅰ型胶原交联 C 末端肽；TRACP-5b. 抗酒石酸酸性磷酸酶 -5b；CLEIA. 化学发光酶免疫分析；RIA. 放射免疫分析；ECLIA. 电化学发光免疫分析；EIA. 酶免疫分析。

(苏真珍　罗俐梅)

第二十四章

恶性淋巴细胞增殖性疾病的实验诊断

恶性淋巴细胞增殖性疾病主要包括浆细胞瘤、恶性淋巴瘤、慢性淋巴细胞白血病、急性淋巴细胞白血病等，其疾病特征主要表现为机体淋巴细胞和/或浆细胞的异常增殖，可表现为骨质破坏、造血功能衰竭等特征。本章节将以浆细胞瘤中的多发性骨髓瘤、巨球蛋白血症和淀粉样轻链沉积病为例着重讲解常见单克隆增生恶性淋巴细胞增殖病的实验诊断路径。

一、多发性骨髓瘤实验诊断

多发性骨髓瘤（multiple myeloma，MM）是一种克隆性浆细胞异常增殖的恶性疾病，发病率位居血液系统肿瘤第二位。针对临床怀疑多发性骨髓瘤的患者，最常用的实验室筛查方法是血清蛋白电泳和免疫固定电泳，两种方法可分别对单克隆免疫球蛋白也称M蛋白（monoclonal immunoglobulin protein，M protein）进行定量和定性及分型分析，血清游离轻链定量和比率分析可提高多发性骨髓瘤的检出灵敏度，骨髓穿刺活检可以明确是否存在克隆性浆细胞，骨髓流式细胞术可进一步对克隆性浆细胞分型，骨髓细胞遗传学可提示多发性骨髓瘤进展风险，血常规、生化和影像学检查可发现多发性骨髓瘤相关的脏器受损，MM 的实验诊断路径及疾病分期等见图 24-1（见文末折页）。

二、华氏巨球蛋白血症实验诊断

华氏巨球蛋白血症（Waldenström macroglobulinemia，WM）/ 淋巴浆细胞性淋巴瘤（lymphoplasmacytic lymphoma，LPL）是临床上发病率较低的一种惰性非霍奇金淋巴瘤。WM 多发于老年人（60~75 岁），骨髓、淋巴结、脾脏均可受累。WM（IgM 型 LPL）占 LPL 的 90%~95%，仅小部分 LPL 患者分泌单克隆性 IgA、IgG、轻链，或者不分泌单克隆性免疫球蛋白（非 IgM 型 LPL）。WM 的临床表现主要是由淋巴浆细胞和血清 IgM 两部分造成的。淋巴浆细胞增殖和侵犯可以造成肝脾 / 淋巴结肿大、全血细胞减少，侵犯中枢引起的 Bing-Neel 综合征（宾 - 尼尔综合征）。针对有 WM 相关临床症状的患者，应进行血清蛋白电泳、免疫球蛋白定量、免疫固定电泳、骨髓活检、流式免疫分型及免疫组化等相关检查，用于鉴定单克隆 IgM 和诊断骨髓淋巴浆细胞浸润（图 24-2）。

三、系统性轻链型淀粉样变性的实验诊断

淀粉样变性（amyloidosis）是由于淀粉样蛋白沉积在细胞外基质，造成沉积部位组织和器官损伤的一组疾病，可累及包括肾脏、心脏、肝脏、皮肤软组织、外周神经、肺、腺体等多种器官及组织。系统性轻链型淀粉样变性（systemic light chain amyloidosis）简称 AL 型淀粉样变性，是临床最常见的一种系统性淀粉样变性。系统性 AL 型淀粉样变性典型特点是骨髓中单克隆性浆细胞数量减少，但是这类浆细胞产生的单克隆免疫球蛋白轻链发生错误折叠，形成淀粉样蛋白。此类患者临床表现为多器官受累，具有病情重、进展快、治疗困难、病死率高的特点（图 24-3）。

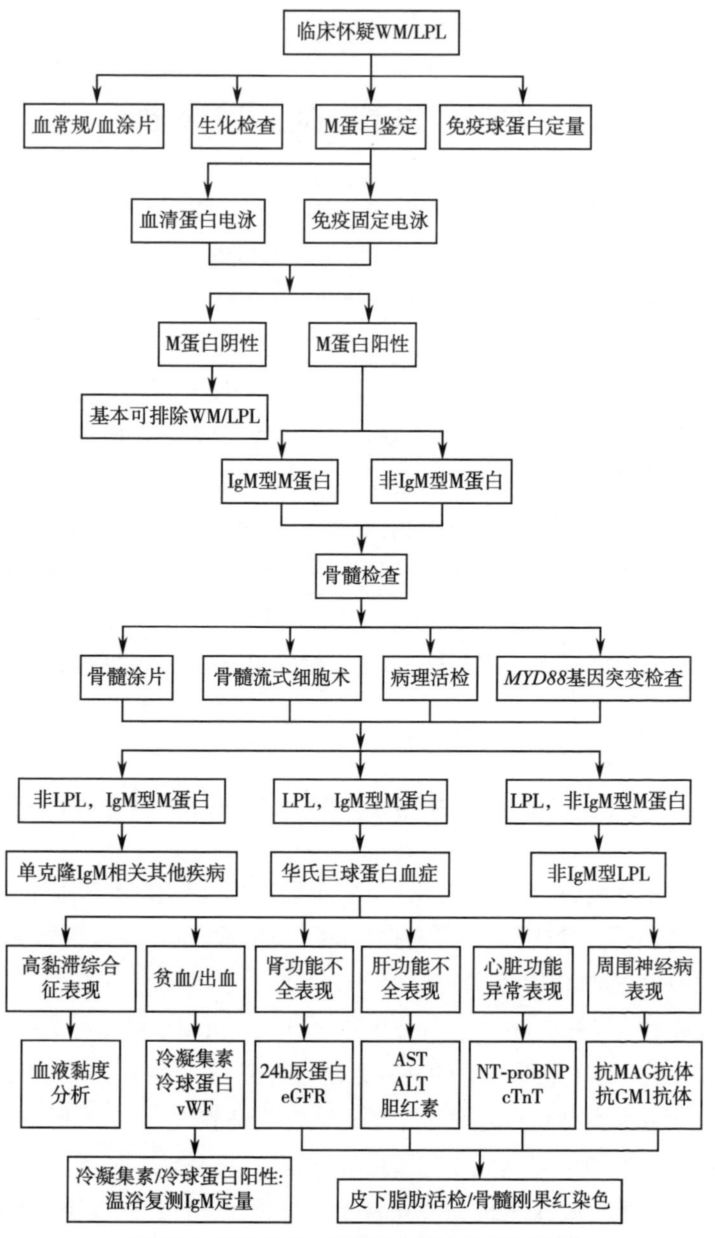

图 24-2 WM/LPL 诊断的实验室分析路径图

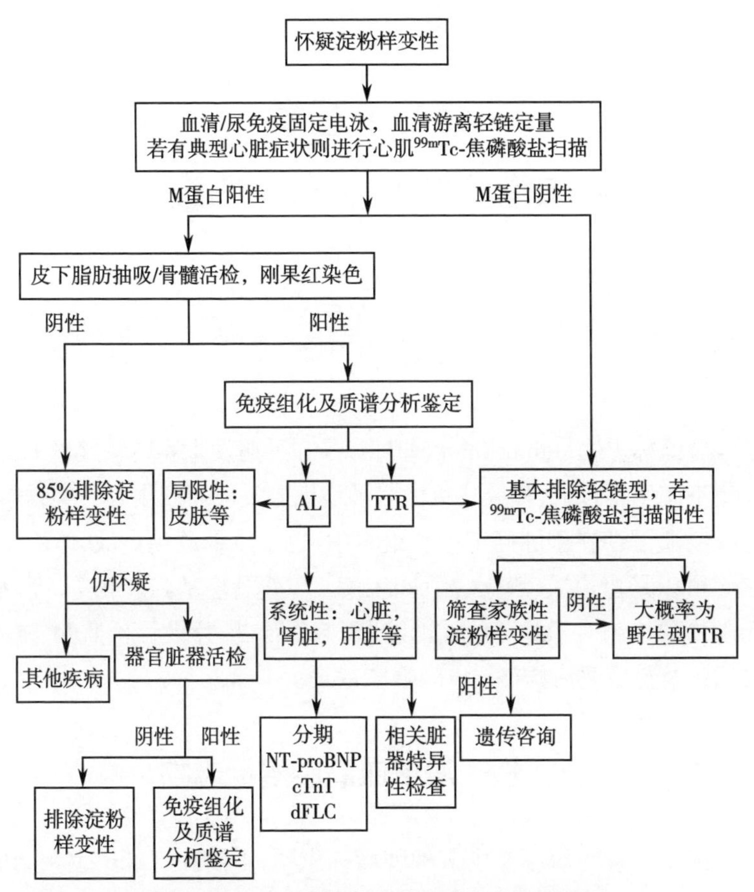

图 24-3　AL 型淀粉样变性实验室分析路径图

注：AL. 系统性轻链型淀粉样变性；TTR. 野生型甲状腺素运载蛋白；NT-proBNP：N 端脑钠肽前体；cTnT：心肌肌钙蛋白 T；dFLC：受累轻链和未受累轻链之间的差值。

（严　琳　蔡　蓓　冯伟华）

第二十五章
临床常见肿瘤标志物的应用

肿瘤标志物(tumor marker,TM)是在肿瘤发生和增殖过程中,由肿瘤细胞生物合成、释放或机体对肿瘤细胞反应而产生的一类物质,这些物质可存在于肿瘤细胞和组织中,也可以释放到血液、体液中。它们可以是蛋白质、激素、酶(同工酶)、多胺及癌基因产物等。肿瘤标志物的检测对于肿瘤的辅助诊断、鉴别诊断、疗效评价监测、复发监测以及预后评估具有一定的临床意义。

一、临床常用血清肿瘤标志物

由于一种肿瘤可产生多种肿瘤标志物,不同肿瘤可产生相同的肿瘤标志物,加之大部分单一肿瘤标志物的敏感性、特异性都较低,因此肿瘤标志物作为肿瘤早期诊断及健康体检筛查指标的价值有限,应用中提倡多种肿瘤标志物联合检测,可根据肿瘤类型,选择具有相关互补关系的肿瘤标志物进行联合检测以提高检测的敏感性和特异性(表 25-1,表 25-2)。

表 25-1　临床常用肿瘤标志物组合

肿瘤标志物组合	肿瘤类型
AFP、CEA、铁蛋白、DCP	肝癌
CEA、CA50、CA242、CA19-9、CA72-4	结直肠癌
NSE、proGPR	小细胞肺癌
CYFRA21-1、CEA、SCC	非小细胞肺癌
CA19-9、CA125、CEA、CA50、CA242	胰腺癌
CA72-4、CEA、CA19-9	胃癌
CEA、SCC	食管癌
CEA、SCC、EBV	鼻咽癌
CA125、CEA、HE4	卵巢癌
SCC、CEA	宫颈癌
CA15-3、CEA	乳腺癌
PSA、fPSA	前列腺癌

注：AFP. 甲胎蛋白；CEA. 癌胚抗原；DCP. 脱 γ 羧基凝血酶原；CA50. 糖类抗原 50；CA242. 糖类抗原 242；CA19-9. 糖类抗原 19-9；CA72-4. 糖类抗原 72-4；NSE. 神经元特异性烯醇化酶；CYFRA21-1. 细胞角蛋白片段 21-1；proGRP. 胃泌素释放肽前体；SCC. 鳞状细胞癌抗原；CA125. 糖类抗原 125；EBV. EB 病毒；HE4. 人附睾分泌蛋白 4；PSA. 前列腺特异性抗原；fPSA. 游离前列腺特异性抗原。

表 25-2　常用临床肿瘤标志物的临床应用评价

常用肿瘤标志物	常见增高的非恶性疾病	肿瘤辅助诊断价值
AFP［参考范围：≤7ng/mL（成年人）］	轻度：自身免疫性疾病 中度：肝胆管性疾病 重度：怀孕，新生儿，各种肝病（<100ng/mL），遗传性高酪氨酸血症，失调性毛细血管扩张症	肝细胞癌症，睾丸或卵巢生殖细胞肿瘤，胃癌

续表

常用肿瘤标志物	常见增高的非恶性疾病	肿瘤辅助诊断价值
CEA(参考范围：≤5ng/mL)	轻度：5%吸烟者，多种良性疾病患者(<15ng/mL) 中度：肝病，肾功能衰竭，溃疡性结肠炎，克罗恩病(<25ng/mL)	上皮细胞肿瘤，特别是胃肠上皮细胞肿瘤，甲状腺髓样癌，乳腺癌，肺癌
CA125(参考范围：男≤24U/mL；女18~49岁者≤47U/mL；女≥50岁者≤25U/mL)	轻度：排卵峰值期，月经期间，肺部感染，慢性阻塞性肺疾病(<100U/mL)，肾病综合征 妇科疾病：囊肿，肌瘤，子宫内膜异位(<200U/mL) 中度：肝病，肾功能衰竭(<300U/mL)，怀孕(羊水浓度) 重度：体液滞留，浆膜腔积液(<1 000U/mL)，尤其是感染或肿瘤	卵巢肿瘤，肺部肿瘤，子宫内膜肿瘤
CA15-3(参考范围：≤24U/mL)	轻度：G-CSF(粒细胞集落刺激因子)治疗，肺部感染，自身免疫性疾病，卵巢囊肿(<100U/mL) 中度：肾功能衰竭，肝病 重度：巨细胞贫血(维生素 B_{12} 缺乏)	乳腺癌，卵巢癌，非小细胞肺癌和淋巴瘤
CA19-9(参考范围：≤30U/mL)	轻度：良性肺病 中度：胃肠疾病，子宫内膜异位症，卵巢囊肿，肝病，肾功能衰竭(<400U/mL) 重度：胰腺炎，胆汁淤积(<1 000U/mL)，黏液囊肿或支气管扩张(<500U/mL)	消化道肿瘤(特别是胰腺癌)，黏液癌和未分化卵巢癌
CYFRA21-1(参考范围：<3.3ng/mL)	轻度：多种急性或慢性疾病，渗出物浓度<7ng/mL 中度：系统性皮肤病(如天疱疮，银屑病)，肝病(<15ng/mL) 重度：肝硬化，肾衰(<20ng/mL)	上皮性肿瘤，间皮瘤，一些淋巴瘤和肉瘤
NSE(参考范围：<20.4ng/mL)	轻度：肝病，神经病变 中度：肾功能衰竭 重度：脑出血，脑缺血，溶血	小细胞肺癌，良性肿瘤，神经母细胞瘤，肾母细胞瘤

续表

常用肿瘤标志物	常见增高的非恶性疾病	肿瘤辅助诊断价值
PSA(参考范围:18~59 岁者<3ng/mL;≥60 岁者<4ng/mL)	轻度:前列腺病,肾功能衰竭 中度:前列腺增生(尤其是伴有尿潴留) 重度:前列腺炎	前列腺癌
HE4(参考范围:女 40 岁以下者<60.5pmol/L;40~49 岁者<76.2pmol/L;50~59岁者<74.3pmol/L;60~69 岁者<82.9pmol/L;≥70 岁:<104.0pmol/L)	轻度:肝病(<200pmol/L) 中度:渗出物(<450pmol/L) 重度:肾功能衰竭	卵巢腺癌,子宫内膜腺癌,肺腺癌
HER-2/neu(参考范围:<15ng/mL)	轻度:肾功能衰竭,妇科疾病或乳腺疾病(<20ng/mL) 中度:肝病(<30ng/mL)	乳腺癌,在前列腺和肺组织轻度增加
CA72-4(参考范围:<6U/mL)	轻度:疾病的急性进展期轻度升高,慢性阻塞性肺疾病 重度:非甾体抗炎药,皮质类固醇或奥美拉唑治疗	胃肠道肿瘤,卵巢肿瘤,肺癌
β2-mG 参考范围:<2.3mg/L)	轻度:慢性肝病,感染,脑部病变 中度:自身免疫性疾病 重度:肾衰	淋巴瘤,骨髓瘤
HCG(参考范围:<2U/mL)	轻度:自身免疫性疾病,吸食大麻 中度:肾衰 重度:怀孕	滋养层肿瘤,睾丸和卵巢生殖细胞肿瘤(非精原细胞瘤)

续表

常用肿瘤标志物	常见增高的非恶性疾病	肿瘤辅助诊断价值
SCC(参考范围:<2.7ng/mL)	轻度:5%~10% 肺部疾病或肝病(<4ng/mL) 重度:肾功能衰竭,天疱疮,银屑病,湿疹	鳞状细胞癌
S-100(参考范围:<0.2ng/mL)	轻度:肝病,自身免疫性疾病 重度:肾功能衰竭,脑部坏死性病变	恶性黑色素瘤
proGRP(参考范围:<65.7pg/mL)	轻度:慢性疾病(<80pg/mL) 中度:肝病(<100pg/mL) 重度:肾功能衰竭(<350pg/mL)	小细胞肺癌,良性肿瘤,神经母细胞瘤,肾母细胞瘤

注:血清肿瘤标志物检测的参考区间可因方法、仪器、试剂不同而有不同,因此,各实验室应根据试剂说明书和临床实践建立自己的参考区间。

二、肝癌常用肿瘤标志物

原发性肝癌在恶性肿瘤相关死亡中仅次于肺癌,主要包括肝细胞癌(hepatocellular carcinoma,HCC)占 85%~90%、肝内胆管癌(intrahepatic cholangiocarcinoma,ICC)和 HCC-ICC 混合型。目前可供临床选择的肝癌相关血清肿瘤标志物除了甲胎蛋白,还包括异常凝血酶原(DCP)、甲胎蛋白异质体、α-L- 岩藻糖苷酶(AFU)、铁蛋白、糖类抗原 19-9 等多种相关血清标志物用于肝癌筛查、疗效判断、复发监测。AFP 对转移性肝癌的诊断效果较差,可结合 CEA 等其他肿瘤标志物以提高诊断效果(图 25-1)。

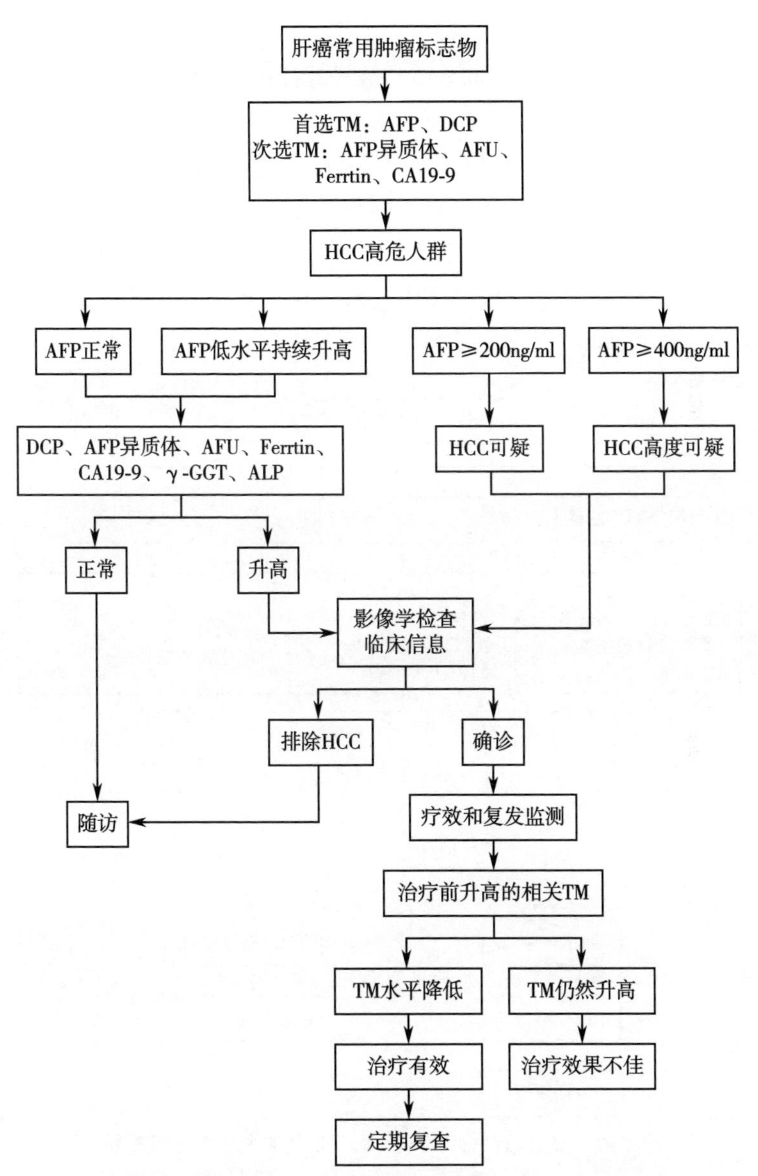

图 25-1　肝癌诊断、疗效及预后评估的实验室分析路径图

三、肺癌常用肿瘤标志物

肺癌是我国死亡率最高的恶性肿瘤。按照组织学分类将肺癌分为小细胞肺癌（SCLC）和非小细胞肺癌（NSCLC）。目前常用的肺癌肿瘤标志物包括NSE、CYFRA21-1、SCC、CEA、proGRP、CA125、CA19-9、CA153等。临床应用中需针对不同组织类型肺癌合理选择肿瘤标志物检测辅助临床诊断（图25-2）。

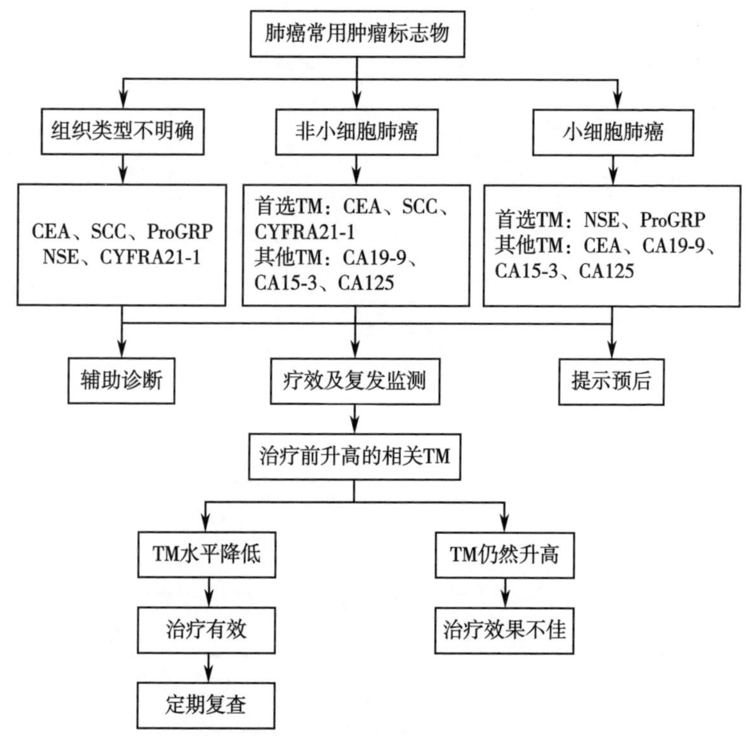

图25-2 肺癌诊断、疗效及预后评估的实验室分析路径图

四、胃癌常用肿瘤标志物

临床常用的胃癌相关血清肿瘤标志物包括 CA72-4、CEA、CA19-9、CA125、CA242、胃蛋白酶原(pepsinogen,PG)和人表皮生长因子受体 2 等。除了近年来提出的 PG 可作为辅助胃癌早期诊断的较好指标,其他常用的胃癌相关肿瘤标志物对早期胃癌检出的敏感性低于 35%,限制了其在胃癌筛查和早期诊断中的价值。由于这些肿瘤标志物的敏感性与特异性均较低,选择联合检测可提高检测的敏感性与特异性,因此提倡胃癌相关肿瘤标志物的联合检测,有利于动态监测肿瘤发生发展,评估临床疗效和患者的预后(图 25-3)。

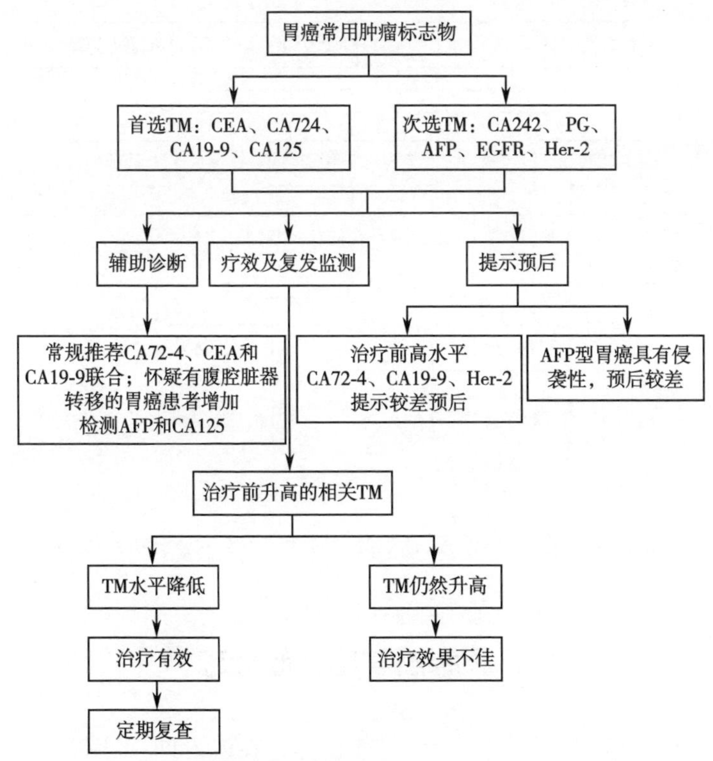

图 25-3　胃癌诊断、疗效及预后评估的实验室分析路径图

五、结直肠癌常用肿瘤标志物

结直肠癌患者在诊断、治疗前、评价疗效、随访时常用的血清肿瘤标志物包括 CEA、CA19-9、CA72-4、CA50、CA242 等。这些血清肿瘤标志物均为结直肠癌相关标志物而不是特异性标志物，单项检测的敏感性和特异性均有限，建议进行联合检测以提高诊断效能。其检测结果更多用于治疗效果与肿瘤生长监测的评估（图 25-4）。

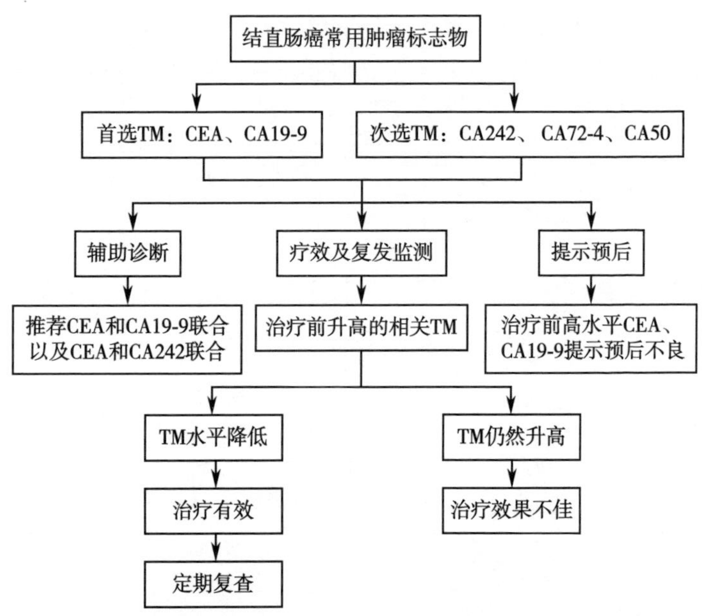

图 25-4　结直肠癌诊断、疗效及预后评估的实验室分析路径图

六、胰腺癌常用肿瘤标志物

胰腺癌隐匿性很强，发现时往往已是晚期，目前可用于胰腺癌

的血清肿瘤标志物包括CA19-9、CA242、CA50、CA125、CEA、DU-PAN-2抗原、胰岛淀粉多肽(islet amyloid polypeptide,IAPP)、组织多肽抗原(TPA)和组织多肽特异性抗原(TPS)等,其中最常用的是CA19-9。选择联合检测可提高检测的敏感性与特异性,其检测结果更多用于治疗效果与肿瘤生长监测的评估(图25-5)。

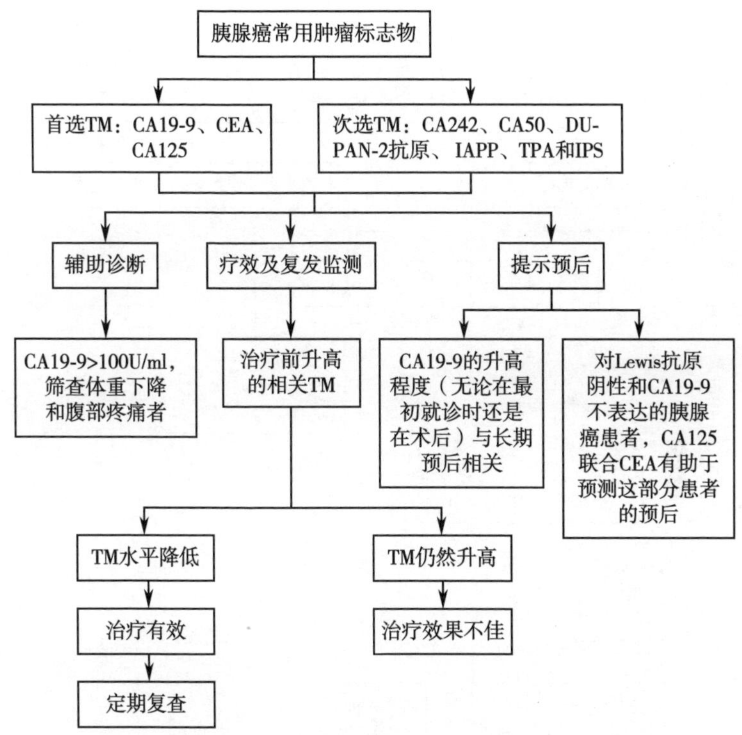

图25-5　胰腺癌诊断、疗效及预后评估的实验室分析路径图

七、前列腺癌常用肿瘤标志物

前列腺癌是男性生殖系统最常见的恶性肿瘤,用于前列腺癌辅助诊断的标志物有PSA、fPSA、p2PSA、PSMA、PCA-3以及PSA的衍生指标 PSAD、PSAV、PSADT、%fPSA、PHI 等。尽管前列腺癌的新肿瘤标志物日益增多,但在前列腺癌分期及预后评估、疗效判断、复发监测中 PSA 仍是目前最理想的血清肿瘤标志物之一。目前已推荐在 45 岁以上男性每年进行一次直肠指检结合 PSA 水平检测的前列腺癌筛查(图 25-6)。

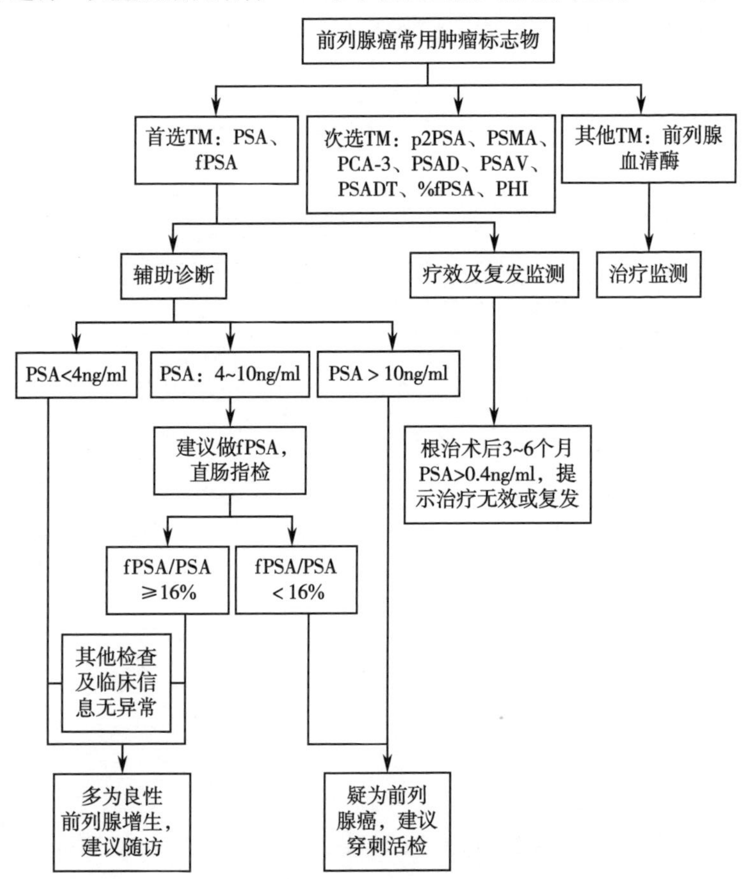

图 25-6 前列腺癌临床诊断和疗效评估的实验室分析路径图

注：TM. 肿瘤标志物；PSA. 前列腺特异性抗原；fPSA. 游离前列腺特异性抗原；%fPSA. 游离前列腺特异性抗原占总前列腺特异性抗原比例；PSAD. 前列腺特异性抗原密度；PSAV. 前列腺特异性抗原产生速率；PSADT. 前列腺特异性抗原倍增时间；p2PSA. 前列腺特异性抗原同源异构体；PSMA. 前列腺特异性膜抗原；PCA-3. 长链非编码 RNA 前列腺癌抗原 -3；PHI. 前列腺健康指数。

八、乳腺癌常用肿瘤标志物

乳腺癌是妇女中最常见恶性肿瘤，目前没有相关肿瘤标志物能用于乳腺癌的早期诊断。乳腺癌相关的血清肿瘤标志物最常用的是 CA15-3、CEA，其他还包括 CA125、CYFRA21-1、TPS、血管内皮生长因子(VEGF)、人表皮生长因子受体 2(human epidermal growth factor receptor 2，HER-2)蛋白、雌激素受体(estrogen receptor，ER)、孕激素受体(progesterone receptor，PR)等。美国 FDA 推荐检测 ER、PR 和 HER-2 水平来指导乳腺癌患者治疗方案的选择、调整及病情观察(图 25-7)。

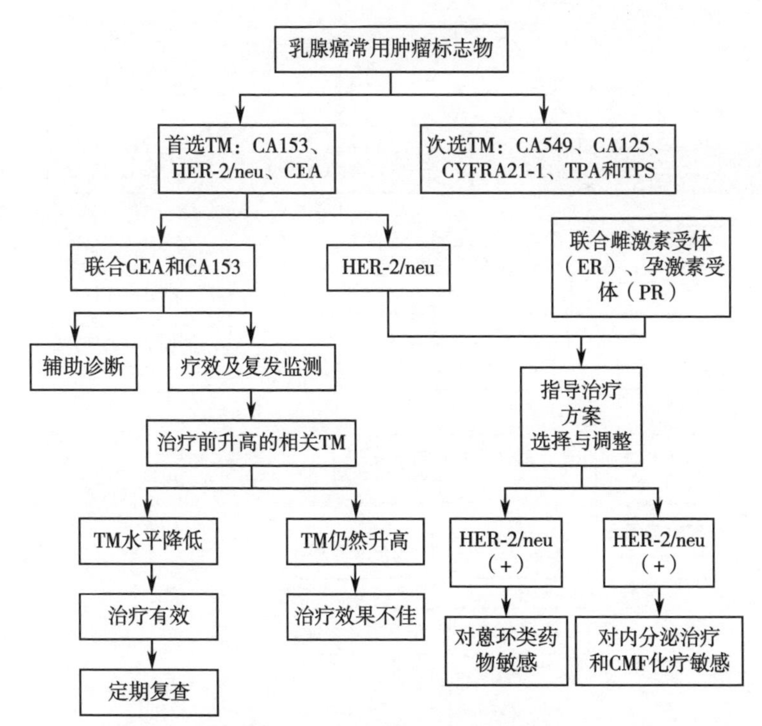

图 25-7　乳腺癌诊断、疗效及预后评估的实验室分析路径图

九、卵巢癌常用肿瘤标志物

卵巢癌根据组织学分类最常见的是上皮来源的肿瘤类型，目前常用的卵巢癌肿瘤标志物大多数也是与卵巢上皮癌密切相关，包括CA125、HE4、CA19-9、CEA、CA72-4、AFP和β-HCG等。HE4是新近用于临床的肿瘤标志物，可用于卵巢癌早期诊断，其单项检测的敏感性和特异性分别为73%和95%，在鉴别诊断卵巢良恶性肿瘤的价值优于CA125。其他肿瘤标志物建议选择联合检测以提高检测的敏感性与特异性，其检测结果多用于治疗效果与肿瘤生长监测的评估（图25-8）。

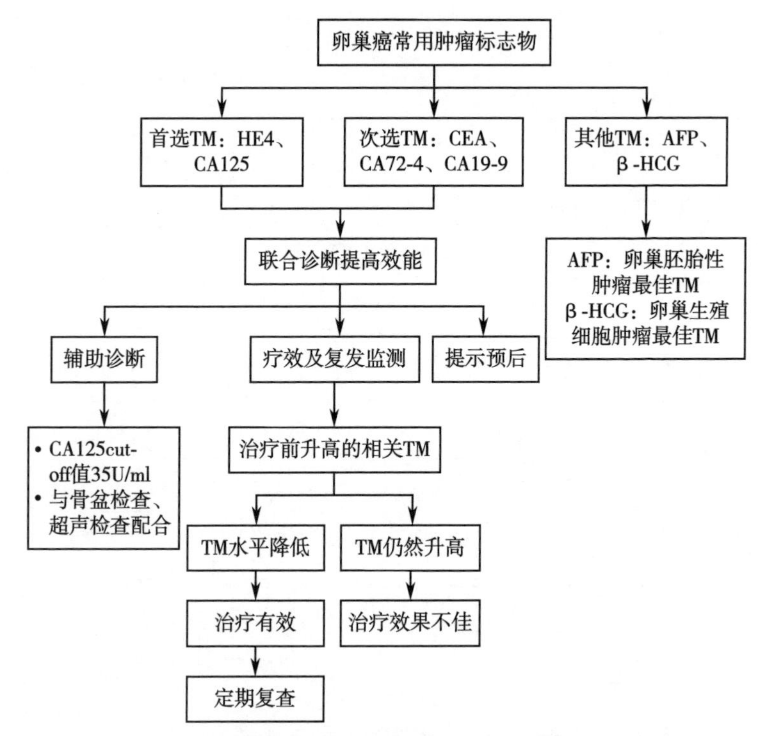

图25-8 卵巢癌诊断、疗效及预后评估的实验室分析路径图

十、宫颈癌常用肿瘤标志物

宫颈癌的隐匿性很强，发现时往往已是晚期，鳞状细胞癌是宫颈癌的主要类型，目前鳞状细胞癌抗原（SCC）是最常用的检测宫颈鳞状细胞癌病程和疗效的肿瘤标志物，与 CEA、CYFRA21-1 等联合应用可提高监测敏感性。宫颈腺癌，CEA、CA153、CA125、CA50 等具有较好敏感性。建议选择联合检测以提高检测的敏感性与特异性，其检测结果多用于治疗效果与肿瘤生长监测的评估（图 25-9）。

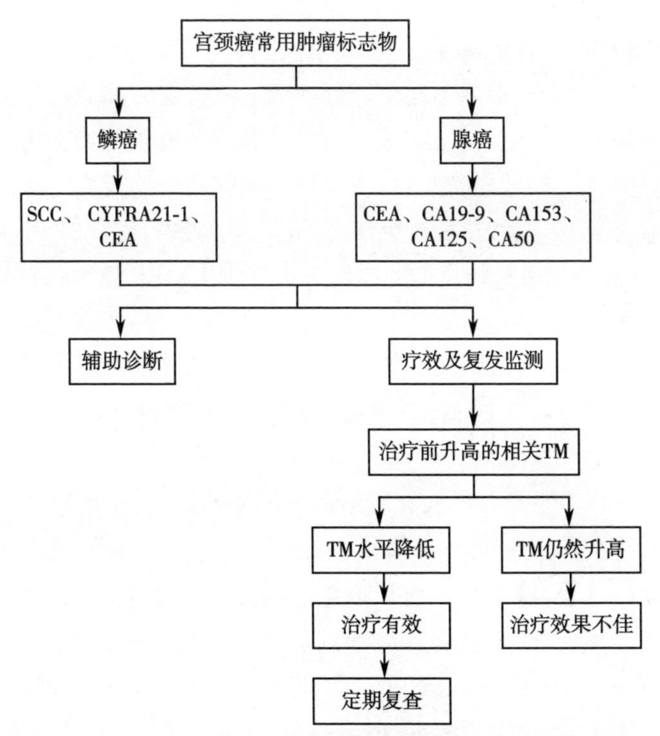

图 25-9 宫颈癌诊断、疗效及预后评估的实验室分析路径图

（苗 强 白杨娟 张君龙）

第二十六章

恶性肿瘤个体化治疗的分子诊断

肿瘤的个体化治疗是根据不同个体遗传特征与药物遗传学和药物基因组学特点,采用不同个体最佳的治疗方案。随着药物遗传学和药物基因组学在肿瘤治疗药物作用机制等方面的研究获得突破性进展,针对特定基因的靶向药物对肿瘤细胞的杀伤效应与特定基因的表达或基因突变(或多态性)显著相关。通过对这些药物相关靶基因的检测,临床可选择合适的药物进行个体化治疗,预测肿瘤药物的治疗疗效。

一、肺癌个体化治疗的分子诊断

肺癌是人类发病率和死亡率最高的恶性肿瘤,全世界每年肺癌发生超过150万例,我国是肺癌的高发国家之一。靶向药在肺癌的治疗领域已成为继手术、放化疗之后的又一重要手段。其中,表皮生长因子受体酪氨酸激酶抑制剂(epidermal growth factor receptor tyrosine kinase inhibitor,EGFR TKI)是临床应用最成熟的靶向药物,包括一代TKI,如吉非替尼、厄洛替尼、埃克替尼,二代TKI阿法替尼,以及三代TKI如奥希替尼等。大量靶向药相关基因被发现,通过分子诊断检测肺癌靶向药物相关基因,可帮助临床医生制定肺癌患者的个体化诊疗方案、预测治疗效果(图 26-1)。

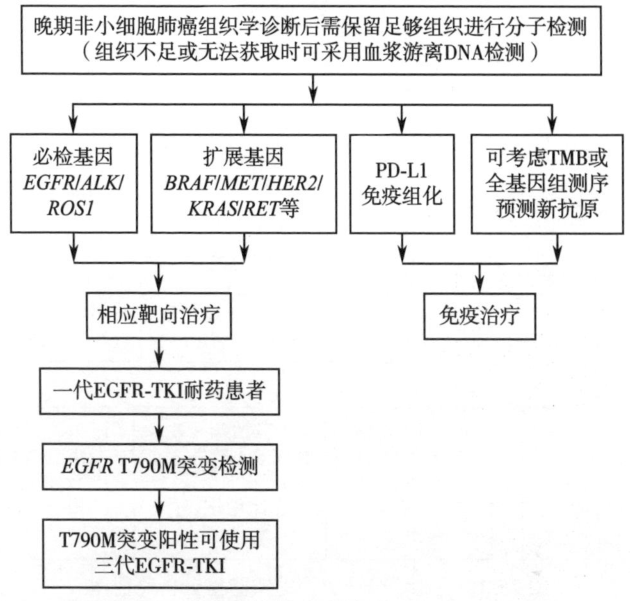

图 26-1　肺癌个体化治疗的实验室分析路径图

二、乳腺癌个体化治疗的分子诊断

乳腺癌的发病率在我国以每年 3%~4% 的增长率急剧增加,已成为我国上升幅度最快的恶性肿瘤之一。乳腺癌是一类在分子水平上具有高度异质性的疾病,即使是组织形态学、临床分期和激素受体状态都相同的乳腺癌患者,其分子遗传学特征也可不相同,从而导致肿瘤治疗疗效及预后仍存在很大差异,因此对乳腺癌患者进行个体化治疗显得尤为重要。通过分子分型特点筛选适合内分泌、靶向及免疫治疗的患者,预测乳腺癌复发和转移风险,更准确地制定治疗策略(图 26-2,图 26-3)。

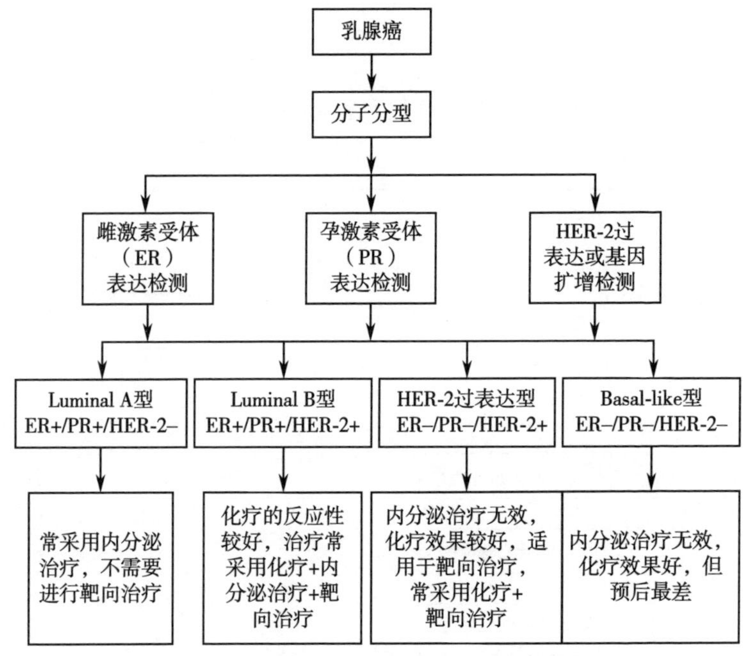

图 26-2　乳腺癌分子分型的实验室分析路径图

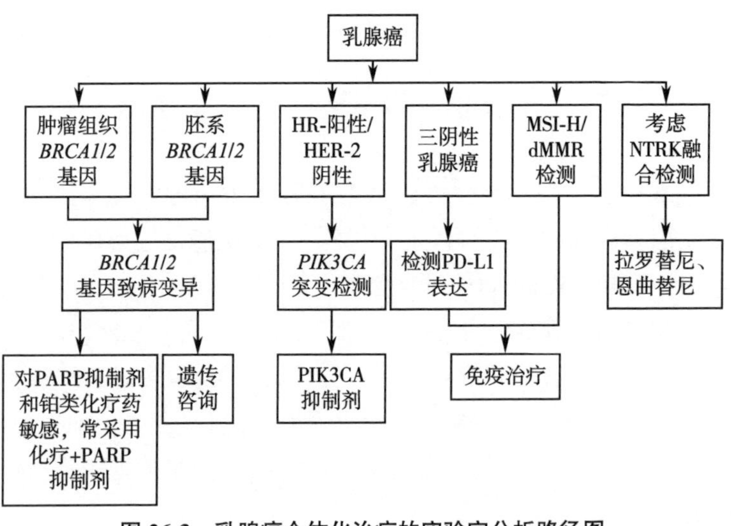

图 26-3　乳腺癌个体化治疗的实验室分析路径图

三、结直肠癌个体化治疗的分子诊断

结直肠癌在全球的发病率呈逐年上升趋势。KRAS 是第一个可以预测晚期转移性结直肠癌患者是否从靶向治疗药物西妥昔单抗中获益的生物标志物。肿瘤靶向药物相关基因检测可以预测抗肿瘤药物的疗效，辅助判断患者的预后，为不同的结直肠癌患者选择最合适的抗肿瘤药物，已成为结直肠癌治疗中提高疗效、减少不良反应和经济负担的重要手段（图 26-4）。

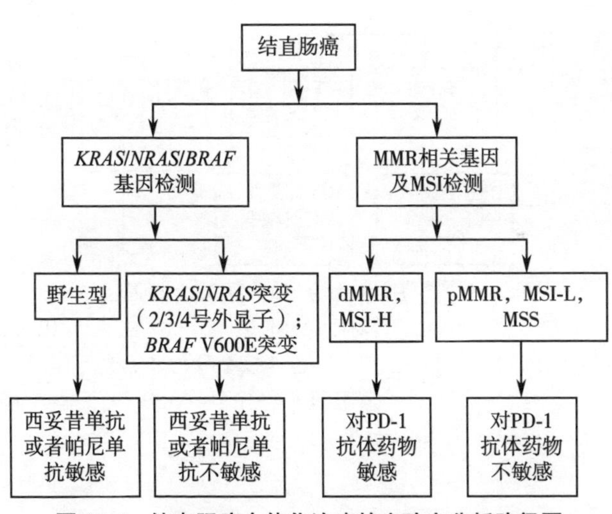

图 26-4　结直肠癌个体化治疗的实验室分析路径图

四、胃癌个体化治疗的分子诊断

胃癌是全球第四大常见恶性肿瘤，死亡率位列恶性肿瘤第三位。亚洲地区发病率依然很高。针对胃癌发生、发展分子机制的深入研究，胃癌的分子靶向治疗逐渐崭露头角，2009 年 ToGA 试验的成功，

2012年赫赛汀(曲妥珠单抗)在HER-2阳性胃癌中的正式获批宣告我国胃癌治疗进入分子靶向时代,更多患者将从中获益(图26-5)。

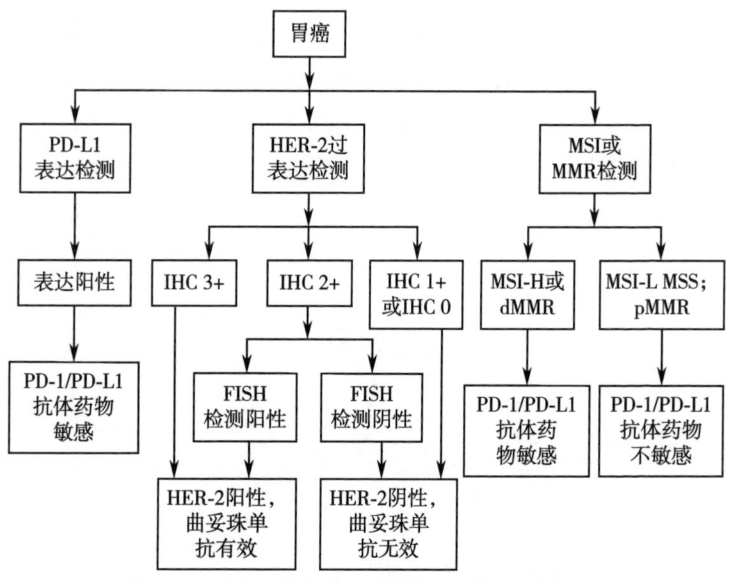

图26-5 胃癌个体化治疗的实验室分析路径图

注:HER2.人类表皮生长因子受体2;MSI.微卫星不稳定;MMR.错配修复;IHC.免疫组织化学技术;FISH.常规染色体核型分析及荧光原位杂交;MSI-H.高微卫星不稳定性;MSI-L.低微卫星不稳定性;MSS.微卫星稳定;pMMR.MMR表达正常;dMMR.MMR表达缺失。

五、胃肠道间质瘤个体化治疗的分子诊断

胃肠道间质瘤(gastrointestinal stromal tumor,GIST)是一类起源于胃肠道间叶组织的肿瘤,是最常见的消化道间叶肿瘤。80%以上的胃肠道间质肿瘤都有*KIT*或者*PDGFRA*的突变,针对这些基因突变的酪氨酸激酶抑制剂的成功研发应用,使GIST成为肿瘤个体化治疗的典范。根据发生突变的基因位点不同,临床对酪氨酸激酶抑

制剂的选择、诊疗反应和预后也不同,基因突变检测在胃肠道间质肿瘤的个体化诊治过程中是至关重要的(图 26-6)。

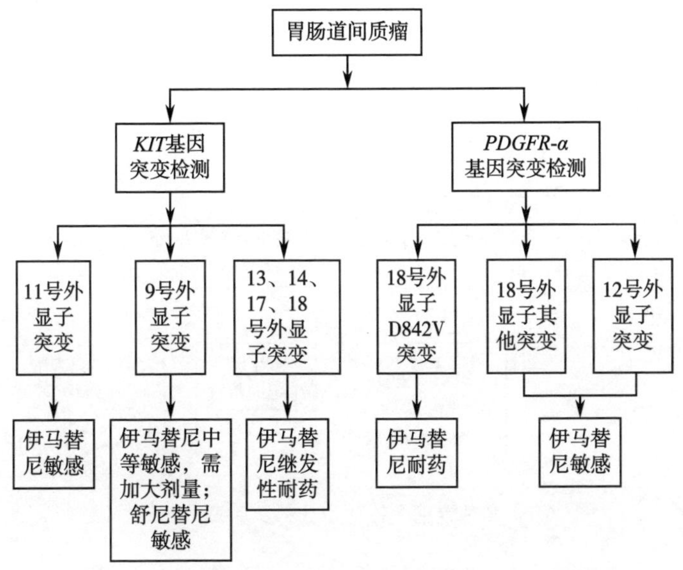

图 26-6 胃肠道间质瘤个体化治疗的实验室分析路径图

六、黑色素瘤个体化治疗的分子诊断

黑色素瘤是一类起源于黑色素细胞的高度恶性肿瘤,可发生于全身皮肤、黏膜、葡萄膜、脉络膜等不同部位或组织。随着基因检测、新型化疗、靶向药物及免疫治疗药物的出现,黑色素瘤的临床诊疗有了极大改变。分子诊断也在黑色素瘤的治疗中扮演着重要角色,除了协助诊断,还可明确基因突变位点,了解特异性遗传学改变,为黑色素瘤患者的个体化治疗提供重要指导(图 26-7)。

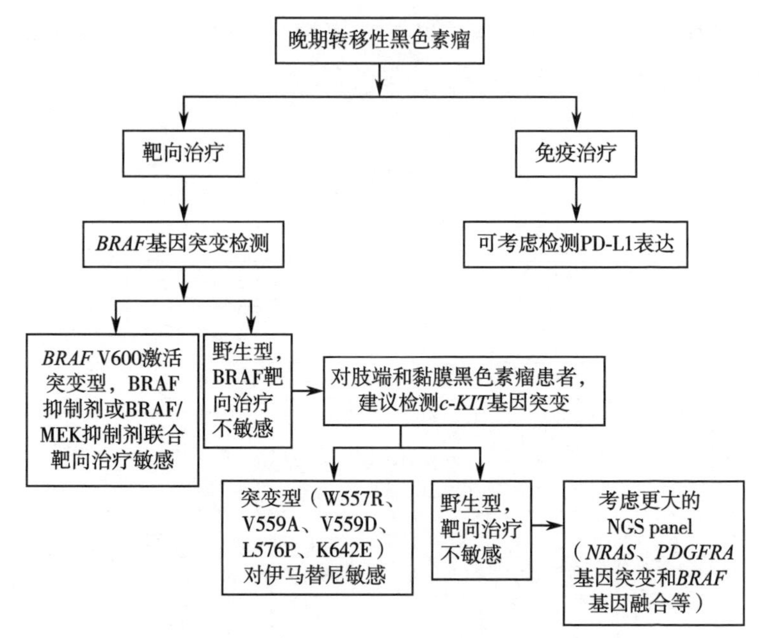

图 26-7 黑色素瘤个体化治疗的实验室分析路径图

七、卵巢癌个体化治疗的分子诊断

卵巢癌是妇科恶性肿瘤中死亡率最高的恶性肿瘤之一，其发病率仅次于宫颈癌和子宫内膜癌，位居第三，且复发率高。PARP 抑制剂奥拉帕尼的疗效与 *BRCA1/2* 基因突变检测密切相关。对卵巢癌患者血液或组织进行 *BRCA* 突变检测将有助于更好地判断预后，选择靶向药物和化疗方案，对家族遗传史患者亲属的患病风险进行评估，帮助医师根据患者的基因状态来选取更精准的治疗方案(图 26-8)。

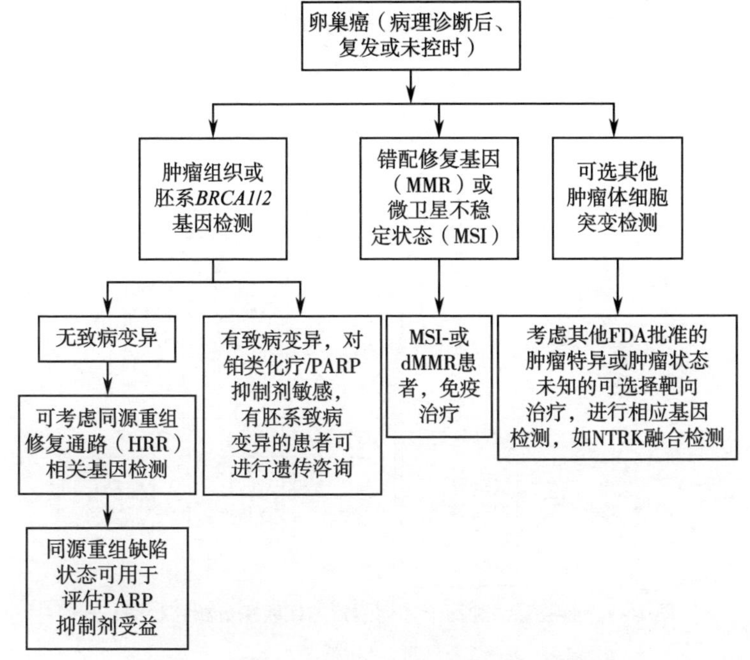

图 26-8　卵巢癌个体化治疗的实验室分析路径图

八、血液恶性肿瘤个体化治疗的分子诊断

白血病是一种严重危害人类生命健康的血液系统恶性肿瘤。随着对白血病发病机制相关分子生物学改变的研究深入，基于疾病分子学或细胞遗传学特征的个体化治疗手段逐步走进白血病的治疗领域中，分子诊断成为了实现个体化治疗不可或缺的工具（图 26-9，图 26-10，表 26-1，表 26-2）。

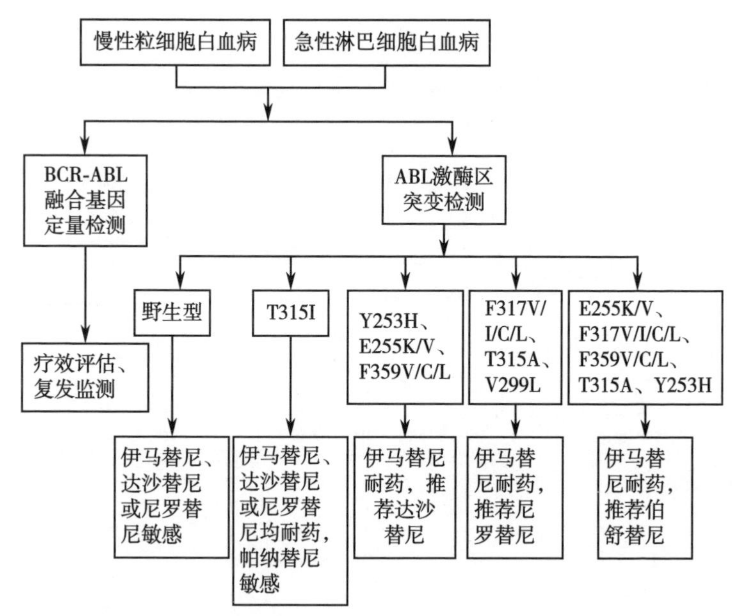

图 26-9 血液恶性肿瘤个体化治疗的实验室分析路径图(一)

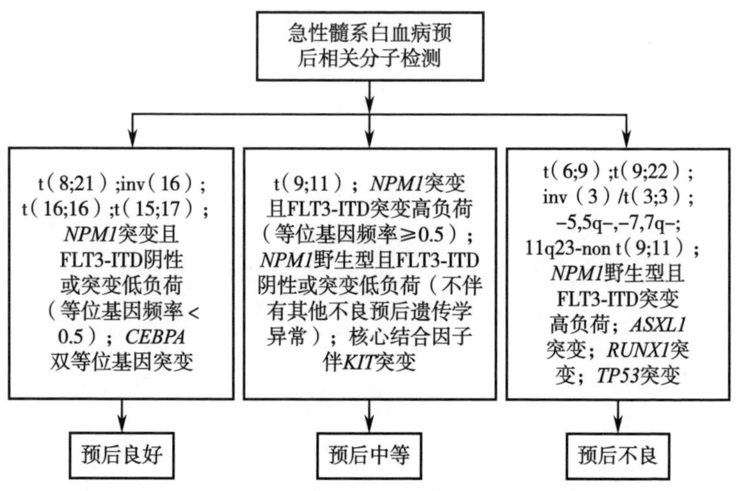

图 26-10 血液恶性肿瘤个体化治疗的实验室分析路径图(二)

表 26-1　ABL 激酶区突变与用药推荐

基因突变	治疗
Y253H、E255K/V、F359V/C/L	达沙替尼
F317V/I/C/L、T315A、V299L	尼洛替尼
E255K/V、F317V/I/C/L、F359V/C/L、T315A、Y253H	伯舒替尼
T315I	帕纳替尼、高三尖杉酯碱、异基因造血干细胞移植或其他临床试验

表 26-2　基于细胞遗传学和分子学异常的急性髓系白血病危险度分层

分层	细胞遗传学（核心结合因子）	分子学异常
预后良好	t(8; 21); inv(16); t(16; 16); t(15; 17)	*NPM1* 突变且 FLT3-ITD 阴性或突变低负荷(突变丰度<0.5); *CEBPA* 双等位基因突变
预后中等	t(9; 11)	*NPM1* 突变且 FLT3-ITD 突变高负荷(突变丰度 ≥0.5); *NPM1* 野生型且 FLT3-ITD 阴性或突变低负荷(不伴有其他不良预后遗传学异常); 核心结合因子伴 *KIT* 突变
预后不良	t(6; 9); t(9; 22); inv(3)/t(3; 3); −5, 5q−, −7, 7q−; 11q23-non t(9; 11)	*NPM1* 野生型且 FLT3-ITD 突变高负荷; *ASXL1* 突变; *RUNX1* 突变; *TP53* 突变

（陶昕彤　周　娟　应斌武）

第二十七章
药物代谢相关基因的分子诊断

越来越多的证据表明，不同个体间由于遗传背景的不同，对药物应答及毒副反应表现迥异。在临床诊疗中，可以运用对个体的药物代谢基因分型检测，指导临床合理化用药，实现个体化的精准医疗。

一、药物基因组学概论

药物基因组学（pharmacogenomics，PGx），源于药理学（pharmacology）和基因组学（genomics）的结合。药物代谢基因组学是涉及药物在体内代谢以及个体基因组应答相关工作的统称，是研究若干基因变异或个体差异如何影响体内药物代谢的学科。临床药物基因组学的作用旨在根据患者的药物代谢遗传基因类型，探寻优化的药物治疗方案，以期达到最佳的药物疗效和最小的药物毒副作用。

二、心脑血管系统疾病常用药物基因检测与临床应用

心血管疾病治疗常用药物的特点是用药剂量小但药效作用大。

很多症状相同的心血管疾病患者采用相同药物、相同剂量的治疗时，不同遗传背景人群中的药物疗效及药物代谢不良反应不同，这是因为个体间药物代谢及药物作用靶点相关基因存在差异而导致。因此，在用药选择前对患者进行有关药物代谢基因的检测分析，将有助于实现患者的合理用药。

（一）抗凝类药物

1. **华法林药物代谢相关基因**　华法林是香豆素类抗凝剂的一种，在体内通过抑制维生素 K 在肝脏细胞内合成凝血因子 F Ⅱ、F Ⅶ、F Ⅸ、F Ⅹ，从而发挥抗凝作用，常用于治疗和预防血栓栓塞性疾病。由于华法林治疗窗窄（有效治疗浓度 2.2μg/mL ± 0.4μg/mL），不同个体间药物效应差异大，药物起效和失效缓慢。华法林主要代谢酶细胞色素 P4502C9（CYP2C9）的基因变异与华法林药效有关，华法林作用靶点维生素 K 环氧化物还原酶复合体（VKORC）与华法林剂量相关。大量研究证明在不同种族、不同地域的人群中，华法林的药代动力学和药效学与 CYP2C9 和 VKORC1（维生素 K 环氧化物还原酶复合物 1 亚单位）有着显著相关性。基于此原因，2010 年美国食品药品监督管理局（FDA）建议在给出该药处方前，应对 *CYP2C9*/*VKORC1* 基因进行检测（图 27-1，表 27-1）。

表 27-1　华法林药物基因检测初始剂量初步估算简表

单位：mg/d

基因		*CYP2C9*3*（1075A＞C）		
		AA	**AC**	**CC**
VKORC1（1639G>A）	GG	5.0~7.0	3.0~4.0	0.5~2.0
	GA	5.0~7.0	3.0~4.0	0.5~2.0
	AA	3.0~4.0	0.5~2.0	0.5~2.0

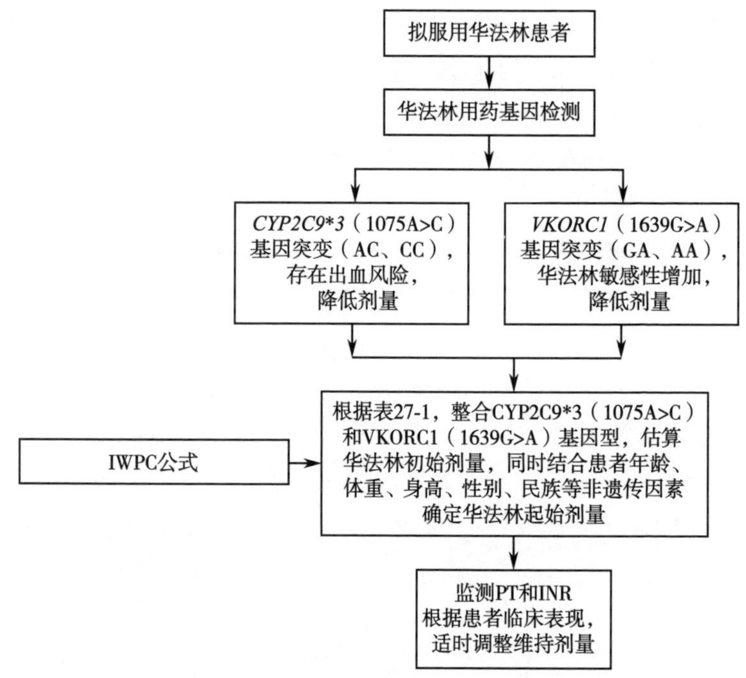

图 27-1　华法林用药基因检测实验室分析路径图

2. **阿司匹林药物代谢相关基因**　阿司匹林药物疗效存在明显个体差异，规律服用治疗剂量阿司匹林，仍不能有效抑制血小板活性，出现心脑血管事件，称为阿司匹林抵抗，发生率 8%~60% 不等。研究认为基因多态性在阿司匹林抵抗和不良反应发生中起着重要作用。与阿司匹林抗血小板药效相关的基因包括 *GPIIIaPIA2*、*PEAR1*、*PTGS1*、*GP1BA*。与阿司匹林不良反应相关的基因位点是 *GSTP1*、*LTC4S*（图 27-2，表 27-2）。

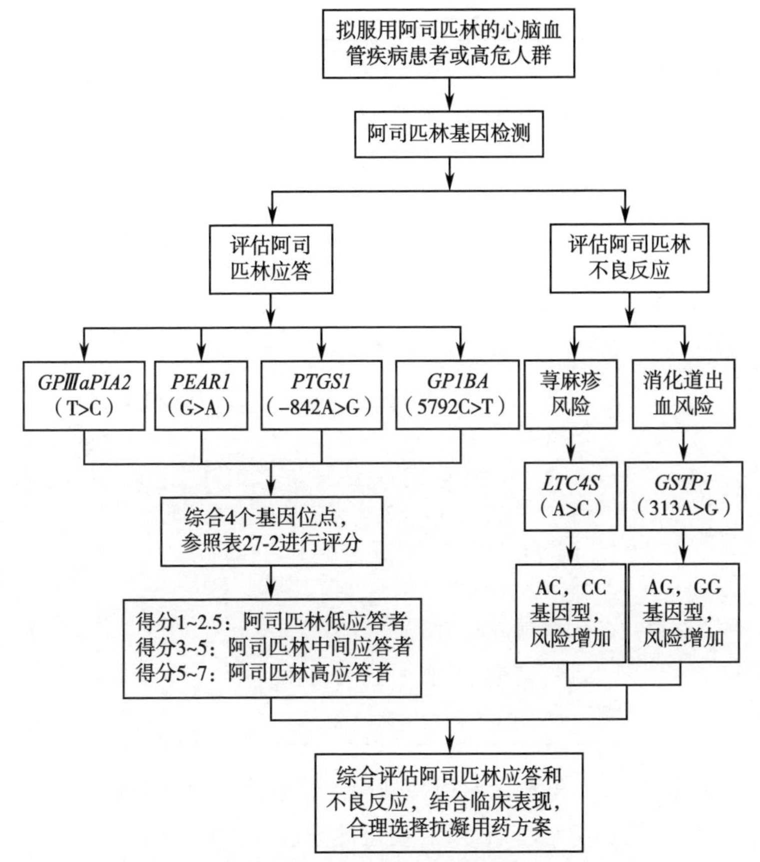

图 27-2　阿司匹林用药基因检测实验室分析路径图

表 27-2　阿司匹林抗血小板治疗药效学遗传评估表

应答基因	基因型	得分
*GPIIIaPlA2*T>C	TT：对阿司匹林应答好	1
	CT：对阿司匹林应答中等	0.5
	CC：对阿司匹林应答较差	0

续表

应答基因	基因型	得分
PEAR1 G>A	GG：对阿司匹林应答好，心肌梗死风险较低	2
	AG：对阿司匹林应答中等，有一定心血管事件发生风险	1
	AA：应用阿司匹林心肌梗死风险为 GG 型的 2.03 倍，PCI 术后患者，应用阿司匹林与氯吡格雷联用，发生心血管事件为 GG 型的 3.97 倍	0
PTGS1-842A>G	AA：对阿司匹林应答较好	2
	AG：对阿司匹林应答中等，有一定心血管事件发生风险	1
	GG：对 ST 段抬高心肌梗死患者，阿司匹林与氯吡格雷联用，心血管发生率高（*HR*=2.55），此基因型的冠心病患者，应用阿司匹林，心血管事件发生率高（*OR*=10.0）	0
GP1BA 5792C>T	TT：阿司匹林抵抗风险低	2
	TC：阿司匹林抵抗风险中等	1
	CC：阿司匹林抵抗风险高	0

3. **氯吡格雷药物代谢相关基因**　氯吡格雷是抑制血小板聚集的药物，常用于防治心肌梗死，缺血性脑血栓，闭塞性脉管炎和动脉粥样硬化以及血栓栓塞引起的并发症。临床研究显示，氯吡格雷治疗药物应答存在显著个体差异。部分患者应用氯吡格雷后，血小板未得到充分抑制，可能导致支架内血栓形成等严重心血管事件的发生。常规剂量氯吡格雷治疗不能有效防止血栓事件的发生，血小板聚集率不能有效地被抑制，称氯吡格雷抵抗。相关功能蛋白编码基因多态性是导致氯吡格雷反应差异性的重要影响因素，不同基因型导致不同氯吡格雷反应性，最终引起不同临床事件。对氯吡格雷反应差异的基因多态性研究主要集中在药物转运和代谢转化环节中，包括 *ABCB1*、*PON1*、*CYP2C19* 基因（图 27-3，表 27-3）。

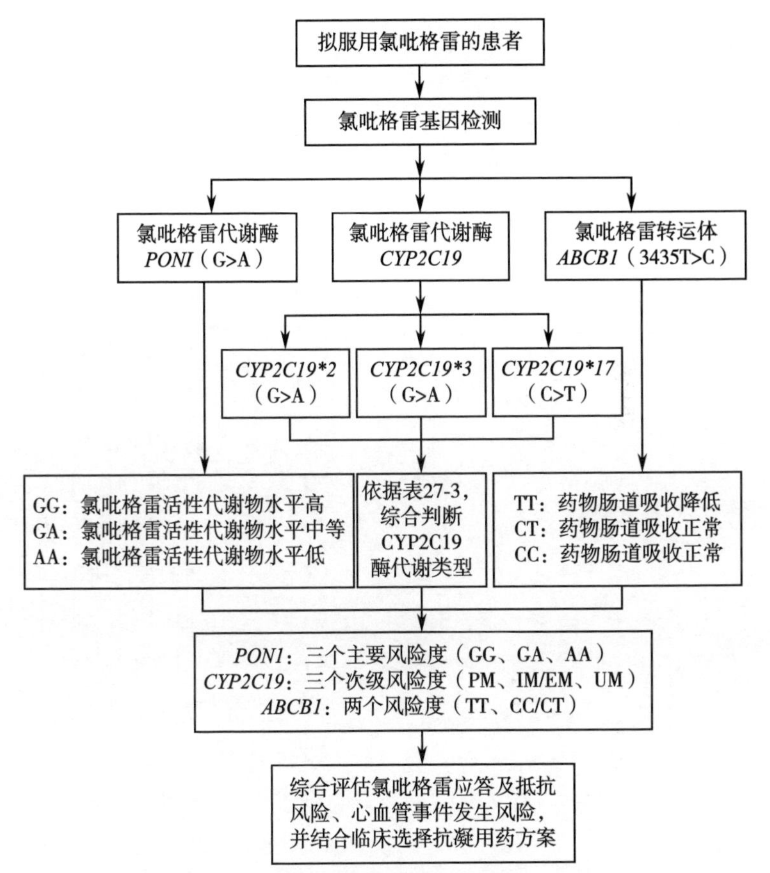

图 27-3　氯吡格雷用药基因检测实验室分析路径图

表 27-3　*CYP2C19* 基因型和代谢型关系表

CYP2C19 基因型			代谢型
CYP2C19*2	***CYP2C19*3***	***CYP2C19*17***	
GG	GG	CC	EM/RM（正常代谢）
		CT	UM（超快代谢）
		TT	UM（超快代谢）

续表

CYP2C19 基因型			代谢型
CYP2C19*2	***CYP2C19*3***	***CYP2C19*17***	
GG	GA	CC	IM(中间代谢)
		CT	IM(中间代谢)
		TT	IM(中间代谢)
	AA	CC	PM(慢代谢)
		CT	IM(中间代谢)
		TT	IM(中间代谢)
AG	GG	CC	IM(中间代谢)
		CT	IM(中间代谢)
		TT	IM(中间代谢)
	GA	CC	PM(慢代谢)
		CT	IM(中间代谢)
		TT	IM(中间代谢)
	AA	CC	PM(慢代谢)
		CT	PM(慢代谢)
		TT	PM(慢代谢)
AA	GG	CC	PM(慢代谢)
		CT	IM(中间代谢)
		TT	IM(中间代谢)
	GA	CC	PM(慢代谢)
		CT	PM(慢代谢)
		TT	PM(慢代谢)
	AA	CC	PM(慢代谢)
		CT	PM(慢代谢)
		TT	PM(慢代谢)

（二）降脂类药物

他汀类药物是目前主要的降脂药物。他汀类药物疗效具有明显的个体差异，在部分人群中，他汀类药物会引起肌肉毒性，严重者出现横纹肌溶解症。研究显示，*SLCO1B1*5*（T>C）基因变异显著降低有机阴离子转运肽 1B1（OATP1B1）的活性，影响 OATP1B1 转运药物的血药浓度和疗效，包括他汀类药物。*ABCB1* 基因多态性潜在地影响他汀类药物的疗效（图 27-4）。

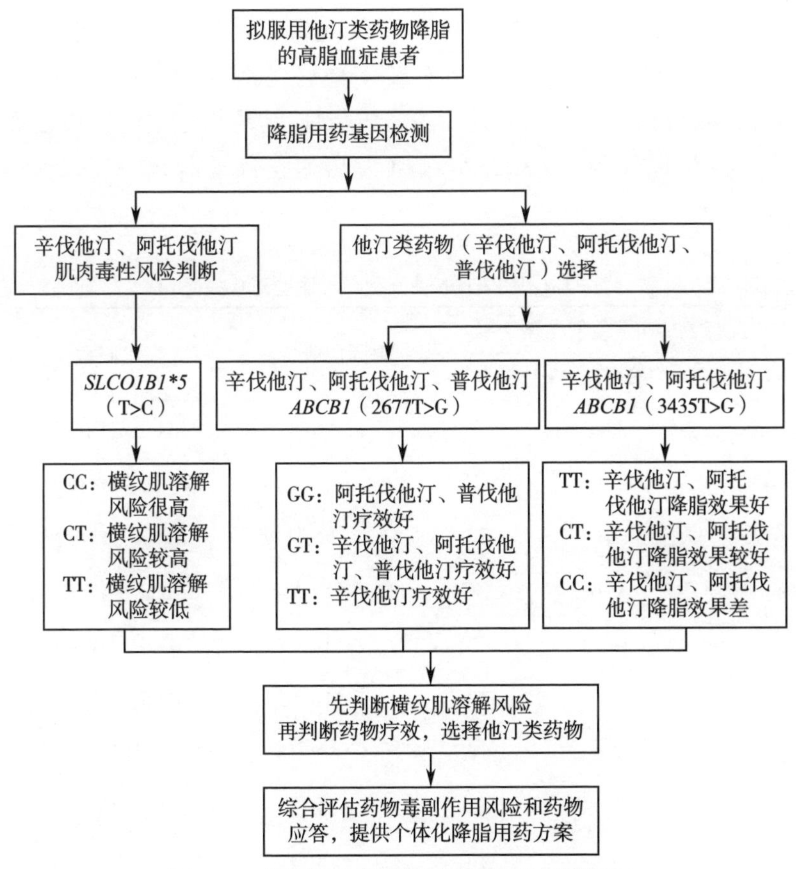

图 27-4　降脂用药基因检测实验室分析路径图

(三)降血压类药物

高血压治疗主要包括五类药物:利尿剂、钙通道阻滞剂、β受体阻滞剂、血管紧张素转化酶抑制剂(ACEI)和血管紧张素Ⅱ受体阻滞剂(ARB)。已有确切数据表明*ADRB1*基因多态性影响患者对β受体阻滞剂的药物反应,包括美托洛尔和布新洛尔。美托洛尔是常用的β受体阻滞剂,不同个体美托洛尔血药浓度可相差20倍。CYP2D6参与美托洛尔的肝脏代谢过程,CYP2D6慢代谢表型变异对于美托洛尔的体内代谢有显著影响。药物作用靶点*AGTR1*多态性显著影响ACEI类药物和ARB类降压药物效果和心血管事件发生风险。利尿剂(氢氯噻嗪、布美他尼、呋塞米、托拉塞米、吲达帕胺等)是我国使用比例最高的降压药物,其药物疗效应答和心肌梗死发生风险与*ADD1 1378* G>T基因多态性显著相关(图27-5,表27-4)。

表27-4 *CYP2D6*基因型与代谢型对应关系

***CYP2D6*基因型检测结果**			**基因型分析结果**	**代谢型**
100C>T	**1758G>A**	**2850C>T**		
CC	GG	CC	*1/*1	EM(正常代谢)
		CT	*1/*2	EM(正常代谢)
		TT	*2/*2	EM(正常代谢)
	GA	CC	*14/*1	EM(正常代谢)
		CT	*14/*2	EM(正常代谢)
		TT	*14/*2	EM(正常代谢)
	AA	CC	*14/*14	PM(慢代谢)
		CT	*14/*14	PM(慢代谢)
		TT	*14/*14	PM(慢代谢)

续表

CYP2D6 基因型检测结果			基因型分析结果	代谢型
100C>T	1758G>A	2850C>T		
TT	GG	CC	*10/*10	EM(正常代谢)
		CT	*10/*10	EM(正常代谢)
		TT	*10/*10	EM(正常代谢)
		N	*4	PM(慢代谢)
	GA	CC	*14/*10	IM(中间代谢)
		CT	*14/*10	IM(中间代谢)
		TT	*14/*10	IM(中间代谢)
	AA	CC	*14/*14	PM(慢代谢)
		CT	*14/*14	PM(慢代谢)
		TT	*14/*14	PM(慢代谢)
CT	GG	CC	*10/*1	EM(正常代谢)
		CT	*10/*2	EM(正常代谢)
		TT	*10/*2	EM(正常代谢)
	GA	CC	*14/*1	EM(正常代谢)
		CT	*14/*1	EM(正常代谢)
		TT	*14/*1	EM(正常代谢)
	AA	CC	*14/*14	PM(慢代谢)
		CT	*14/*14	PM(慢代谢)
		TT	*14/*14	PM(慢代谢)

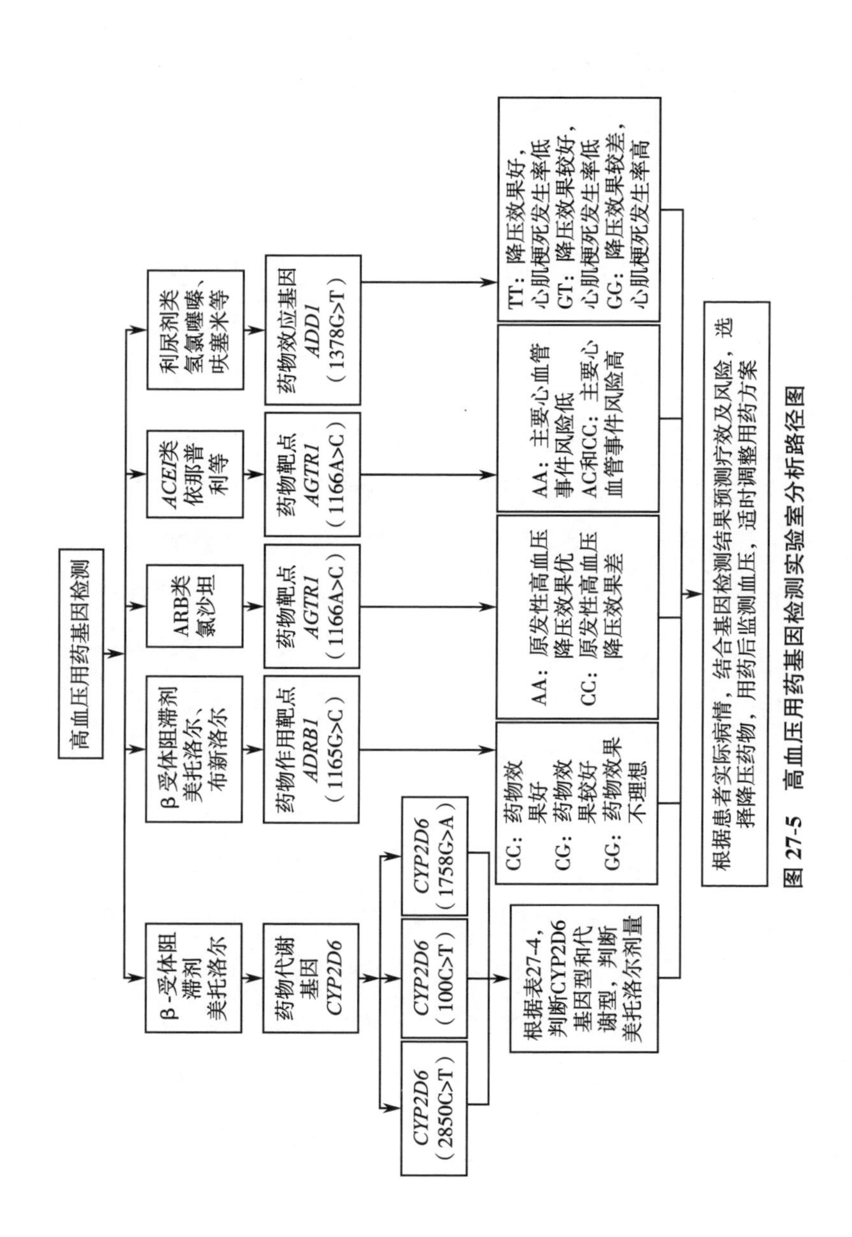

图 27-5　高血压用药基因检测实验室分析路径图

三、自身免疫疾病常用药物基因检测与临床应用

自身免疫性疾病患者的治疗用药主要是免疫抑制剂,多数免疫抑制剂在对疾病发挥治疗作用的同时,也存在程度不等的毒副反应,而这些药物应答和不良反应往往与个体间药物遗传代谢基因密切相关。因此,如果能在用药前对患者进行药物代谢基因检测,同时结合用药后的血药浓度监测,对患者治疗策略的正确选择,避免药物毒副作用具有重要的临床意义。

1. **硫唑嘌呤药物代谢酶基因**　硫唑嘌呤主要用于自身免疫性疾病及器官移植后排斥反应的治疗。硫唑嘌呤的临床疗效和药物不良反应存在很大的个体差异,研究证实硫嘌呤甲基转移酶(TPMT)负责降解巯基嘌呤的活性成分,编码 *TPMT* 的基因突变导致 TPMT 酶代谢活性降低,在突变人群中可产生严重毒性反应甚至死亡。基因变异是造成个体硫唑嘌呤药物应答差异的主要原因。研究发现,硫唑嘌呤药物代谢酶基因多态性可能预测其不良反应的发生,进而对该药在临床上的使用起到积极的指导作用(图 27-6)。

2. **甲氨蝶呤药物代谢酶基因**　甲氨蝶呤(MTX)是一种叶酸拮抗剂,通过结合二氢叶酸还原酶,引起四氢叶酸生成障碍来干扰 DNA 的合成,从而抑制肿瘤细胞增殖。大剂量甲氨蝶呤治疗可引起多种毒副反应,主要有血液毒性,胃肠道反应,口腔、肛周等黏膜溃疡,肝肾功能受损等。亚甲基四氢叶酸还原酶(MTHFR)是叶酸代谢途径的限速酶之一,可以将 5,10- 二甲基四氢叶酸催化还原为 5- 甲基四氢叶酸,对于 DNA 的合成、活化及修复起着关键的调控作用。甲氨蝶呤流出细胞通过 ABC 转运体家族成员完成,其中 *ABCB1*、*ABCC1-4* 和 *ABCG2* 在甲氨蝶呤流出细胞过程中起到

重要作用，目前研究最多的是编码 P 糖蛋白的 *ABCB1*。*MTHFR* 和 *ABCB1* 基因变异与甲氨蝶呤多种不良反应发生风险相关(图 27-7，表 27-5)。

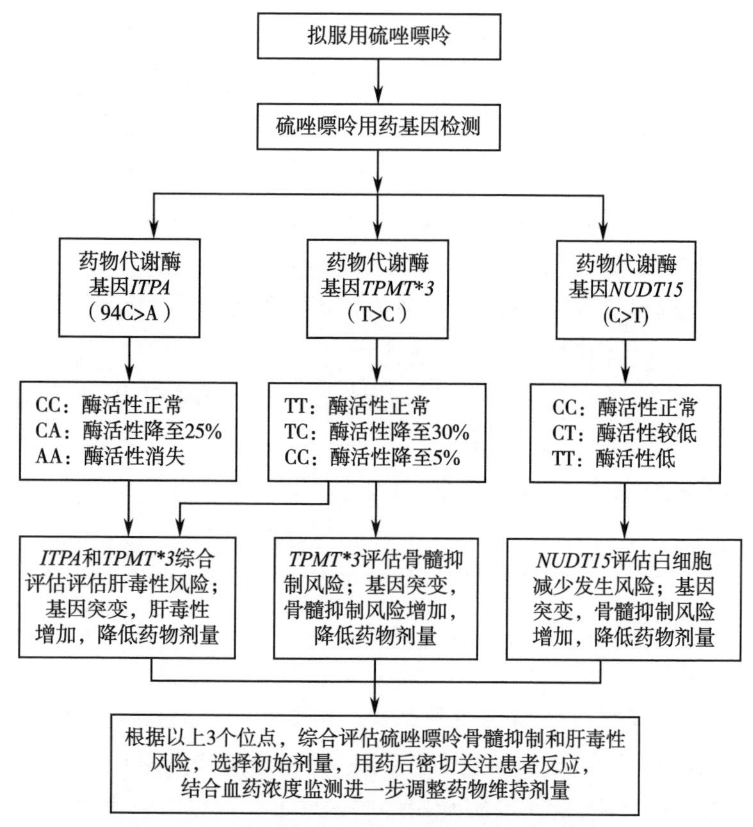

图 27-6 硫唑嘌呤用药基因检测实验室分析路径图

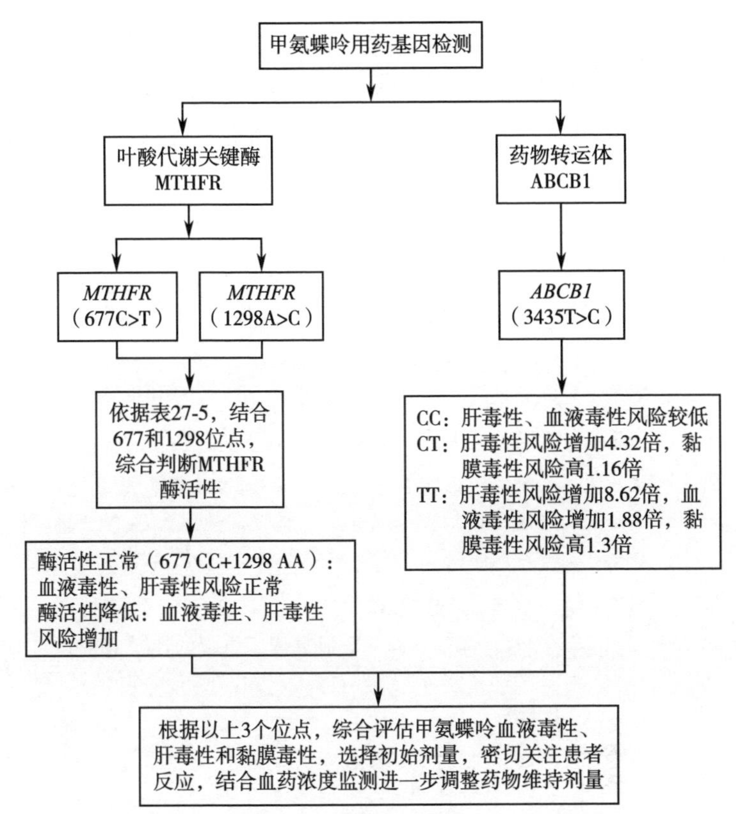

图 27-7　甲氨蝶呤用药基因检测实验室分析路径图

表 27-5　MTHRF 酶活性与甲氨蝶呤毒副作用的关系表

基因型		酶活性
1298 AA	677 CC	100%：MTHFR 酶活性为正常的 100%，叶酸利用正常。对 MTX 血药浓度无影响。血液毒性风险、肝毒性风险正常。初始剂量：正常
	677 CT	66%：MTHFR 酶活性为正常的 66%，叶酸利用不足，MTX 血药浓度高。血液毒性风险高 4.55 倍、肝毒性风险高 2.02 倍。初始剂量：可正常给药，但最好减少约 20%

续表

基因型		酶活性
1298 AA	677 TT	25%：MTHFR 酶活性为正常的 25%，叶酸利用严重障碍，MTX 血药浓度高。血液毒性风险高 9.03 倍、肝毒性风险高 3.92 倍。初始剂量：减少约 40%
1298 AC	677 CC	83%：MTHFR 酶活性为正常的 83%，叶酸利用障碍，MTX 血药浓度高。血液毒性风险高 1.17 倍、肝毒性风险高 1.62 倍。初始剂量：正常
	677 CT	48%：MTHFR 酶活性为正常的 48%，叶酸利用不足，MTX 血药浓度高。血液毒性风险高 4.55 倍、肝毒性风险高 2.02 倍。初始剂量：减少约 30%
	677 TT	21%：MTHFR 酶活性为正常的 21%，叶酸利用严重障碍，MTX 血药浓度高。血液毒性风险高 9.03 倍、肝毒性风险高 3.92 倍。初始剂量：减少约 40%
1298 CC	677 CC	61%：MTHFR 酶活性为正常的 61%，叶酸利用不足，MTX 血药浓度高。血液毒性风险高 4.55 倍、肝毒性风险高 2.02 倍。初始剂量：可正常给药，但最好减少约 20%
	677 CT	40%：MTHFR 酶活性为正常的 40%，叶酸利用障碍，MTX 血药浓度高。血液毒性风险高 4.55 倍、肝毒性风险高 2.02 倍。初始剂量：减少约 30%
	677 TT	15%：MTHFR 酶活性为正常的 15%，叶酸利用严重障碍，MTX 血药浓度高。血液毒性风险高 9.03 倍、肝毒性风险高 3.92 倍。初始剂量：减少约 50%

3. **环磷酰胺药物代谢基因**　环磷酰胺是临床上常用的抗肿瘤药物和免疫抑制剂，其在体内的代谢产物具有很强的烷化作用，可引起 DNA 链内和链间的交叉连接，造成 DNA 损伤。环磷酰胺代谢酶谷胱甘肽 S 转移酶（GST）催化 4- 羟基环磷酰胺形成 4-GST 环磷酰胺，与环磷酰胺代谢有关的 GST 酶包括 GSTM1、GSTT1、GSTA1 和 GSTP1，研究发现 GSTP1 突变增加环磷酰胺诱导的骨髓抑制及胃

肠道不良反应的风险。MTHFR 是体内叶酸代谢关键限速酶之一，MTHFR 基因变异影响叶酸代谢参与多种疾病的发生，MTHFR 基因多态性影响 MTHFR 同药物的结合能力和对于药物毒性反应，包括环磷酰胺（图 27-8）。

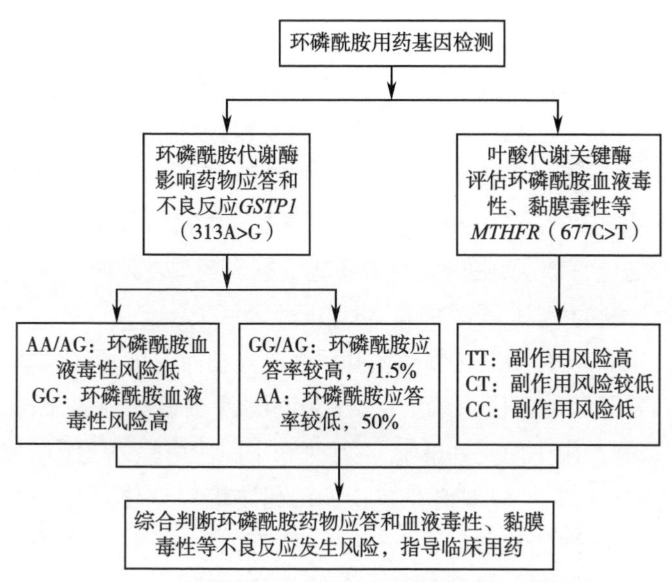

图 27-8 环磷酰胺用药基因检测实验室分析路径图

4. **他克莫司、环孢素和霉酚酸酯药物代谢基因** 霉酚酸酯、环孢素 A 和他克莫司是临床重要的免疫抑制剂，广泛应用于各种器官移植术后的抗排斥反应治疗。不同个体对他克莫司、环孢素 A 和霉酚酸酯的药物应答差异大。临床实践中，常常需要在他克莫司、环孢素 A 和霉酚酸酯等药物中选择患者最为敏感的免疫抑制剂。

CYP3A 家族成员 CYP3A4 和 CYP3A5 参与他克莫司与环孢素 A 代谢关键反应步骤，他克莫司与环孢素 A 具有类似的体内代谢特点。因此，CYP3A4 和 CYP3A5 酶的活性及催化效率可能直接影响他克莫司与环孢素 A 的吸收、分布和代谢，而酶的催化效率和活性与这些酶的编码基因多态性密切相关。

霉酚酸酯在体内代谢形成活性组分霉酚酸,霉酚酸可抑制次黄嘌呤单磷酸脱氢酶(IMPDH)从而阻断鸟嘌呤的从头合成途径,高度选择性地抑制T淋巴细胞和B淋巴细胞增殖。霉酚酸在肝脏UGT酶的作用下,大部分转化为无活性的代谢产物和少部分转化为酰基葡萄糖苷酸,其可能与霉酚酸酯治疗诱导的不良反应相关。

鉴于他克莫司、环孢素A和霉酚酸酯存在治疗窗狭窄、个体反应差异大的特征,治疗前进行相关基因检测,预测药物疗效和不良反应发生风险,对指导临床合理用药具有重要意义。同时,应注意到生物个体的复杂性,药物相关基因检测结果仅能部分提示个体对免疫抑制剂的应答效应,临床实践中还应依据血药浓度监测结果适时调整免疫抑制的使用(图27-9)。

5. **TNF-α抑制剂药物代谢基因** 英夫利西单抗、阿达木单抗和依那西普是目前应用于风湿免疫性疾病的重要生物制剂,因其良好的疗效、副作用小而受到推崇,近年来在中国使用趋势逐渐增加。然而,这3种TNF-α抑制剂存在较大的药物应答个体差异。大量候选基因多态性研究显示:*TNF-α*和*TNFRSF1B*等基因影响TNF-α抑制剂的药物应答,检测这些多态性位点对于临床医师选择理想的TNF-α抑制剂十分重要(图27-10)。

四、哮喘/慢性阻塞性肺疾病治疗药物基因检测与临床应用

慢性阻塞性肺疾病(COPD)和支气管哮喘(简称哮喘)是常见的慢性呼吸道疾病。吸入性糖皮质激素(ICS)、短效β_2受体激动剂(SABA)、长效β_2受体激动剂(LABA)和吸入性抗胆碱能药物均是临床上用于哮喘、COPD的重要控制药物和缓解药物。临床发现不同患者对哮喘、COPD治疗药物的反应存在显著个体差异。*FCER2*基因2206A>G位

点多态性与患者 IgE 水平及哮喘发作严重程度相关。*ADRB2* 基因检测可预测 SABA、LABA 和噻托溴铵吸入剂的应答效率(图 27-11)。

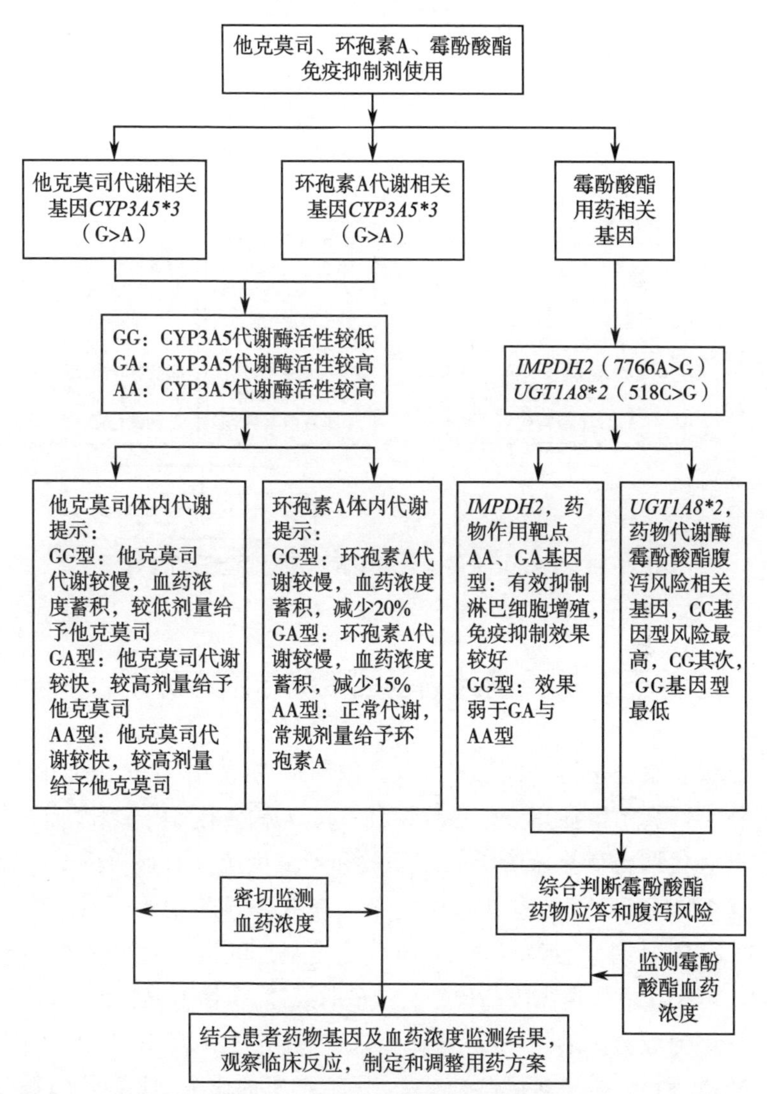

图 27-9　他克莫司、环孢素 A 和霉酚酸酯用药基因检测实验室分析路径图

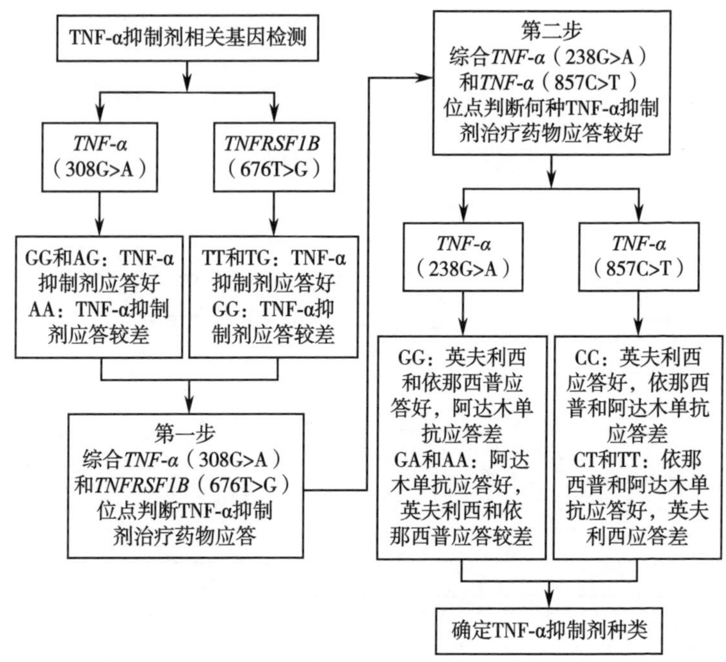

图 27-10 TNF-α 抑制剂用药基因检测实验室分析路径图

五、抗真菌药物基因检测与临床应用

伏立康唑是新一代三唑类抗真菌药物，抗菌谱广，抗菌作用强，是侵袭性真菌重症感染的一线用药。伏立康唑主要由 CYP2C19 酶在肝脏代谢。伏立康唑的临床药效和不良反应具有显著的个体差异，*CYP2C19* 基因多态性是伏立康唑疗效差异的主要因素。检测 *CYP2C19* 基因型，判断 CYP2C19 代谢类型，可指导伏立康唑的临床应用。伏立康唑在体内药代动力学呈非线性，个体差异较大，且其药效受多种因素影响，除受到遗传因素（例如 *CYP2C19* 代谢酶基因多态性）影响外，还受到患者性别、年龄、病理生理状态等非遗传因素影响，临床应用最好在了解 *CYP2C19* 代谢酶基因多态性基础上结合血药浓度，实时调整剂量方案(图 27-12)。

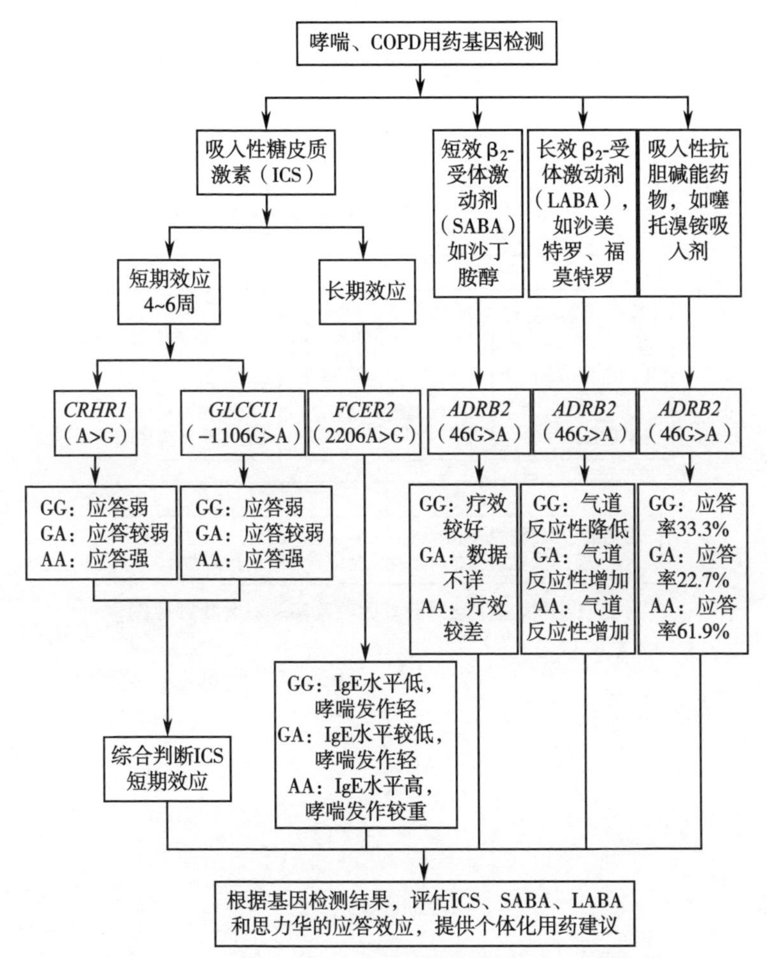

图 27-11　哮喘、COPD 用药基因检测实验室分析路径图

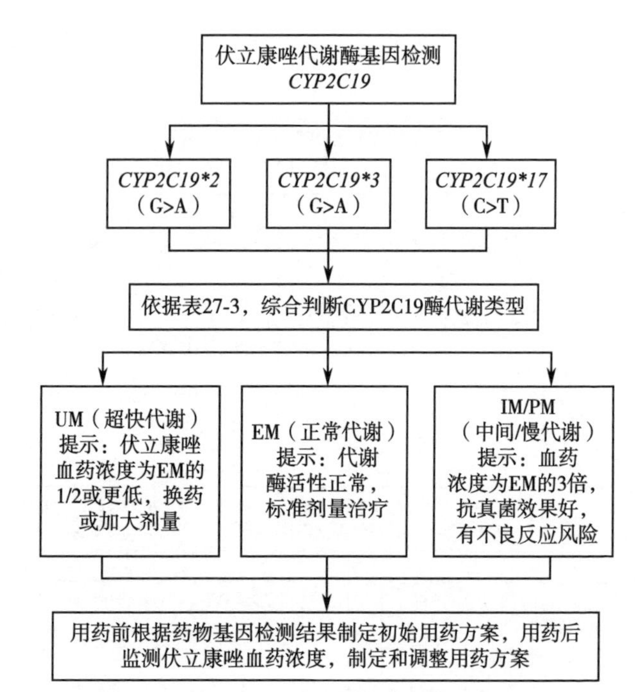

图 27-12　伏立康唑用药基因检测实验室分析路径图

（周燕虹　叶远馨　赵珍珍）

第二十八章
治疗药物浓度监测与实验诊断

治疗药物监测(therapeutic drug monitoring,TDM)是临床药理学和药物浓度测定技术紧密结合的结果,其通过各种现代化测试手段,定量分析生物样品(包括血、尿、唾液等)中的药物及代谢物浓度,在临床药代动力学基本原理指导下,探索血药浓度范围,制订个体化给药方案,从而达到安全有效、合理用药的目的。目前临床常进行监测的药物有免疫抑制剂类药物、抗癫痫类药物、精神心理类药物、甲氨蝶呤、万古霉素、伏立康唑、地高辛等。

一、钙调磷酸酶抑制药治疗药物监测

他克莫司(tacrolimus,TAC)和环孢素A(cyclosporine A,CsA)同属钙调磷酸酶抑制药(calcineurin inhibitor,CNI),是目前器官移植术后最常使用的免疫抑制剂。CNI在细胞内与免疫嗜素家族成员[FK结合蛋白(FKBP)或嗜环蛋白(CyP)]结合形成FK506-FKBP或CsA-CyP复合物,该复合体与钙调磷酸酶结合并抑制后者的活化,从而在分子水平上干扰、抑制白细胞介素-2(IL-2)等T细胞活化相关基因表达,减少细胞毒性T淋巴细胞向移植物的浸润,从而发挥免疫抑制作用。

他克莫司(TAC)又名FK506,是一种大环内酯类药物,其免疫抑制效能大约是环孢素 A 的 100 倍,是目前器官移植术后最常用的免疫抑制剂。目前临床上,FK506 除了应用于预防和治疗肝、肾、心脏等器官移植后的排斥反应,还应用于环孢素治疗不佳,难治性慢性排斥反应或难以耐受毒副作用时的替代治疗,以及一些自身免疫性疾病的治疗。FK506 的常见的毒副作用主要包括肾毒性、肝毒性、神经毒性以及移植后糖尿病等。

环孢素 A(CsA)是一种内含 11 个氨基酸的环状多肽化合物,最早从多孔木霉培养液中分离获得,主要应用于各种器官移植和一些自身免疫性疾病、血液系统疾病等。CsA 的常见的毒副作用主要包括肾毒性、肝毒性、神经毒性、移植后糖尿病、高血压、高脂血症、多毛症、牙龈肥大等。相对而言,CsA 的肾毒性比 FK506 更容易出现,而 FK506 导致的糖尿病大概高出 CsA 约 3 倍。

因此,CNI 治疗药物监测(CNI-TDM)是帮助临床优化 CNI 剂量、实现 CNI 个体化使用的有效手段(图 28-1)。药物和食物对他克莫司和环孢素 A 浓度的影响见表 28-1。

表 28-1 药物和食物对钙调磷酸酶抑制药浓度的影响

合用后影响	合用的药物或食物	可能机制
增加 FK506/CsA 浓度	1. 钙通道阻滞剂(地尔硫䓬,维拉帕米等) 2. 大环内酯类抗生素(红霉素等) 3. 抗真菌药(伏立康唑、伊曲康唑、氟康唑等) 4. 喹诺酮类抗生素(诺氟沙星、环丙沙星等) 5. 胃动力药(甲氧氯普胺等) 6. 利尿药(乙酰唑胺等) 7. H_2 受体阻断剂(西咪替丁等) 8. 糖皮质激素(氢化可的松等) 9. 其他肝药酶抑制剂(奎尼丁、尼卡地平等) 10. 植物药和果蔬成分(西柚汁、黄芩、小檗碱等)	抑制 P450 酶 / P-gp → FK506/CsA 代谢下降→ FK506/CsA 浓度上升→免疫抑制效果且副作用增强调控 CYP3A4 和 P-gp,影响 CNI 代谢

续表

合用后影响	合用的药物或食物	可能机制
降低FK506/CsA浓度	1. 抗结核药(利福平等) 2. 抗癫痫药(苯妥英、卡马西平、丙戊酸等) 3. 抗酸药(碳酸氢钠、氢氧化镁等) 4. 其他肝药酶诱导剂(奥曲肽、新霉素、磺胺、奥美拉唑等) 5. 红酒、金丝草	诱导P450酶→FK506/CsA代谢增强→FK506/CsA浓度下降 调控CYP3A4和P-gp,影响CNI代谢

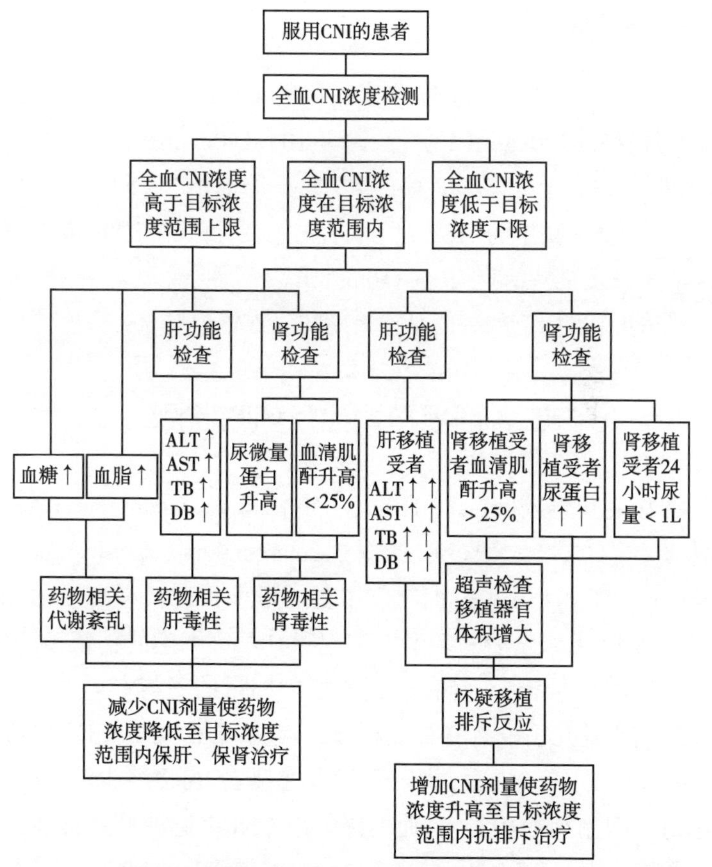

图 28-1 钙调磷酸酶抑制剂(CNI)治疗药物监测实验室分析路径图

注:↑↑显著升高。

推荐的治疗药物浓度范围(电化学发光法)如下:

- 他克莫司

肾移植(三联用药):术后1个月内,6~15ng/mL;1~3个月,8~15ng/mL;4~6个月,7~12ng/mL;7~12个月,5~10ng/mL;12个月以上,7~9ng/mL。

肝移植(三联用药):术后1个月内,6~10ng/mL;1个月以上,5~8ng/mL。单独使用他克莫司:移植后3个月以内,10~15ng/mL;3个月以上,5~10ng/mL。

- 环孢素A

肾移植(三联用药)谷浓度:术后1个月内,200~350ng/mL;1~3个月,150~300ng/mL;3~12个月,100~250ng/mL;12个月以上,>50ng/mL。

肝移植(三联用药)谷浓度:术后初始目标,100~300ng/mL;移植后3~6个月及维持治疗,100~150ng/mL。

峰浓度:目标范围一般是谷浓度的4~6倍。

二、西罗莫司治疗药物监测

西罗莫司(sirolimus,SRL)又名雷帕霉素(rapamycin,RAP),属哺乳动物雷帕霉素靶蛋白抑制剂(mammalian target of rapamycin inhibitor,mTORi),其免疫抑制作用通过阻止mTOR激酶活化,阻断IL-2、IL-4和IL-6启动的T淋巴细胞和B淋巴细胞的钙依赖性和非钙依赖性的信号转导通路,达到免疫抑制目的。与CNI相比,SRL最大的优点是几乎没有肾毒性和神经毒性,单独或与其他免疫抑制剂(如CsA或FK506)联合用于器官移植受者,可以减少治疗方案中其他免疫抑制剂的用量,从而能降低由CNI引起的肝肾毒性,适用于并发肾功能不良、震颤、高血压的器官移植受者。SRL常见的不良反应包括高脂血症、骨髓抑制、皮疹、口腔溃疡、间质性肺炎等。临床使用过程中，监测 SRL 全血浓度，对维持理想治疗窗浓度范围、制订个体化用药方案具有非常重要意义（图 28-2）。

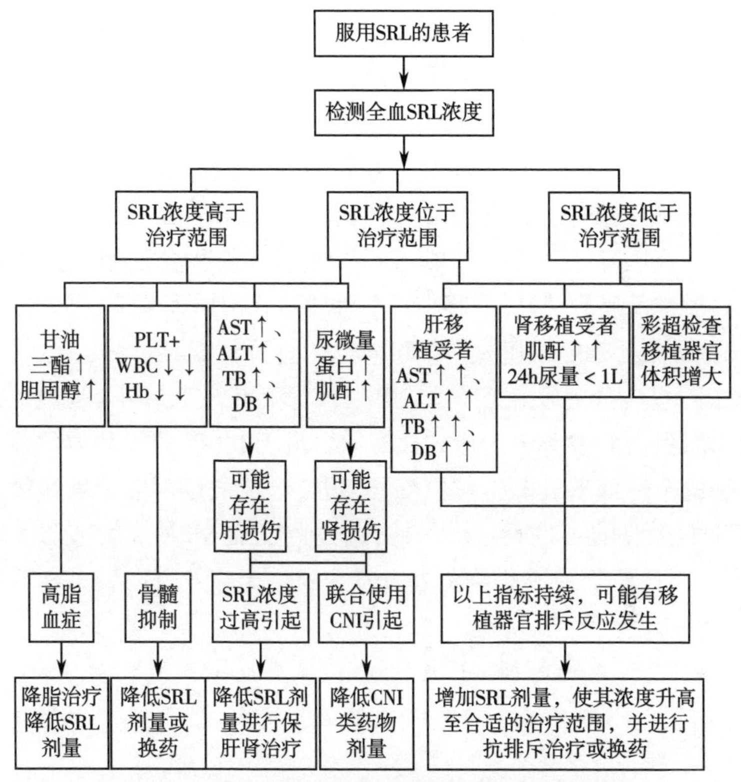

图 28-2　西罗莫司治疗药物监测实验室分析路径图

注：↑升高；↑↑显著升高；↓降低；↓↓显著降低。

推荐的治疗药物浓度范围（EMIT 法）如下：

- 器官移植患者在单独使用 SRL 时，第 1 个月血药浓度稳定在 30ng/mL，第 2 个月调整剂量，维持血药浓度在 15ng/mL。
- 在与 CSA 或 FK506 合用时，SRL 全血浓度维持在 4~10ng/mL。

三、霉酚酸治疗药物监测

霉酚酸(mycophenolic acid,MPA)又名麦考酚酸,是青霉菌发酵产物。为了提高霉酚酸的生物利用度,开发了霉酚酸酯(mycop-henolate mofetil,MMF;又称麦考酚酸酯)和麦考酚钠肠溶片(mycophenolate sodium enteric-coated tablet,EC-MPS)两种药物。MPA是次黄嘌呤脱氢酶(IMPDH)的非竞争性抑制剂,可选择性地抑制淋巴细胞增殖。在临床上,MMF一般与CsA或FK506联合使用以治疗器官移植排斥反应,降低肝移植后急性排斥反应的发生率,同时可减少FK506或CsA的用量,从而降低它们的肾毒性。另外也用于治疗一些自身免疫性疾病,如狼疮性肾炎和一些肾小球疾病,在减少尿蛋白和改善肾功能方面有效。由于MMF药代动力学存在显著的个体间差异和个体内变异,固定给药剂量可能带来疗效差异和不必要的不良反应。因此,通过监测血MPA浓度来调整剂量,在制订药物最小化给药方案时达到临床疗效又减轻不良反应(图28-3)。

- 建议采血时间:下次剂量前(谷浓度,C_0),服药后0.5小时($C_{0.5}$),服药后2小时(C_2),服药后4小时(C_4)。肝素是推荐的采血抗凝剂。
- 推荐的治疗药物浓度范围:

EMIT法:AUC为35~75mg·h/L。

HPLC法:AUC为30~60mg·h/L。

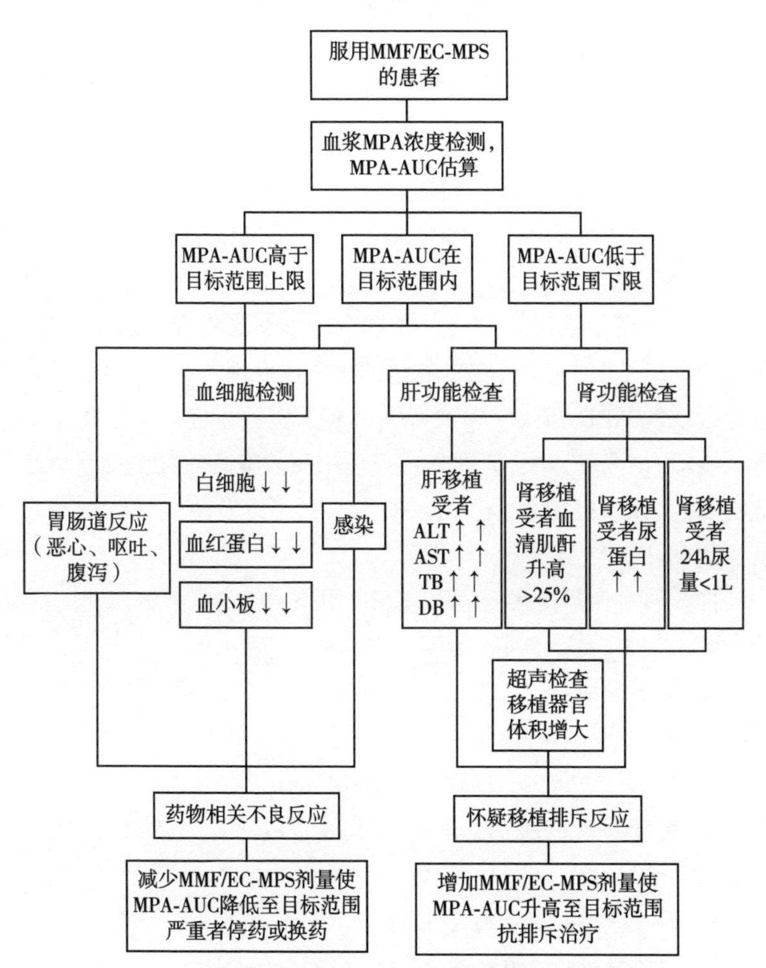

图 28-3　霉酚酸（MPA）治疗药物监测实验室分析路径图

注：↑↑显著升高；↓↓显著降低。

（白杨娟　邹远高）

四、抗癫痫药治疗药物监测

抗癫痫药(antiepileptic drug,AED)是癫痫治疗的主要手段。自1989年以来,已有18种新的AED被许可用于临床,现在共有27种AED被许可用于治疗癫痫患者。癫痫的治疗仅凭临床表现难以确定最佳剂量,主要原因包括:① AED剂量与临床疗效相关性较血浆药物浓度与临床疗效的相关性差很多;②在大多数情况下,仅凭临床依据很难评估治疗效果;③ AED个体之间药物代谢的变异很大;④毒性反应是要求进行AED测量的最常见原因之一;⑤目前没有能够有效反映AED药效学以及毒性反应的实验室指标。因此需要进行AED药物浓度监测,辅助临床合理用药。本节内容主要涉及经典抗癫痫药,如苯巴比妥、苯妥英钠、卡马西平以及丙戊酸钠的血浆浓度监测(图28-4)。

推荐的治疗药物浓度范围(EMIT法):

- 苯巴比妥:15~40mg/L。
- 苯妥英钠:
  - 成人和儿童:10~20mg/L。
  - 早产儿和足月新生儿:6~14mg/L。
  - 婴儿(2~12周)游离PHT初始治疗血清浓度范围是1~2mg/L。
- 丙戊酸钠:50~100mg/L。
- 卡马西平:4~10mg/L。

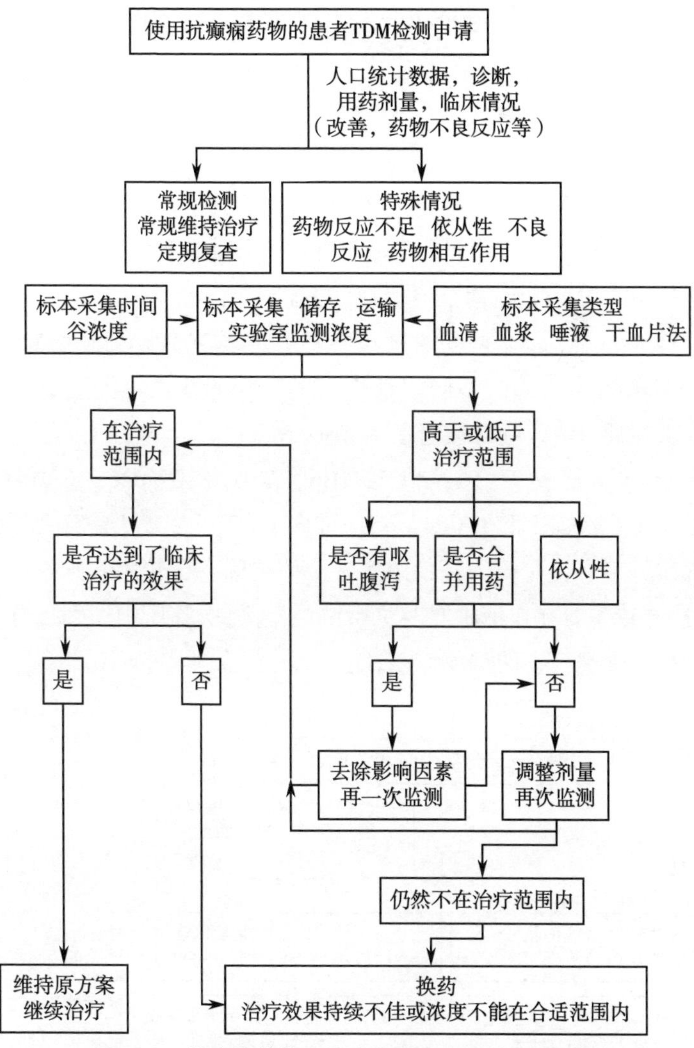

图 28-4　抗癫痫药药物浓度监测实验室分析路径图

（李 壹　邹远高）

五、精神心理类药物治疗药物监测

《神经精神药理学治疗药物监测共识指南》(2017 版) 中认为 TDM 对抗惊厥药、三环类抗抑郁药、旧的和新型的抗精神病药具有明显的意义。对于情绪稳定剂碳酸锂,由于其治疗范围狭窄,也被认为需要进行 TDM。但是,只有将 TDM 充分整合到临床治疗过程中,才能获得 TDM 对于优化药物治疗的益处。

神经心理药物个体间的血药浓度差异(即药代动力学变异性)主要是由药物代谢酶的不同活性引起的。酶的活性可能随着年龄的增长而降低,并且可以被肾脏和肝病改变。对于神经心理药物,最重要的同工酶是 CYP1A2、CYP2B6、CYP2C8、CYP2C9、CYP2C19、CYP2D6、CYP2E1 和 CYP3A4/5。许多 *CYP* 基因高度易突变。CYP 酶的遗传多态性是体内药物浓度在个体之间存在较大差异的主要原因,这导致需要在血液中对其进行测量。因此,临床中正确且有效进行精神心理类药物的浓度监测,能辅助临床合理用药(图 28-5)。

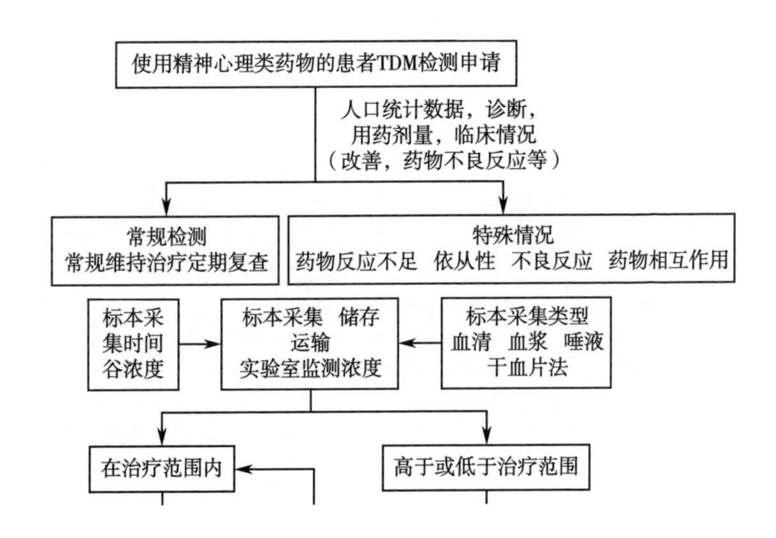

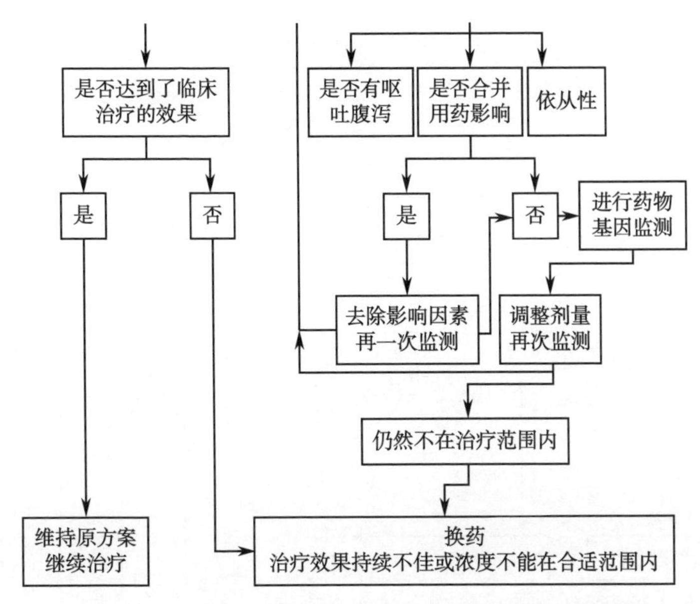

图 28-5　精神心理药物治疗药物监测实验室分析路径图

（李　壹　白杨娟）

六、甲氨蝶呤治疗药物监测

甲氨蝶呤（methotrexate，MTX）是一种代谢类抗肿瘤药物，通过抑制细胞中的二氢叶酸还原酶，特异性抑制 DNA 的合成，从而发挥抗肿瘤细胞作用。临床上主要用于恶性肿瘤如成骨细胞瘤和儿童急性淋巴细胞白血病的化疗。MTX 化疗效果和不良反应与血药浓度密切相关，而同一个体在不同时间使用同一给药方案，甲氨蝶呤的血药浓度存在较大差异。因此，通过动态检测 MTX 的血药浓度，可以为临床制订合理的给药方案提供科学依据，以减少毒副作用的发生（图 28-6）。

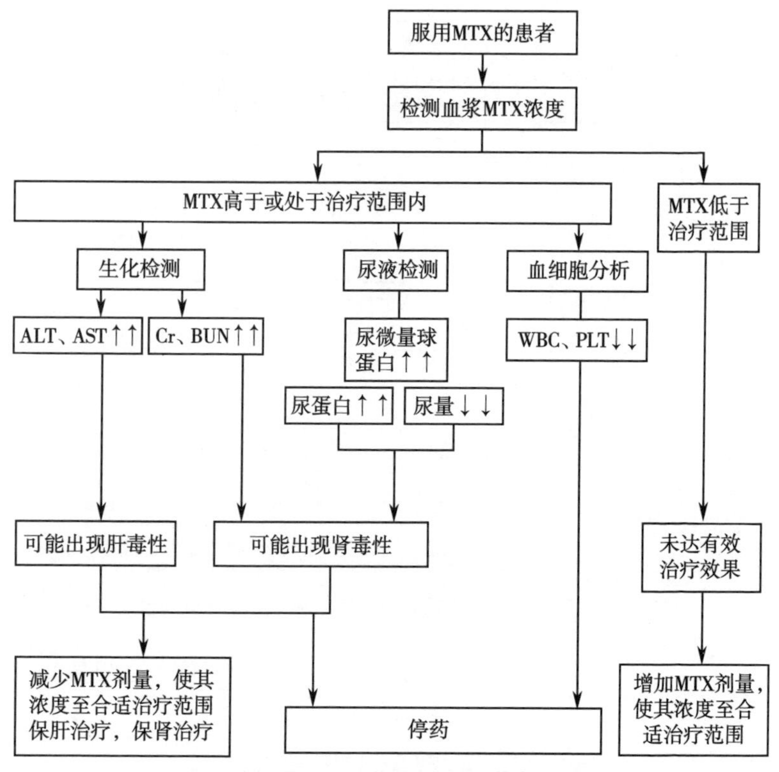

图 28-6 甲氨蝶呤治疗药物监测实验室分析路径图

注：↑↑显著升高；↓↓显著降低。

推荐的治疗药物浓度范围(EMIT/HPLC 法)：

- 在大剂量 MTX 治疗时(输注时间 4~6h)，血浆 MTX 浓度应保持在以下阈值，再开始治疗：24h<10μmol/L；48h <1.0μmol/L；72h<0.1μmol/L。

（邹远高 李 壹）

七、万古霉素和去甲万古霉素治疗药物监测

万古霉素(vancomycin)和去甲万古霉素(norvancomycin/demeth-ylvancomycin)同属多肽类抗生素,二者化学结构相似(仅相差一个甲基),作用相似,在体内均无明显代谢,主要经肾脏排泄,少量经胆汁排泄,且具有相同的不良反应(如红人综合征,耳、肾毒性等)及交叉耐药性,不良反应严重者可出现肾衰竭和听力丧失。这些不良反应在老年患者、儿童患者以及肾功能不全患者中更易发生,而且更加严重。由于药物的治疗指数窄,药代动力学个体差异大、影响因素多,给药剂量与血药浓度相关性差,血药浓度监测结合临床实施个体化给药治疗极为重要(图 28-7)。药物浓度监测时点可参考表 28-2。

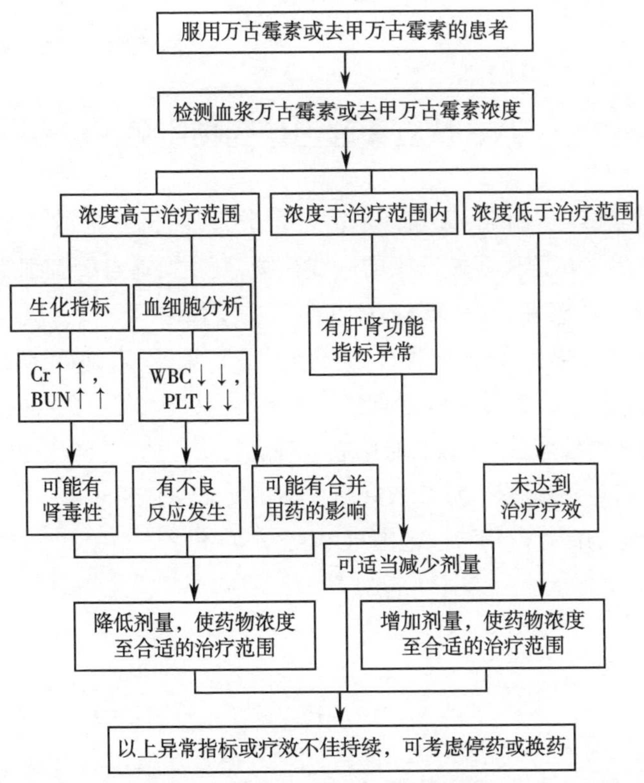

图 28-7 万古霉素和去甲万古霉素治疗药物监测实验室分析路径图

注:↑↑显著升高;↓↓显著降低。

表 28-2 重症患者万古霉素血药浓度推荐评估时间

万古霉素给药间隔	血药浓度评估推荐监测时间
q.48h.	给药第 2 剂前 30min
q.24h.	给药第 3 剂前 30min
q.12h. 或 q.8h.	给药第 4 剂前 30min

推荐的治疗药物浓度范围(EMIT 法):

- 稳态峰浓度有效范围:30~40mg/L。
- 稳态谷浓度范围:5~10mg/L。

(白杨娟 邹远高)

八、伏立康唑治疗药物监测

伏立康唑(voriconazole)是治疗侵袭性曲霉菌、播散性念珠菌病以及少见真菌侵袭性感染的一线药物,其主要通过肝脏细胞色素P450 同工酶代谢,其中 CYP2C19 是其主要代谢酶。伏立康唑的不良反应明显,主要包括肝毒性、神经毒性(幻觉、脑病、神经病)、视觉障碍、骨膜炎、皮疹等。伏立康唑的临床效应(疗效和不良反应)具有明显的浓度依赖性。因此,对伏立康唑进行临床药物治疗监测,实现个体化给药,能确保临床疗效并减少不良反应(图 28-8)。

推荐的治疗药物浓度范围(UPLC/MS/MS):

- 伏立康唑:0.8~2.0μg/L。

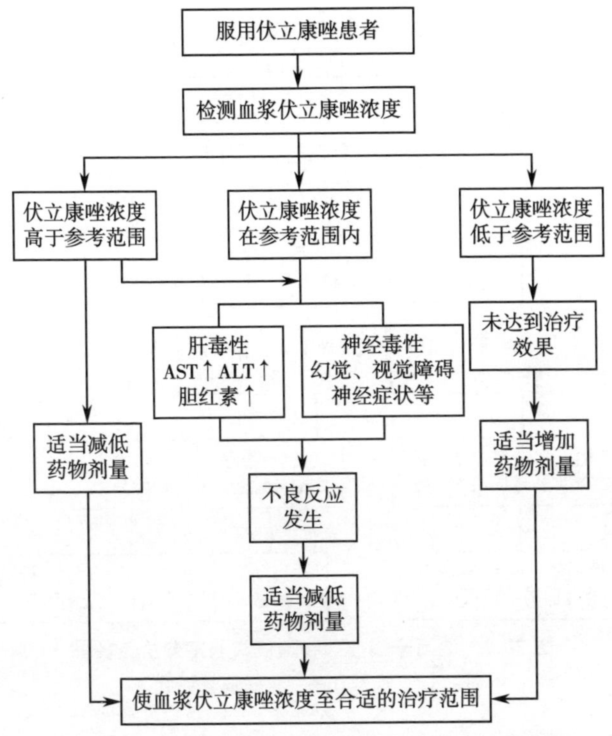

图 28-8 伏立康唑治疗药物监测实验室分析路径图

（白杨娟 李 壹）

九、地高辛治疗药物监测

地高辛（digoxin，DX）可增强心肌收缩力，临床上常应用于治疗各种急、慢性心功能不全及室上性心动过速、心房颤动和扑动等。由于其治疗指数低、治疗窗狭窄、个体差异大，常规剂量亦可导致中毒或达不到疗效。因此，对其进行血药浓度监测已作为调整给药方案、保持有效血药浓度及预防中毒的主要手段（图 28-9）。DX 与其联用药物的相互作用见表 28-3。

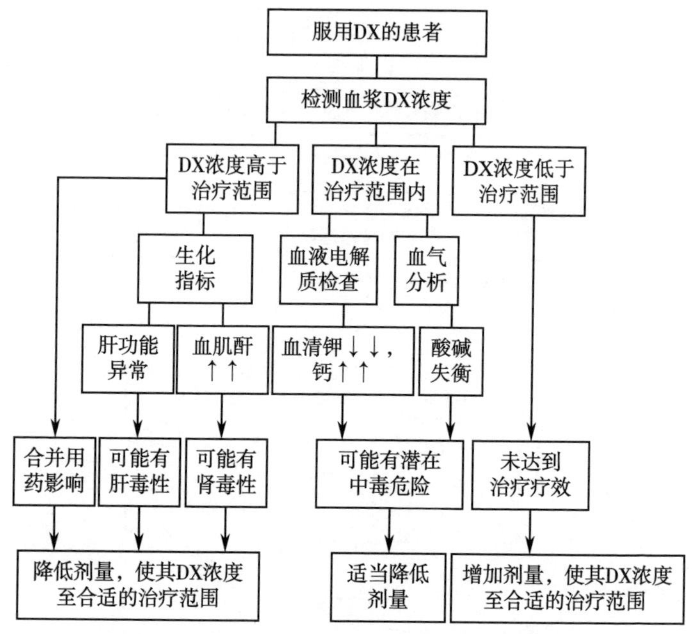

图 28-9 地高辛治疗药物监测实验室分析路径图

注：↑↑显著升高；↓↓显著降低。

表 28-3 地高辛相关药物相互作用

合用后影响	联合使用的药物	可能机制
加强或延长 DX 作用，升高 DX 浓度	1. 抗生素：红霉素、四环素	抑制肠道菌群，减少肠道菌群对地高辛的代谢降解
	2. 抗胆碱能药：溴丙胺太林	减弱胃肠的蠕动，生物利用度增加
	3. 维拉帕米、胺碘酮、奎尼丁、地西泮、甲溴阿托品、吲哚美辛 4. 维拉帕米、卡托普利、螺内酯、依他尼酸、硝苯地平	肾小管重吸收增加，药物清除率降低，明显改变药物分布容积
	5. 环孢素、地尔硫䓬、保泰松、西咪替丁	抑制肝药酶，使药物的浓度增加，半衰期延长
	6. 氯化钙、葡萄糖酸钙	

续表

合用后影响	联合使用的药物	可能机制
降低或缩短DX作用,降低DX浓度	1. 柳氮磺吡啶、新霉素、对氨基水杨酸	改变肠壁特性而减少地高辛的吸收
	2. 癌症化疗药物:环磷酰胺、长春新碱、氟尿嘧啶、甲氨蝶呤、阿糖胞苷和阿霉素	损伤肠道黏膜,减少地高辛的吸收
	3. 利福平、苯妥英钠	诱导肝药酶而促进地高辛在肝脏内的代谢
	4. 硝普钠、肼屈嗪、左旋多巴	促进了地高辛在肾小管的分泌,肾清除率增加
	5. 氢氧化铝、复方氢氧化铝、药用炭、氮芥、塞替派	胃肠道吸收受阻,降低血清地高辛浓度

推荐的治疗药物浓度范围(化学发光法):

- DX:0.8~2.0μg/L。

(邹远高　李　壹)

第二十九章 急性中毒毒(药)物检测与实验诊断

药物在疾病的治疗上起着重要的作用,但使用不当或使用过量可引起各种药源性疾病,超量服用则可引起中毒。急性毒(药)物中毒是一次性大剂量或少量、烈性、易吸收的毒(药)物进入人体内,造成人体器官的器质性或功能性损害,它们具有明确的剂量 - 效应关系。急性中毒原因主要为误服、自杀、他杀以及服用过量等,主要造成精神神经系统损害(镇静安眠药等),肝脏、肾脏以及血液系统损害,甚至死亡。目前,引起中毒的毒(药)物种类包括有机磷农药、灭鼠药、除草剂、巴比妥类药物、苯二氮䓬类安眠药、精神系统类药物、精神活性物质以及乌头碱类等。

一、急性有机磷农药中毒的检测

有机磷农药(包括甲胺磷、乙酰甲胺磷、敌敌畏、乐果、马拉硫磷、对硫磷、甲基对硫磷)是我国目前中毒发生率最高的化学毒物种类之一,会造成多脏器损害,产生严重的并发症,病死率高达 10% 以上。急性中毒发病时间与毒物品种、剂量和侵入途径密切相关。主要临床表现为毒蕈碱样症状(恶心、呕吐、腹痛、多汗、腹泻、尿频、大小便失禁,支气管痉挛和分泌物增加、咳嗽、气急,严重者出现肺水肿等);

烟碱样症状(常有全身紧束和压迫感,而后发生肌力减退和瘫痪,呼吸肌麻痹引起周围性呼吸衰竭);中枢神经系统症状(头晕、头痛、疲乏、共济失调、烦躁不安、谵妄、抽搐和昏迷等)。急性中毒病情多急骤、凶险,如不及时准确诊断和救治,常可危及生命(图 29-1)。

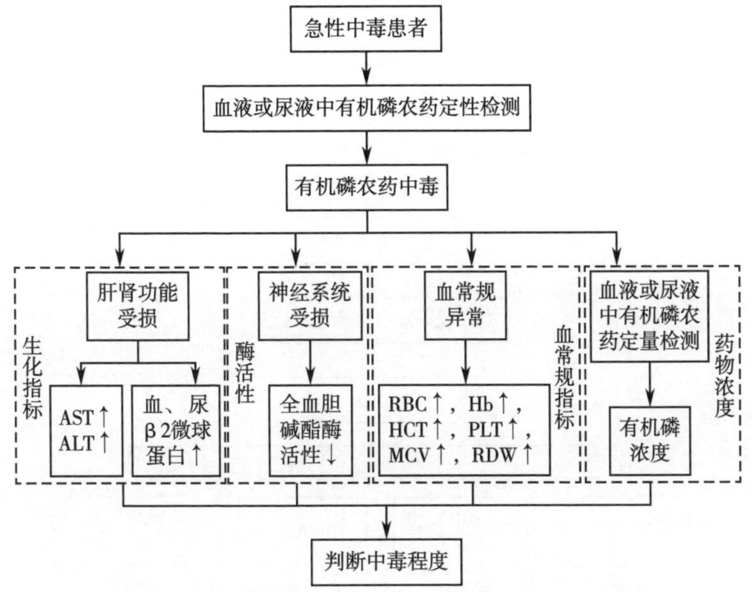

图 29-1　急性有机磷农药中毒患者的实验室分析路径图

注:AST. 天冬氨酸转氨酶;ALT. 丙氨酸转氨酶;RBC. 红细胞;HGB. 血红蛋白;HCT. 红细胞压积;PLT. 血小板;RDW. 红细胞体积分布宽度;MCV. 红细胞平均体积。

结果判断(HPLC/GC/GC-MS/LC-MS-MS 法):

- 血液或尿液中检出有机磷农药。

二、急性灭鼠药毒鼠强中毒的检测

毒鼠强,即四亚甲基二砜四胺,又名鼠没命、特效灭鼠灵,属于环状结构的有机氮化合物。其毒性极大,属于兴奋中枢神经系统的灭鼠药。而临床上常见的灭鼠药中毒为毒鼠强中毒,毒鼠强属有机氮化合物,是一种中枢神经系统刺激剂,或运动神经兴奋剂,具有强烈的脑干刺激作用、强烈的致惊厥作用,其引起阵挛性惊厥的原理是拮抗γ-氨基丁酸(GABA)的结果。临床上以反复发作强直性抽搐呈癫痫样发作、惊厥及昏迷为其特点,中毒患者临床死亡原因主要为呼吸肌的持续痉挛导致窒息死亡,严重缺氧致脑水肿或毒物抑制呼吸中枢致呼吸衰竭,严重的心力衰竭致急性肺水肿等(图 29-2)。

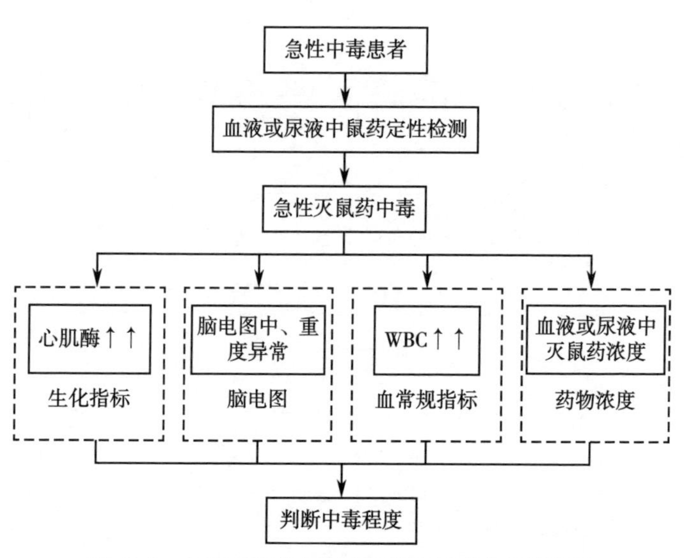

图 29-2 急性灭鼠药中毒患者的实验室分析路径图

注:↑↑显著升高。

结果判断(HPLC/GC/GC-MS/LC-MS-MS 法):

- 血液或尿液中检出毒鼠强(四亚甲基二砜四胺)。

三、慢性灭鼠药溴敌隆和溴鼠隆中毒的检测

溴敌隆和溴鼠隆为第二代抗凝血灭鼠药，属于慢性灭鼠药，其主要抑制环氧化物还原酶，干扰有活性的维生素 K 在体内的代谢过程，从而导致依赖维生素 K 的 FⅡ、FⅦ、FⅨ、FⅩ合成障碍，不能形成新的凝血因子，凝血因子逐步消耗、水平下降、凝血功能障碍、最终导致出血。中毒者大多于中毒中期(3~7d 后)才开始出现症状，并有蓄积作用，且持续作用时间长(半衰期长达 24 天)。中毒者早期表现为恶心、呕吐、纳差、腹痛、精神不振、低热等；中晚期(7~14 天后)出现广泛皮肤黏膜或脏器出血，多伴有 2~3 种出血表现，如皮肤瘀斑、瘀点，齿龈出血，口腔黏膜出血，鼻出血，月经过多，阴道出血，黑便，呕血，血尿，便血，脑出血等，并可出现腹痛、腰痛、关节痛、低热等症状。严重者可因多脏器出血引起休克，甚至死亡(图 29-3)。

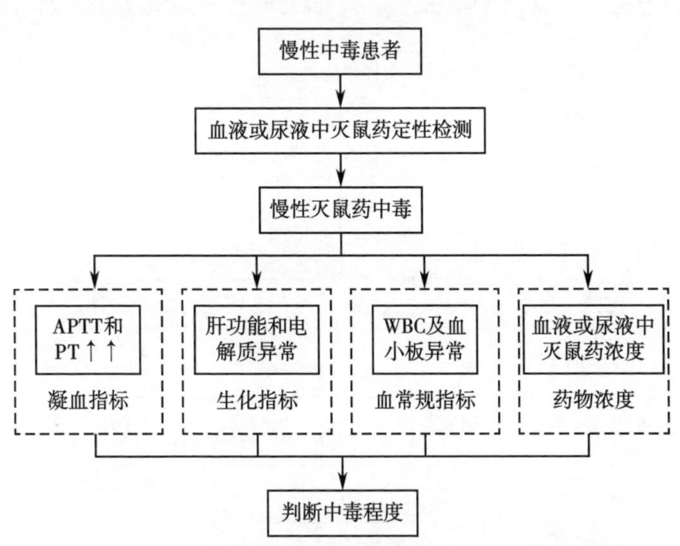

图 29-3　慢性灭鼠药溴敌隆中毒患者的实验室分析路径图

注：↑↑显著升高。

结果判断（HPLC/GC/GC-MS/LC-MS-MS 法）：

- 血液或尿液中检出溴敌隆。

四、急性百草枯中毒的检测

百草枯（paraquat，PQ）属有机杂环类高毒性除草剂，对人和动物有极高的肺毒性，属中等毒性药。PQ 可经皮肤、呼吸道、消化道吸收进入人体，并通过血液循环分布于机体几乎所有的组织器官，但以肺中浓度最高，中毒机理与超氧离子的产生有关。百草枯中毒可造成急性肺损伤或急性呼吸窘迫综合征（ARDS），晚期则出现不可逆转的肺泡内和肺间质的纤维化。肺纤维化常在第 5—9 天发生，2~3 周达到高峰，患者多死于多脏器功能衰竭或呼吸衰竭。由于百草枯的血浆致死浓度很低，目前尚无特效解毒药，中毒后病死率极高，可达 85%~95%，且存活者中绝大多数有肺纤维化，预后极差（图 29-4）。

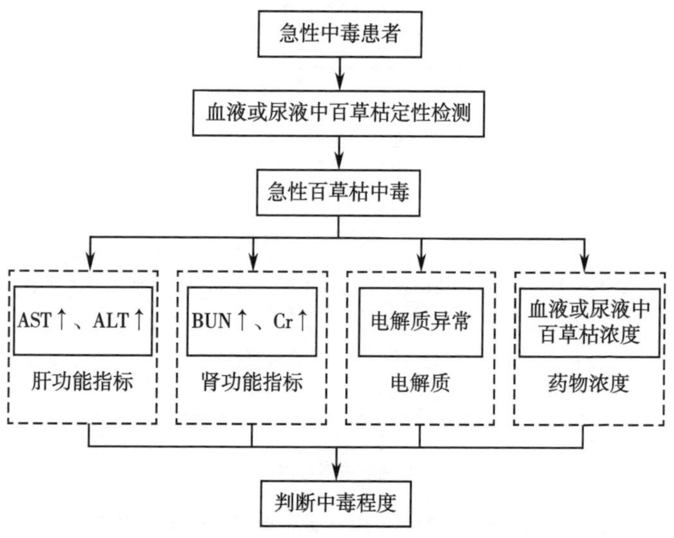

图 29-4　急性百草枯中毒患者的实验室分析路径图

结果判断(HPLC/GC/GC-MS/LC-MS-MS 法):

- 血液或尿液中检出百草枯。

五、急性巴比妥类药物中毒的检测

巴比妥类药物是常见的镇静催眠剂,主要分为四类:长效(如苯巴比妥)、中效(如异戊巴比妥)、短效(如司可巴比妥)和超短效(如硫喷妥钠)。巴比妥类药物的作用因剂量而异,口服或肌内注射均易吸收,并迅速分布于全身组织和体液,可依次产生镇静、催眠、抗惊厥和中枢麻痹作用,长期或一次性超剂量服用、误服或蓄意吞服过量均可致急性中毒。急性巴比妥类药物中毒时以中枢神经抑制为主,且明显影响呼吸、心血管及消化系统功能,死亡原因主要为呼吸衰竭、循环衰竭及严重并发症,死亡率高达 40% 以上。由于巴比妥类药物化学结构相似,毒理性质和理化特性亦属类同,当几种巴比妥类药物混合中毒时,常不易作出判别,这也是巴比妥类药物急性中毒时临床诊断中最常面临的问题之一(图 29-5)。

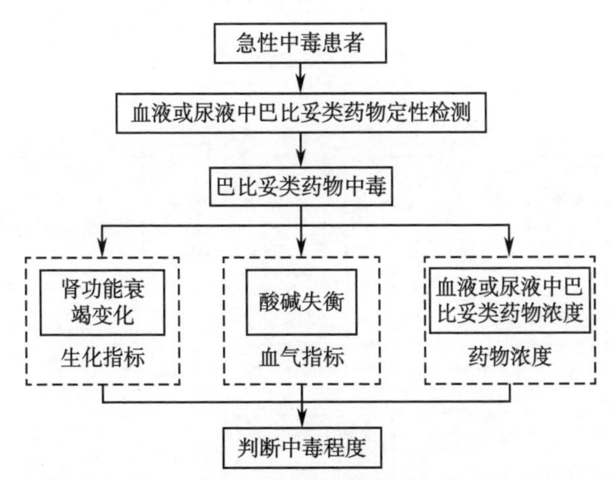

图 29-5　急性巴比妥类药物中毒患者的实验室分析路径图

结果判断（HPLC/GC/GC-MS/LC-MS-MS 法）：

- 短效巴比妥类治疗血清浓度超过 30mg/L 即为中毒。
- 长效巴比妥类治疗血清浓度超过 80mg/L 即为中毒。

六、急性苯二氮䓬类安眠药物中毒的检测

苯二氮䓬类安眠药物主要包括安定、硝西泮、氯氮䓬、阿普唑仑、三唑仑等。该类药物能抑制丙酮酸氧化酶系统，从而抑制神经细胞的兴奋性，阻断脑干网状结构上行激活系统的传导功能，致使整个大脑皮层发生弥漫性抑制，从而出现催眠和较弱的镇静作用。当大量摄入这一类药物造成急性中毒时，可弥漫性抑制大脑功能引起嗜睡甚至昏迷，当接近或达到致死量时，呼吸中枢受到抑制，可致呼吸衰竭死亡。在这一类药物的急性中毒中以地西泮中毒为多见（图 29-6）。

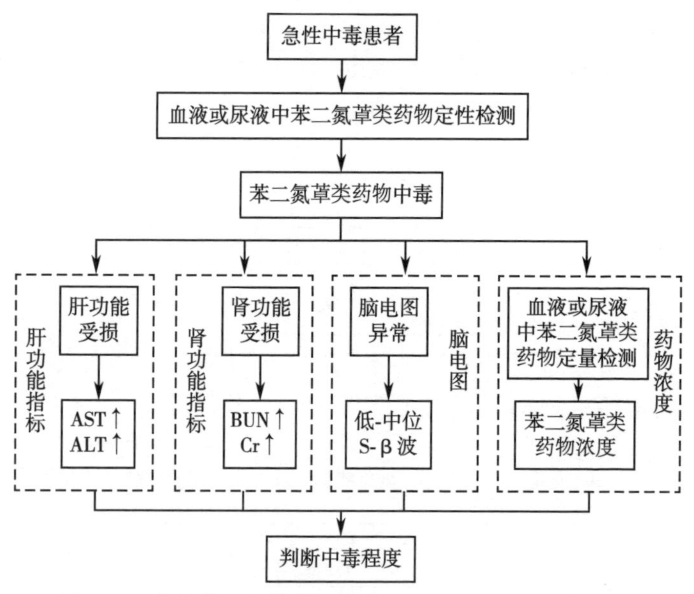

图 29-6 急性苯二氮䓬药物中毒患者的实验室分析路径图

结果判断(HPLC/GC/GC-MS/LC-MS-MS 法):

- 地西泮治疗时血液浓度范围在 0.02~4.00mg/L,超过 5.00mg/L 即为中毒。
- 艾司唑仑治疗时血液浓度范围在 0.042~0.100mg/L,超过 1.250mg/L 即为中毒。
- 劳拉西泮治疗时血液浓度范围在 0.01~0.24mg/L,超过 0.30mg/L 即为中毒。

七、急性抗精神病药中毒的检测

抗精神病药又称强安定药或神经阻滞剂,是一组用于治疗精神分裂症及其他精神病性精神障碍的药物,主要用于治疗精神分裂症和预防精神分裂症的复发,还可用于治疗其他精神病性精神障碍。抗精神病药种类主要包括抗精神分裂症药(氯丙嗪、氯氮平等)、抗躁狂症药(碳酸锂、氟哌啶醇等)、抗抑郁药(阿米替林、丙米嗪等)和抗焦虑药(以苯二氮䓬类为主)等,引起抗精神病药中毒的原因主要为自杀,其次是在患病状态下服药中毒以及误服等。而临床上以抗抑郁药物阿米替林在急性中毒和病死率中占同类药物的第一位(图 29-7)。

结果判断(HPLC/GC/GC-MS/LC-MS-MS 法):

- 氯氮平的治疗血液浓度范围在 0.102~0.777mg/L,超过 0.900mg/L 即为中毒。
- 氯丙嗪的治疗血液浓度范围在 0.01~0.50mg/L,超过 0.5mg/L 即为中毒。
- 丙米嗪的治疗血液浓度范围在 0.105~0.150mg/L,超过 0.500mg/L 即为中毒。

- 阿米替林的治疗血液浓度范围在 0.12~0.25mg/L，超过 0.50mg/L 即为中毒。
- 碳酸锂的治疗血液浓度范围在 4.2~9.7mg/L，超过 13.9mg/L 即为中毒。

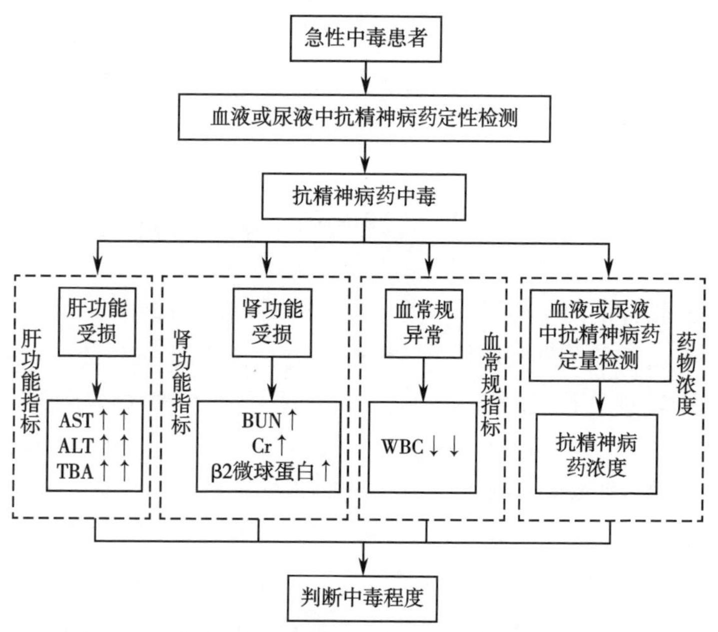

图 29-7 急性抗精神病药中毒患者的实验室分析路径图

注：↑↑显著升高；↓↓显著降低。

八、急性精神活性物质中毒的检测

精神活性物质也叫成瘾性物质，是指能够影响人类情绪行为，改变意识状态，人们摄入这类药物后能引起精神兴奋、欣快感或产生一定抑制、幻觉作用，并能使人产生依赖性的物质。精神活性物质大致分为以下几类：中枢神经系统抑制药(酒精、海洛因和吗啡等)、中枢拟交感药(苯丙胺等)、中枢神经系统兴奋药(可可碱、茶碱和咖啡因等)、大麻类、尼古丁及烟草、致幻剂(赖瑟酸二乙胺)以及吸入性有机溶媒类(乙醚、氯仿)。短期内过量服用这类药物所致的临床病症称为急性中毒;而由于长期用药所致的不良后果称为慢性中毒,其中包括长期非医疗性用药,即精神药物的滥用等。目前在社会上滥用精神活性物质主要有海洛因、冰毒、摇头丸、大麻及K粉等,临床以思维障碍、情感障碍、行为紊乱、冲动自伤、睡眠障碍以及明显的戒断症状为主要临床表现。精神活性物质中毒即精神药物的滥用,是长期吸毒过量引起严重抑制呼吸致全身严重低氧而引起的一系列病理变化,如肺充血和水肿、恶性高热、心律失常、心肌梗死、急性心力衰竭、多器官功能衰竭、脑缺氧和水肿,以及脑出血等症状(图 29-8)。

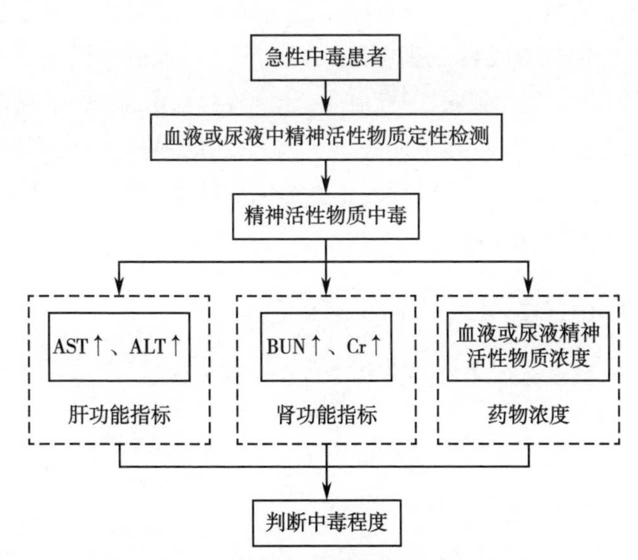

图 29-8　急性精神活性物质中毒患者的实验室分析路径图

结果判断(HPLC/GC/GC-MS/LC-MS-MS 法):

- 血液或尿液中检出高浓度精神活性物质,如血清甲基苯丙胺中毒剂量≥0.1μg/mL,致死剂量≥0.2μg/mL;血清苯丙胺中毒剂量0.2~1.0μg/mL,致死剂量≥1.0μg/mL。

九、急性乌头碱类生物碱中毒的检测

乌头碱类生物碱主要存在于川乌、草乌、附子等中草药中,是治疗风湿顽痹的常用药物,它的主要成分是乌头碱、新乌头碱、次乌头碱等,具有镇痛作用,临床上用于缓解癌痛,尤其适用于消化系统癌痛;外用时能麻痹周围神经末梢,产生局部麻醉和镇痛作用;有消炎作用,还有发汗作用。其毒理作用是先兴奋后麻痹感觉神经和中枢神经,当中毒时造成对心脏的兴奋作用,导致心肌麻痹而死亡。中毒临床表现为唇、舌、颜面、四肢麻木,流涎,呕吐,心慌,心率减慢或心动过速,血压下降,瞳孔早期缩小后放大,肌肉强直,呼吸痉挛,窒息而危及生命。临床常见中毒的主要原因为煎煮时间不当、饮用过量(药酒)、误服等(图29-9)。

结果判断(HPLC/LC-MS-MS 法):

- 血液或尿液中检出高浓度乌头碱类药物。

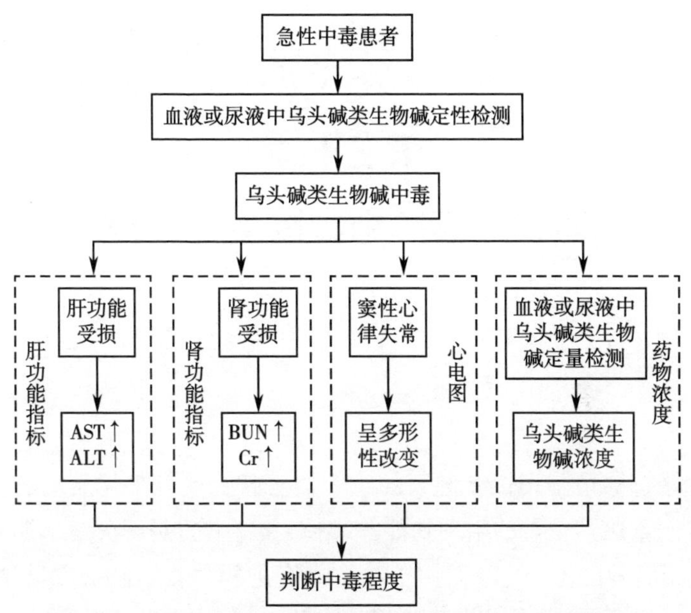

图 29-9　急性乌头碱类药物中毒患者的实验室分析路径图

（邹远高　白杨娟　李 壹　戴鑫华）

第三十章
器官移植的组织配型与监测

器官移植是用供者健康的组织器官替代受者功能衰竭的组织器官而重建其正常的生理功能并维持受者生命，是解决终末期器官衰竭最有效的方法之一。由于对移植免疫学的深入研究及组织配型技术的进步，特别是分子生物学技术的发展，液态芯片系统、二代测序、基因芯片等新技术的出现，使移植前组织配型和移植后相关指标的定期监测更加快速、准确，为延长器官移植受者的生命更好地保驾护航。

一、概　述

同种异体器官移植前组织配型检测包括：供者、受者 ABO 及 Rh 血型检测；供者、受者的 HLA 分型，受者 HLA 抗体及非 HLA 抗体检测；供者、受者交叉配型实验；供者 HLA 与受者 HLA、HLA 抗体匹配和相容性分析。移植后监测包括：供者特异性抗体（donor specific antibody，DSA）监测；免疫抑制药物浓度监测、药物相关基因监测；相关免疫指标的监测；血、尿常规及相关生化指标监测；相关感染病原体检测等（图 30-1）。

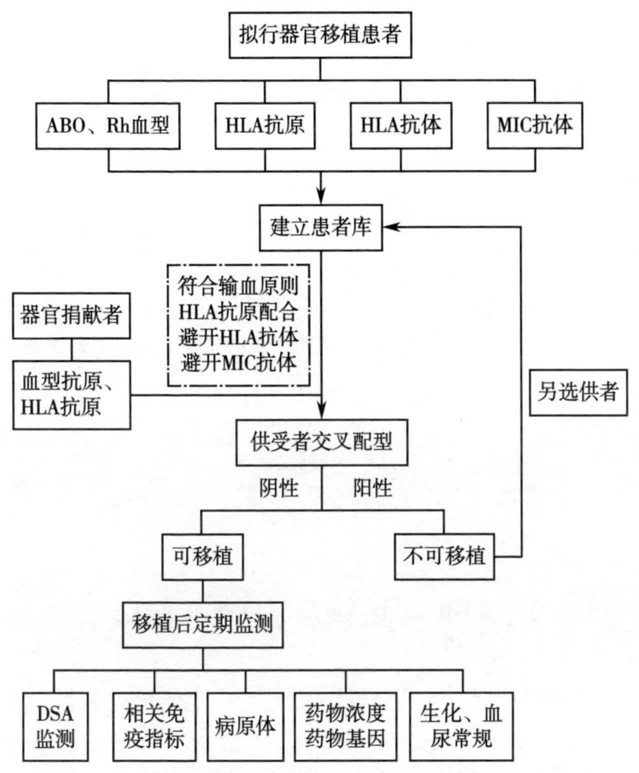

图 30-1 器官移植组织配型与监测的实验室分析路径图

二、人类白细胞抗原分型与移植配型

HLA-Ⅰ类抗原主要影响器官移植的长期存活，其中 HLA-B 抗原尤为重要。而 HLA-Ⅱ类抗原对移植器官长期和短期存活均有影响，其中 HLA-DR 抗原在供受者间相匹配更为重要（图 30-2）。

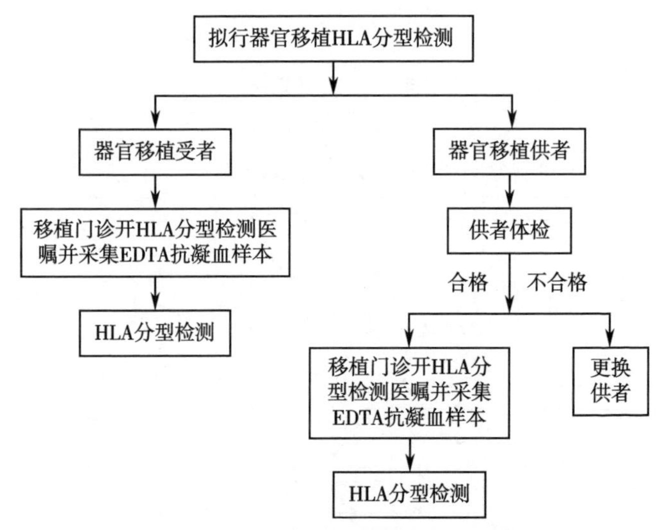

图 30-2 HLA 分型检测的实验室分析路径图

三、HLA 抗体及非 HLA 抗体

HLA 抗体是机体接触了异体 HLA 而产生的免疫原性抗体，成分是 IgG。移植受者体内存在循环抗 HLA 抗体的状态称为致敏，HLA 抗体是影响移植物存活的主要抗体。非 HLA 抗体是指经 HLA 以外的抗原刺激机体而产生的抗体，主要包括抗主要组织相容性复合体Ⅰ类相关抗原 A（MICA）抗体、抗内皮细胞抗原抗体、Lewis 血型抗体、血管紧张素Ⅰ类受体抗体、基底膜聚糖抗体、自身抗体等（图 30-3）。

四、供者与受者的交叉配型实验

移植前，受者体内预存针对供者抗原的抗体而引起的超急性排斥反应和加速性排斥反应是器官移植失败的重要原因。移植前进行供、受者间的交叉配型对于保证移植的成功非常关键。美国国立器官分配中心(UNOS)和美国组织相容性和免疫遗传学学会(ASHI)都规定器官移植术前必须行交叉配型实验(图 30-4)。

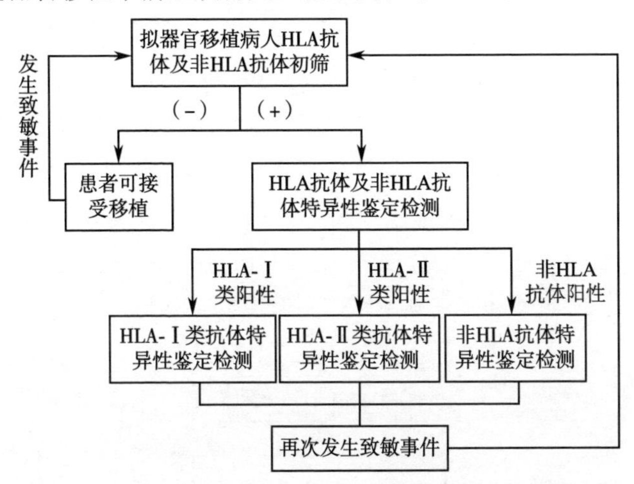

图 30-3　HLA 抗体及非 HLA 抗体检测的实验室分析路径图

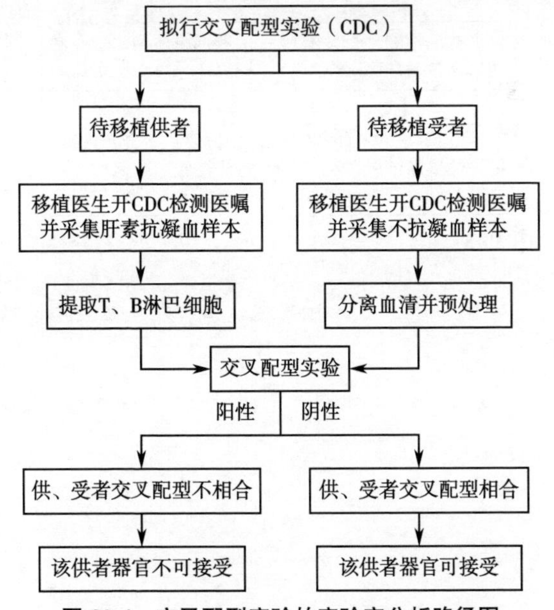

图 30-4　交叉配型实验的实验室分析路径图

五、供者特异性抗体

供者特异性抗体(donor specific antibody,DSA)是指受者移植前体内已存在或移植后产生的针对相应供者组织抗原的特异性抗体。DSA 介导急性或超急性排斥反应病理机制主要涉及 DSA 与移植物血管内皮细胞表面的相应抗原特异性结合成免疫复合物,通过激活补体,引发抗体依赖的细胞毒作用、调理作用,中和游离抗原等途径发挥效应,而激活补体是其主要作用途径(图 30-5)。

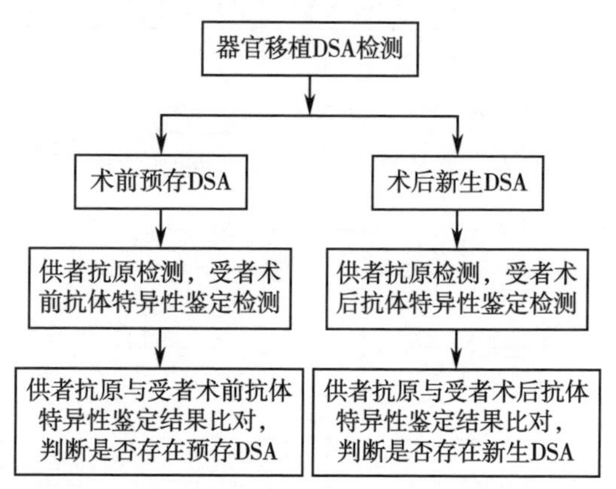

图 30-5 供者特异性抗体(DSA)实验室分析路径图

(彭 武 周 易 巫丽娟 代 波)

第三十一章

法医 DNA 鉴定

法医物证鉴定从蛋白质水平进入到 DNA 分子水平，DNA 分型鉴定已成为当代法医学鉴定中最重要的手段。法医 DNA 鉴定可用于解决法医学鉴定中个人识别、亲子鉴定及其他亲缘关系鉴定的问题。

一、三联体亲子关系鉴定

亲子鉴定（paternity testing）特指应用医学、生物学和遗传学方法，对人类遗传标记进行检测分析，根据遗传规律来判断被检父母与子女之间是否存在亲生关系的鉴定。法医学专业上根据被鉴定人员的组成情况将亲子鉴定分为标准三联体和二联体亲子鉴定，也称为双亲鉴定和单亲鉴定。

三联体亲子鉴定（paternity testing of trios）又称双亲鉴定，是指被鉴定人由有争议父亲（AF）、生母和孩子或有争议母亲（AM），生父和孩子三人组成，在母（父）子关系确定的前提下，要求鉴定 AF/AM 和孩子之间是否存在生物学父（母）子关系（图 31-1）。

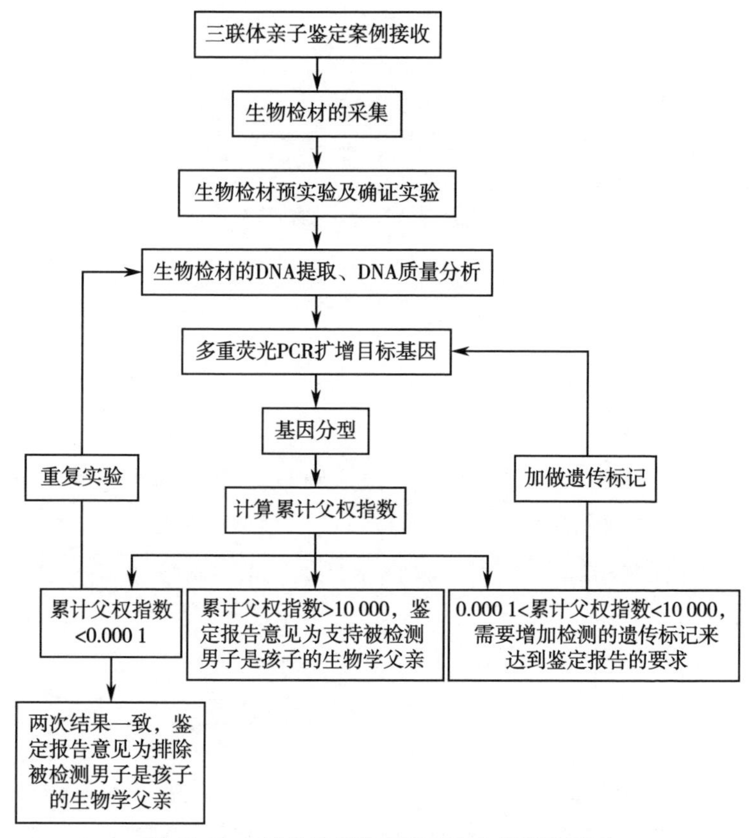

图 31-1　三联体亲子鉴定的实验室分析路径图

二、二联体亲子关系鉴定

二联体亲子鉴定(parentage testing of duos)又称单亲鉴定，是指被鉴定人为争议父(母)和子两人(图 31-2)。

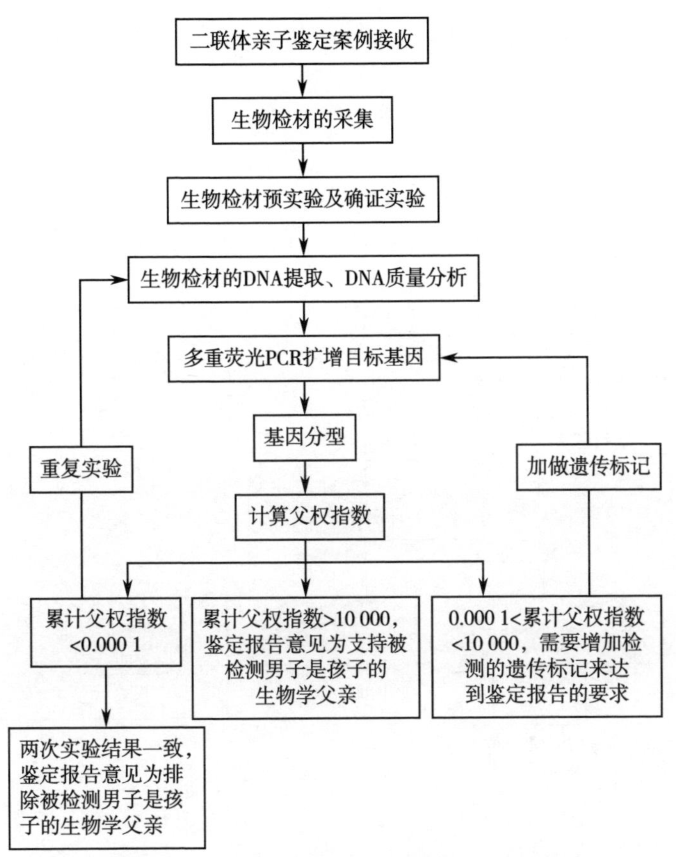

图 31-2　二联体亲子鉴定的实验室分析路径图

三、生物学祖孙关系鉴定

祖孙关系鉴定（kinship analysis of grandparents and grand children）是通过对人类遗传标记的检测，根据遗传规律分析，对有争议的祖父母与被检孩子之间是否存在生物学祖孙关系进行鉴定（图 31-3）。

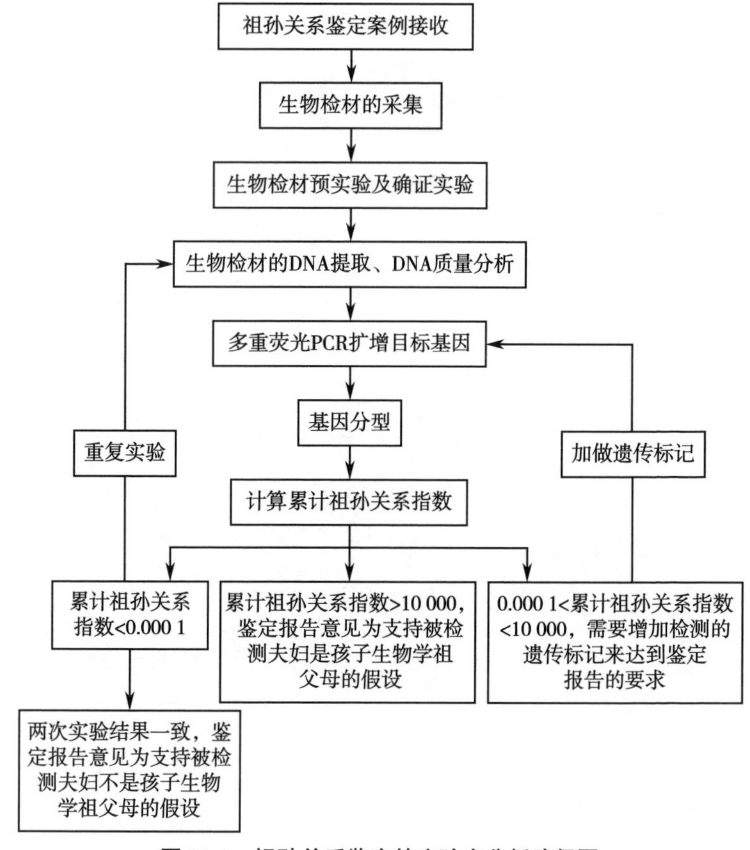

图 31-3 祖孙关系鉴定的实验室分析路径图

四、生物学全同胞关系鉴定

全同胞是指具有相同的生物学父亲和生物学母亲的多个子代个体。通过对人类遗传标记进行检测后，根据遗传规律分析，对有争议的两名个体间是否存在全同胞关系进行鉴定则称为全同胞关系鉴定（full sibling testing）（图 31-4）。

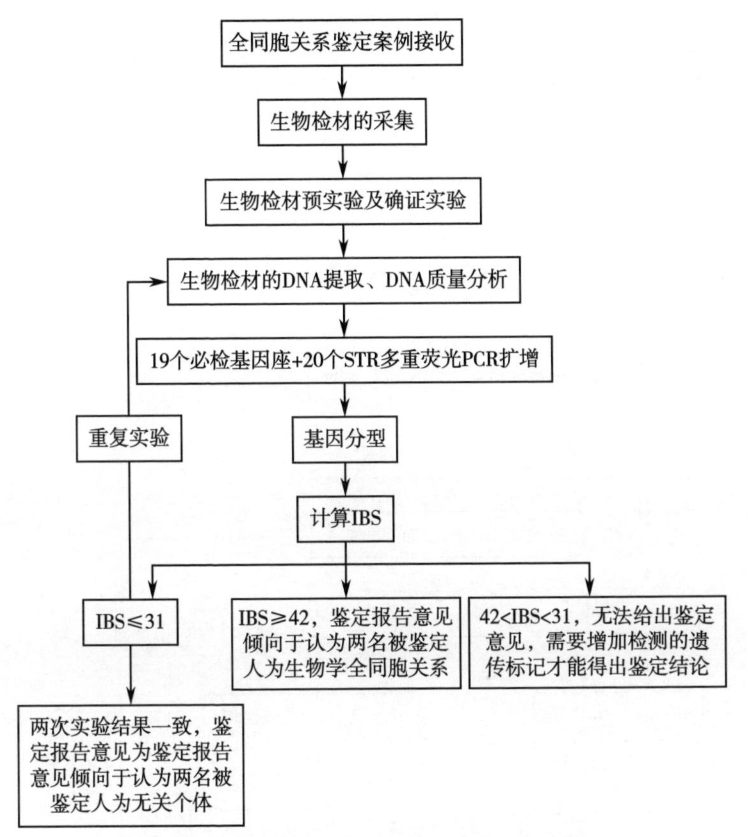

图 31-4　全同胞关系鉴定的实验室分析路径图

注：IBS. 状态一致性评分；STR. 短串联重复序列。

五、个体识别

个体识别（personal identification）是通过对生物学检材的遗传标记检验，对判断前后两次或多次出现的生物学检材的个体来源是否属于同一个体作出判断的过程。个体识别是生物检材的同一性认定，一般用于交通事故调查和刑事案件的侦破，以明确无名尸、碎尸和斑痕的身源。个体识别的对象也可能是活体，对活体的个体识别一般用于对冒名顶替者、男扮女装者、因年幼失散或精神异常者等的确认（图 31-5）。

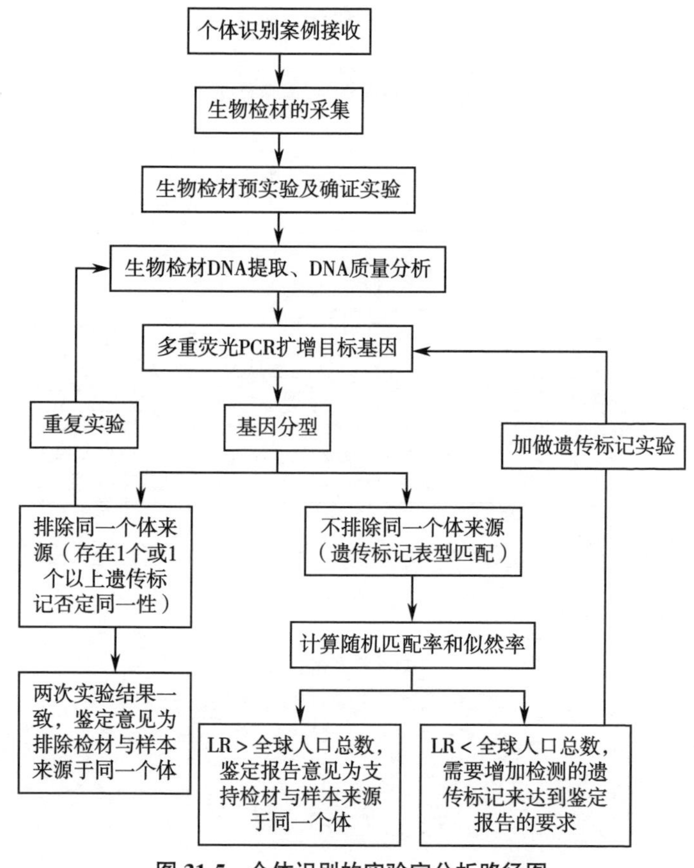

图 31-5　个体识别的实验室分析路径图

注：LR. 似然率。

（周汶静　宋兴勃　王　军）

第三十二章
人类遗传病的实验诊断

人类遗传病(human genetic disorder)是一类由于基因和/或染色体异常导致的人类疾病,这种基因和/或染色体的异常通常在患者出生前就已存在。根据致病的基因或染色体改变存在的形式,一般把人类遗传病分为三种类型:单基因遗传病、多基因遗传病和染色体病。多基因遗传病又被称为多因素疾病,因其所涉及的基因众多,且目前不能明确主效基因,所以尚不能有效地通过分子生物学方法进行诊断。

一、肌营养不良

肌营养不良是一系列X连锁的遗传性肌肉疾病,包括迪谢内肌营养不良(DMD)、贝克肌营养不良(BMD)、DMD相关的扩张型心肌病(DCM),症状从轻微到严重不等。肌营养不良以进行性加重、对称的肌肉无力和萎缩为主要临床表现,以近端症状明显。由于基因缺陷的不同,临床症状出现的时期也会有所差异,可以早至胎儿期,也可以在成年后。肌营养不良的病程一般是进行性加重的,但疾病进展的速度快慢不一(图32-1)。

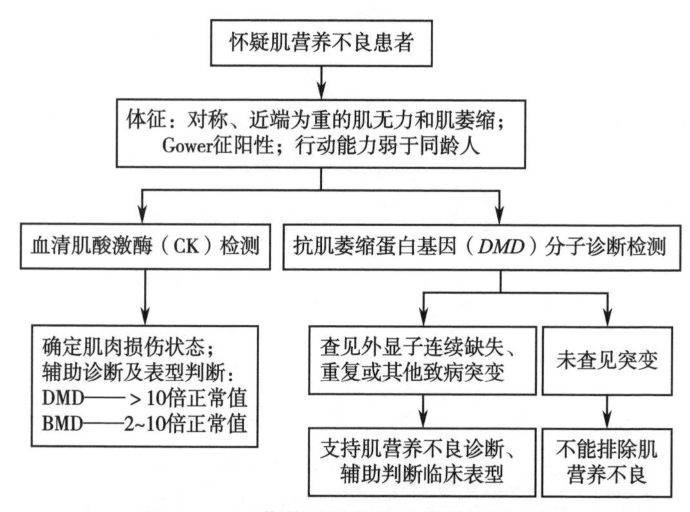

图 32-1　肌营养不良的实验室分析路径图

注：DMD. 迪谢内肌营养不良；BMD. 贝克肌营养不良。

二、脊髓性肌萎缩

脊髓性肌萎缩(spinal muscular atrophy，SMA)是一组发病年龄可从出生前到青春期或成年早期的肌张力减弱的疾病，为常染色体隐性遗传病，其特征是由于脊髓前角细胞及脑干核团的逐渐变性、丢失而导致的肌肉无力和骨骼肌萎缩，这种肌肉无力呈对称性、进行性，且近端更加严重(图 32-2)。

三、遗传性共济失调

遗传性共济失调(hereditary ataxia)是一组以步态缓慢进行性不协调为特征的遗传病，遗传性共济失调患者存在各种不同的亚型，遗传机制也千差万别。这一类患者往往在临床表现出典型的小脑性共济失调症状和神经退行性变化，同时存在较大的遗传异质性

(图 32-3)。

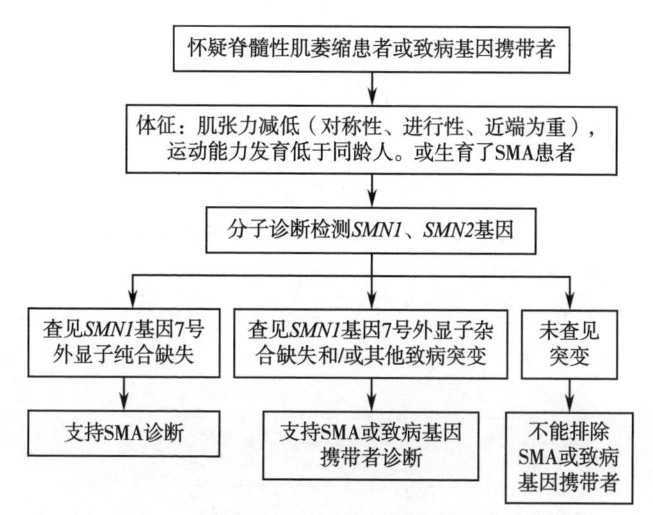

图 32-2 脊髓性肌萎缩(SMA)的实验室分析路径图

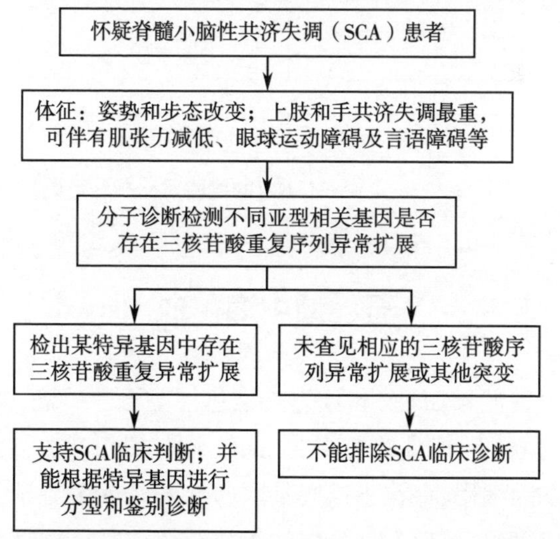

图 32-3 脊髓小脑性共济失调(SCA)的实验室分析路径图

四、亨廷顿病

亨廷顿病是一种常染色体显性遗传神经退行性疾病，致病突变为 *HTT* 基因（编码亨廷顿蛋白，OMIM：613004）外显子 1 中的 CAG 三核苷酸重复序列（或聚谷氨酰胺）的重复次数增多，导致亨廷顿蛋白结构及生化特性的改变，临床表现为进行性的运动障碍、认知障碍和精神障碍（图 32-4）。

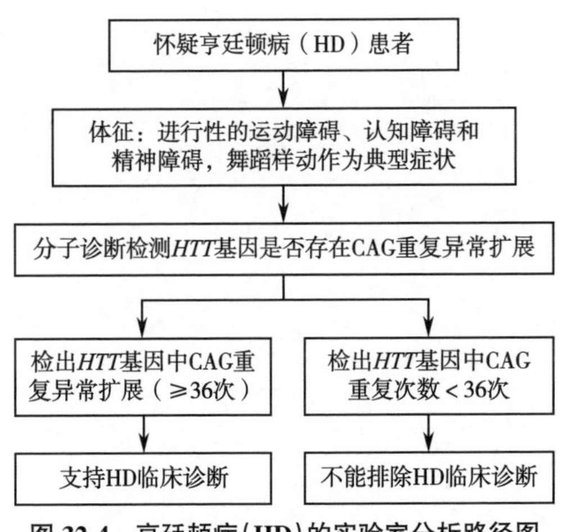

图 32-4 亨廷顿病（HD）的实验室分析路径图

五、地中海贫血

地中海贫血（thalassemia）为常染色体隐性遗传病，按照受累的氨基酸链分类，组成珠蛋白的肽链有 4 种，即 α、β、γ、δ 链，分别由其相应的基因编码，存在于这些基因的缺失或点突变等可造成相应肽链的合成障碍，致使血红蛋白的组分改变。通常将地中海贫血分为 α、β、δβ 和 δ 等 4 种类型，其中以 α- 和 β- 地中海贫血最为常见

（图 32-5，表 32-1）。

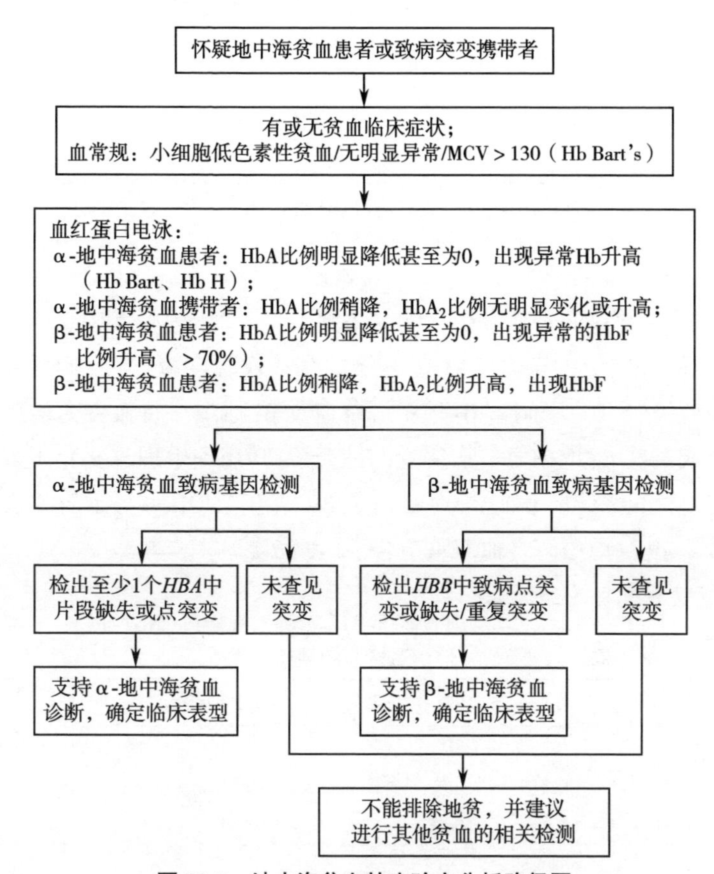

图 32-5　地中海贫血的实验室分析路径图

表 32-1　α- 地中海贫血临床表型与基因型的对应关系

临床表型	基因型
静止型	-α/αα
轻型	-α/-α
	--/αα

续表

临床表型	基因型
缺失型 Hb H 病	--/-α
非缺失型 Hb H 病	--/$\alpha^T\alpha$
重型(Hb Bart's)	--/--

注:α^T 为 α 珠蛋白基因点突变,常见的突变类型为 Hb CS、Hb QS、Hb WS,东南亚的非缺失型 Hb H 病中以 Hb CS 为最常见。

1. **β- 地中海贫血基因检测结果判断** 轻型地中海贫血是 β^0- 或 β^+- 地中海贫血的杂合子状态,β 链的合成仅轻度减少,故其病理生理改变极轻微。中间型 β- 地中海贫血是 β- 地中海贫血突变的复合杂合或某些 β- 地中海贫血突变的纯合子,其病理生理改变介于重型和轻型之间;重型 β- 地中海贫血是 β^0- 或 β^+- 地中海贫血的纯合子或 β^0- 与 β^+- 地中海贫血双重杂合子(表 32-2)。

表 32-2 平均红细胞体积(MCV)和血红蛋白(Hb)与地中海贫血的关系

血常规	正常		α 患者		α 携带者		β 患者	β 携带者
	男性	女性	−−/−−	−−/−α	(−−/αα 或 −α/−α)	−α/αα		
MCV/fL	89.1 ± 5.01	87.6 ± 5.5	136.0 ± 5.1	儿童:56.0 ± 5.0 成人:61.0 ± 4.0	71.6 ± 4.1	81.2 ± 6.9	50~70	<79

续表

血常规	正常		α 患者		α 携带者		β 患者	β 携带者
	男性	女性	--/--	--/-α	(--/αα 或 -α/-α)	-α/αα		
Hb/ $(g \cdot dL^{-1})$	15.9 ± 1.0	14.0 ± 0.9	3~8	男性：10.9 ± 1.0 女性：9.5 ± 0.8	男性：13.9 ± 1.7 女性：12.0 ± 1.0	男性：14.3 ± 1.4 女性：12.6 ± 1.2	<7	男性：11.5~15.3 女性：9.1~14.0

注：MCV 不仅在地中海贫血患者中显著下降，并且在致病基因携带者中也存在明显的下降；而 Hb 在携带者中变化不甚明显。

2. **血红蛋白电泳结果** 正常人的 Hb 为从负极向正极泳速最快的 HbA($\alpha_2\beta_2$)占大部分，约 95%；HbA 后有一较浅区带为 HbA_2($\alpha_2\delta_2$)，正常人约 2%~3%；HbF($\alpha_2\gamma_2$)与 HbA 等电点接近，通常与 HbA 分不开，正常人中应<1%，但如果含量较大，与正常成人 Hb 比较亦能分辨。正常成人的 Hb 中不含 Hb Bart(γ_4)、Hb H(β_4)、Hb Poland($\zeta_2\gamma_2$)等异常 Hb。主要与地中海贫血相关的几种血红蛋白电泳结果与不同亚型关系如下表 32-3 所示。不同地区患者其各种血红蛋白比例变化范围可能不同，需参考该地区相关文献报道。

六、遗传性听力损失与耳聋

遗传性听力损失与耳聋(hereditary hearing loss and deafness)指一大类由于基因缺陷所导致的听力低于正常听力阈值及通过听力测定显示听力阈值在重度及极重度范围的疾病(图 32-6)。

表 32-3　血红蛋白电泳结果与地中海贫血不同亚型关系

血红蛋白电泳	正常	α 患者		α 携带者		β 患者		β 携带者
		$--/--$	$--/-\alpha$	($--/\alpha\alpha$ 或 $-\alpha/-\alpha$)	$-\alpha/\alpha\alpha$	β^0 纯合子	β^+ 纯合子或 β^+/β^0 复合杂合	
HbA	96%~98%	0	60%~90%	96%~98%	96%~98%	0	10%~30%	92%~95%
HbF	<1%	0	<1%	<1%	<1%	95%~98%	70%~90%	0.5%~4%
HbA_2	2%~3%	0	<2%	1.5%~3%	2%~3%	2%~5%	2%~5%	>3.5%
Hb Bart	0	85%~90%	2%~5%	-	-	-	-	-
Hb Poland	0	10%~15%	0	-	-	-	-	-
Hb H	0	0	0.8%~40%	-	-	-	-	-

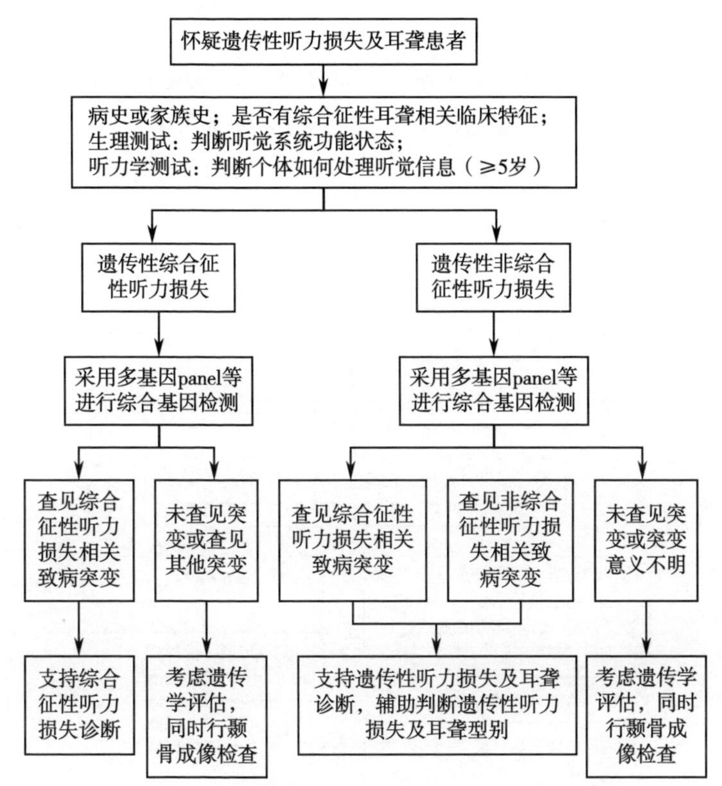

图 32-6　遗传性听力损失与耳聋的实验室分析路径图

注：panel. 组合。

七、软骨发育不全

软骨发育不全（achondroplasia）是一种常染色体显性遗传病，是身材矮小最常见的原因，发病率估计为 1/26 000~1/28 000（活产婴儿）。软骨发育不全的致病突变位于成纤维细胞生长因子受体 3 基因（*FGFR3*）中，两种常见的点突变存在于 99% 以上的患者中，可导致 FGFR-3 的本构激活，其发病机制为功能获得性机制。FGFR-3 是骨生长的负调控因子，可被多种成纤维细胞生长因子（FGF）激活，从而激活下游通路，延缓软骨细胞的增殖与分化。在诊断不确定或临床表现不典型的个体中，检出 *FGFR3* 中的杂合致病突变可以确定诊断。在软骨发育不全患者中，80% 的患者父母身高正常，其软骨发育不全病症是由于 *FGFR3* 的新发致病突变引起，其余 20% 的患者父母至少有一人患病（图 32-7）。

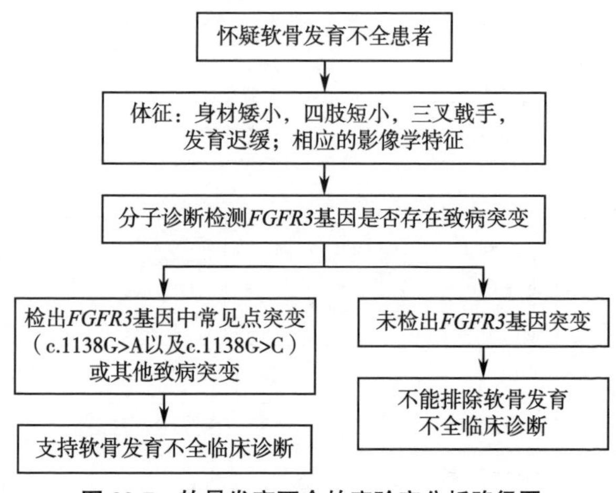

图 32-7 软骨发育不全的实验室分析路径图

八、21- 三体综合征

21- 三体综合征即唐氏综合征（Down syndrome，DS），俗称先天愚型。DS 是小儿最为常见的由常染色体畸变所导致的出生缺陷类疾病，在新生活产婴儿中约有 1/750~1/1 000 罹患该病。患者主要表现为智力低下，体格发育迟缓和特殊面容，另外由于 21 号染色体增加，使得该染色体上相关基因的表达量增加，从而导致患儿发生各种先天性疾病，如先天性心脏病，先天性胃肠缺陷及神经系统、血液系统疾病等（图 32-8）。

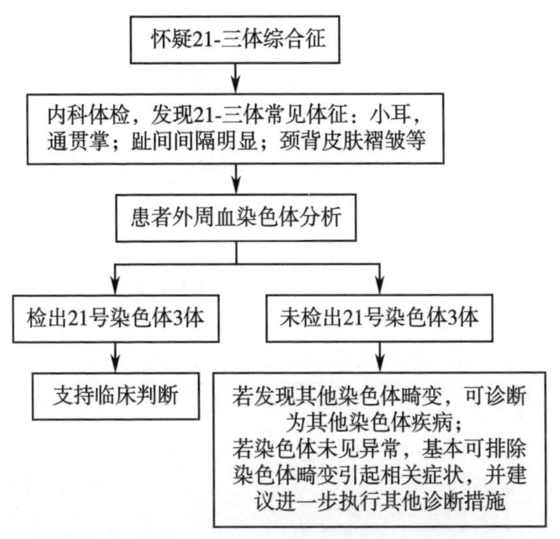

图 32-8　21- 三体综合征的实验室分析路径图

九、特纳综合征

特纳综合征即 Turner 综合征(Turner syndrome, TS)，又称先天性卵巢发育不全，TS 为性染色体异常所致的疾病。TS 患者核型分析可见全部或部分体细胞中一条 X 染色体完全或部分缺失，或者 X 染色体存在其他结构异常。该病发生率约占活产女婴的 1/2 000~1/4 000，是常见的人类染色体异常疾病之一(图 32-9)。

十、克兰费尔特综合征

克兰费尔特综合征(Klinefelter syndrome, KS)又称原发性小睾丸症或生精小管发育不良，是一种性染色体异常疾病，KS 患者核型分析可见性染色体数目异常或性染色体嵌合，其在我国发病率约为 1/600，为最常见的性染色体疾病(图 32-10)。

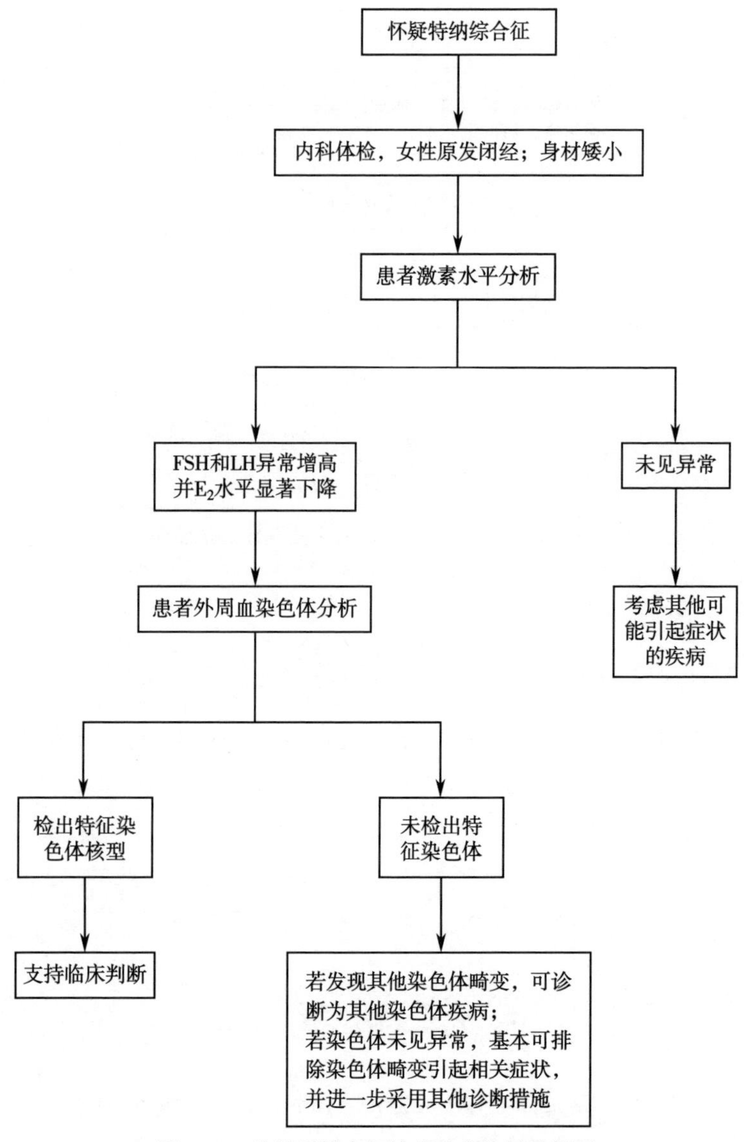

图 32-9 特纳氏综合征的实验室分析路径图

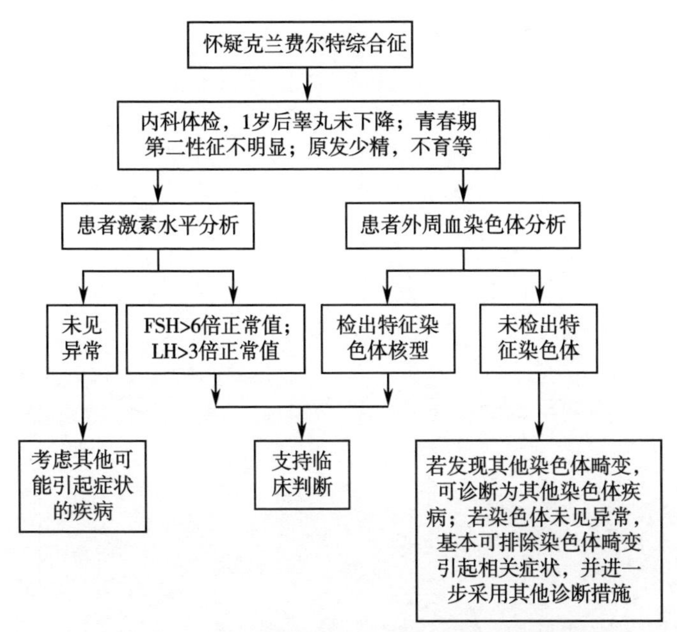

图 32-10　克兰费尔特综合征的实验室分析路径图

（钟慧钰　周汶静　王旻晋　王　军）

中英文对照索引

E

F

G

H

J

T

W

X

Y

Z

52检